肾络病
理论与临床

程锦国
周　坚
主编

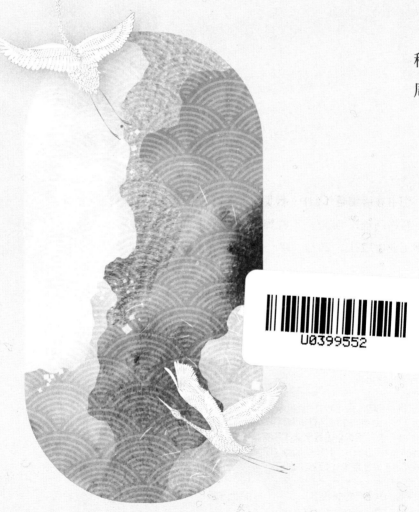

化学工业出版社
·北京·

内容简介

《肾络病理论与临床》是一本集理论探讨与临床实践为一体的专著。本书以络病理论及肾络学说为基础,结合肾络病辨证论治规律以及现代医学相关研究,总结肾络病的病因、病机、治法及方药应用等特点,初步构建肾络病辨证论治的理论体系。本书通过对肾络理论的深入研究和应用,助力于提高中医对肾脏疾病的诊疗水平,旨在为中医学习者、临床医生以及对中医肾脏疾病有兴趣的研究人员提供全面的参考资料,具有较高的学术价值和应用前景。

图书在版编目(CIP)数据

肾络病理论与临床 / 程锦国,周坚主编. -- 北京:化学工业出版社,2024.10. -- ISBN 978-7-122-46666-2

Ⅰ. R256.5;R244.1

中国国家版本馆 CIP 数据核字第 2024MK3580 号

责任编辑:李少华　　　　　文字编辑:张晓锦
责任校对:李雨晴　　　　　装帧设计:张　辉

出版发行:化学工业出版社
　　　　(北京市东城区青年湖南街13号　邮政编码100011)
印　　装:大厂回族自治县聚鑫印刷有限责任公司
710mm×1000mm　1/16　印张 15$\frac{1}{2}$　字数271千字
2024年12月北京第1版第1次印刷

购书咨询:010-64518888　　　售后服务:010-64518899
网　　址:http://www.cip.com.cn
凡购买本书,如有缺损质量问题,本社销售中心负责调换。

定　价:58.00元　　　　　　　　　　　　版权所有　违者必究

本书编写人员名单

主　　编　程锦国　周　坚
副 主 编　袁拯忠　陈念昭
其他编写人员
　　　　　　王如琰　吴晨浩　俞文秀
　　　　　　陈怡瑞　沈泓男　曾依妮
　　　　　　刘　晨　王　峰　朱丽婷
　　　　　　曾聪聪
学术秘书　王如琰　吴晨浩

前 言

经络学说是中医学基础理论的重要核心，络病理论是中医理论体系中的重要组成部分。喻嘉言在《医门法律·络脉论》中感叹"十二经脉，前贤论之详矣，而络脉则未之及，亦缺典也"，叶天士认为"医不知治络之法，所谓愈究愈穷矣"。近年来，络病理论越来越受到中医界的重视，在指导慢性复杂性疾病的防治方面具有重要的理论价值和现实意义。

肾络乃足少阴肾经支横别出，分布于肾脏的络脉。肾动脉的分支进入肾小体后分为4～5个初级分支，这与中医的络脉支横别出、逐层细分、络体细窄迂曲的结构特点相似；肾动脉各初级分支形成许多吻合分支的毛细血管袢，与络病学说认识的最末端孙络之间缠袢构成循环的通路相吻合。肾小球的有选择性滤过以及肾小管的重吸收和排泌过程，与肾络之开阖有度、精微内藏、糟粕泄外的气化常态一致。慢性肾脏病过程中产生的瘀血、湿浊等病理产物以及风邪等诱发因素持久地存在，造成肾络损伤，形成易滞易瘀、易入难出、易积成形的三大特点，这亦与慢性肾脏病的临床特点一致。因此，从肾络的概念、生理功能、病理机制出发，探讨慢性肾脏病的临床表现、诊断、治疗等方面，可以为医者在临床中治疗肾络病和研究肾络理论提供新的思路。为此，我们组织编写《肾络病理论与临床》一书，以络病理论以及肾络学说为基础，结合肾络病辨证论治规律以及现代医学相关研究，总结肾络病的病因、病机、治法、方药等应用特点，初步构建肾络病辨证论治的理论体系。

本书首先回顾了肾络学说的历史沿革，从经典文献到现代研究，揭示了肾络理论的学术渊源和演变过程。在此基础上，深入探讨了肾络的解剖基础、生理功能以及病理变化，尝试构建一个更加全面和科学的肾络病理论框架。书中详细介绍了肾络病的诊断方法，包括传统的望闻问切四诊手段和现代的实验室检查、影像学技术等，力求使诊断更加准确细致。同时，本书还重点讨论了肾络病的治疗原则和策略，强调了辨证论治的重要性，并结合临床典型案例，展示了中西医治疗方法在肾络病中的应用。此外，本书还特别关注了肾络病的预防和康复，提出了一系列实用的保健措施和调养方案，帮助患者提高生活质量，减少疾病的复发率。

《肾络病理论与临床》是一部理论与实践相结合的著作，它不仅为广大中医学者和临床医生提供了一本宝贵的参考书，也为对中医肾病学感兴趣的学生和研究者提供了深入探索的窗口。通过对肾络病理论的深入研究和临床实践的不断探索，我们相信，中医肾病学科将会迎来更加光明的未来。

在编写本书的过程中，我们深知中医肾病学科的发展都离不开前人的智慧和同行的努力。《肾络病理论与临床》的出版，是众多专家、学者共同努力的成果，也是对传统中医肾病学的一次深刻总结和创新。由于我们学术水平和临床经验所限，难免有错漏之处，敬请各位专家、读者不吝指正！

编者

2024 年 4 月

目录

理论篇

第一章 肾络病概述 ·· 002
  第一节 中医对肾络的认识 ······························ 002
  第二节 肾络学说的形成与发展 ·························· 003
  第三节 肾络病的研究范围 ······························ 005

第二章 肾络病的病因病机 ································ 008
  第一节 肾络病的病因 ·································· 009
  第二节 肾络病的病机 ·································· 015

第三章 肾络病的辨证 ···································· 020
  第一节 肾络病的常见症状 ······························ 020
  第二节 肾络病的常见证候 ······························ 026

第四章 肾络病的治疗原则与治法 ························ 032

第五章 肾络病常用中药 ·································· 038

  第一节 活血化瘀通络药 ································ 038

丹参 / 038	泽兰 / 041
益母草 / 039	鸡血藤 / 042
桃仁 / 039	牡丹皮 / 042
红花 / 040	赤芍 / 043
川芎 / 041	马鞭草 / 043

第二节　祛风除湿通络药 ········· 044

独活 / 044　　　　　　防己 / 046

雷公藤 / 044　　　　　络石藤 / 046

海风藤 / 045　　　　　五加皮 / 047

青风藤 / 045　　　　　桑寄生 / 047

第三节　祛湿泄浊通络药 ········· 048

广藿香 / 048　　　　　车前子 / 051

砂仁 / 048　　　　　　薏苡仁 / 051

茯苓 / 049　　　　　　萆薢 / 052

猪苓 / 050　　　　　　土茯苓 / 052

泽泻 / 050

第四节　清热解毒通络药 ········· 053

忍冬藤 / 053　　　　　黄连 / 055

连翘 / 053　　　　　　栀子 / 055

半边莲 / 054　　　　　大黄 / 056

白花蛇舌草 / 054

第五节　消癥散结通络药 ········· 057

莪术 / 057　　　　　　牡蛎 / 059

三棱 / 057　　　　　　玄参 / 060

穿山甲 / 058　　　　　夏枯草 / 060

鳖甲 / 059　　　　　　海藻 / 061

第六节　虫类搜剔通络药 ········· 062

土鳖虫 / 062　　　　　蜈蚣 / 064

水蛭 / 062　　　　　　僵蚕 / 065

地龙 / 063　　　　　　蝉蜕 / 065

全蝎 / 063

第七节 温阳补气通络药 ·· 066

人参 / 066　　　　　　　　淫羊藿 / 069

黄芪 / 067　　　　　　　　菟丝子 / 069

白术 / 067　　　　　　　　牛膝 / 070

山药 / 068

第八节 滋阴养血通络药 ·· 070

熟地黄 / 070　　　　　　　枸杞子 / 073

当归 / 071　　　　　　　　山茱萸 / 074

白芍 / 072　　　　　　　　麦冬 / 074

阿胶 / 072

第六章　肾络病常用方剂 ·· 076

第一节 活血化瘀通络方 ·· 076

桃红四物汤 / 076　　　　　桃核承气汤 / 078

血府逐瘀汤 / 077　　　　　补阳还五汤 / 078

第二节 祛风除湿通络方 ·· 079

麻黄连翘赤小豆汤 / 079　　防己黄芪汤 / 081

越婢加术汤 / 080　　　　　独活寄生汤 / 081

第三节 祛湿泄浊通络方 ·· 082

五苓散 / 082　　　　　　　疏凿饮子 / 084

五皮散 / 083　　　　　　　程氏萆薢分清饮 / 085

猪苓汤 / 084

第四节 清热解毒通络方 ·· 086

五味消毒饮 / 086　　　　　小蓟饮子 / 087

四妙勇安汤 / 087　　　　　八正散 / 088

第五节　消癥散结通络方·······089

　　桂枝茯苓丸 / 089　　　　　　海藻玉壶汤 / 090

第六节　虫类搜剔通络方·······090

　　大黄䗪虫丸 / 090　　　　　　抵当汤 / 092

　　鳖甲煎丸 / 091　　　　　　　升降散 / 093

第七节　温阳补气通络方·······093

　　补中益气汤 / 093　　　　　　真武汤 / 095

　　肾气丸 / 094　　　　　　　　实脾散 / 096

第八节　滋阴养血通络方·······097

　　当归芍药散 / 097　　　　　　六味地黄丸 / 098

　　大补元煎 / 098

临床篇

第一章　慢性肾小球肾炎·······102

第一节　西医病因病理·······103
第二节　中医病因病机·······103
第三节　西医临床诊断与治疗·······104
第四节　中医辨证治疗·······107
第五节　预后与调护·······112

第二章　肾病综合征·······115

第一节　西医病因病理·······116
第二节　中医病因病机·······117
第三节　西医临床诊断与治疗·······118

第四节　中医辨证治疗 123
　　第五节　预后与调护 127

第三章　IgA肾病 130
　　第一节　西医病因病理 130
　　第二节　中医病因病机 131
　　第三节　西医临床诊断与治疗 132
　　第四节　中医辨证治疗 135
　　第五节　预后与调护 140

第四章　糖尿病肾病 142
　　第一节　西医病因病理 142
　　第二节　中医病因病机 144
　　第三节　西医临床诊断与治疗 145
　　第四节　中医辨证治疗 149
　　第五节　预后与调护 154

第五章　系统性红斑狼疮性肾炎 156
　　第一节　西医病因病理 157
　　第二节　中医病因病机 158
　　第三节　西医临床诊断与治疗 159
　　第四节　中医辨证治疗 163
　　第五节　预后与调护 167

第六章　原发性小血管炎肾损害 170
　　第一节　西医病因病理 171
　　第二节　中医病因病机 172
　　第三节　西医临床诊断与治疗 172
　　第四节　中医辨证治疗 176

第五节　预后与调护 180

第七章　过敏性紫癜性肾炎 182
  第一节　西医病因病理 183
  第二节　中医病因病机 184
  第三节　西医临床诊断与治疗 185
  第四节　中医辨证治疗 188
  第五节　预后与调护 192

第八章　高血压肾损害 194
  第一节　西医病因病理 195
  第二节　中医病因病机 196
  第三节　西医临床诊断与治疗 197
  第四节　中医辨证治疗 200
  第五节　预后与调护 203

第九章　缺血性肾病 206
  第一节　西医病因病理 207
  第二节　中医病因病机 208
  第二节　西医临床诊断与治疗 209
  第四节　中医辨证治疗 214
  第五节　预后与调护 218

第十章　慢性肾衰竭 220
  第一节　西医病因病理 221
  第二节　中医病因病机 222
  第三节　西医临床诊断与治疗 224
  第四节　中医辨证治疗 229
  第五节　预后与调护 233

理论篇

第一章
肾络病概述

第一节 中医对肾络的认识

"经"与"络"源于古代水利学概念，其中"经"就像奔流不息的江河，是纵行于人体的主干，流淌着营养全身的气血津液；"络"则像从江河分流而出的支流沟渠，是网络沟通人体上下内外的细小分支，通过络脉构成的网络将流行于经脉中的气血津液渗灌濡养到人体的五脏六腑、全身各处。

络脉按功能可分为气络、血络（脉络）。气络是"经"的分支，主要运行"气"，在络中运行的气称为络气，络气运行到某一脏腑又成为该脏腑之气，如心气（即心之络气，以下类推）、肺气、胃气、肠气、脾气、肾气等。络气具有温煦充养、防御卫护、传导信息、调节控制的作用，这些作用与现代医学的神经-内分泌-免疫系统具有密切相关性。血络是"脉"的分支，故又称"脉络"，主要运行"血"，具有滋润营养全身脏腑组织的功能。络脉发生病变并因此累及人体各系统脏器的病理状态则称为"络病"。

《黄帝内经》最早提出络脉概念、循行分布、病理生理，为络病理论奠定了基础。如《灵枢·脉度》云："经脉为里，支而横者为络，络之别者为孙。"在形态上经脉较为粗大，是主干，络脉是细小支横别出的部分。由于络脉是从经脉主干上支横别出、逐级细分，形成网络，从而内络脏腑，外联肢节肌肤，使机体各部分紧密相连，构成一个有机的整体。其中进入脏腑的络脉又称五脏六腑之络，叶天士《临证指南医案》中记载有"肺络""肝络""脾络""肾络""胃络""心包络""少阳之络"等。

"肾络"一词首见于《临证指南医案·痰饮》："壮年下元久虚……疏肺降气不效者，病在肾络中也。"肾络有狭义和广义之分。狭义的肾络指肾脏之络，即与肾脏的生理功能密切相关的肾内络脉，部位较深。广义的肾络指整个肾络系统，包括肾内络脉和循行于机体内外的肾经经脉，范围较广，有表里之分。络脉有深浅之分，肾络有阴络和阳络之别。循行于机体浅表部位的络脉为阳络，包括肾经之浮络、孙络；分布于机体内部，部位较深的络脉为阴络，既包括狭义的肾络，又包括肾经中络于膀胱和从肾贯肝、膈以及从肺络心等深入脏腑的络脉。肾络按功能，分为肾之气络和肾之血络。其中，肾之气络有弥散输布经气，调节血压、体液等作用，相当于现代医学神经-内分泌-免疫调节功能；肾之血络与肾脏的小血管、微循环及肾小球及其周围毛细血管团相似，主要指运送血液到肾脏的循环系统，包括肾脏微循环，以充分发挥津血互换、营养代谢的作用。气和血密切相关，可分不可离，"气中有血，血中有气"，共同推动血液在肾络中运行，濡养肾脏乃至全身。

肾络是肾发挥正常功能不可缺少的部分，是运行和渗灌精、气、血、津、液的通道。肾络功能正常发挥有赖于肾脏输布精微物质的濡养。肺主气而司呼吸，肾藏精而主纳气，肺肾通过络道相互联系。肺吸入的清气在肃降作用下，通过络道下纳于肾，维持吸气的深度，保证呼吸均匀。《银海指南》云："肾络与下焦主持阴精，养化生之源。"肾络中精气充盈，有力推动阴精化生髓，髓在络道之中气的推动作用下上输于肝而化成血，促进人体生长发育。《灵枢·痈疽》曰："血和则孙脉先满溢，乃注于络脉，皆盈，乃注于经脉。"络脉可将血气精微物质渗布于全身，肾络是渗灌气血有序运行的网络，参与全身气血津精的输布。肾主水液，司开阖，通调津液。蒸腾气化功能正常发挥之下，在络道中将津液中可吸收部分上输于肺，不可吸收部分变成尿液，向下输入膀胱之中，完成水液代谢的过程，平衡人体之津液。通过肾之阳络将气血等精微物质向上输布于耳及发，向下输布于二阴，发挥肾开窍于耳及二阴、其华在发的功能；通过肾之阴络将肾之阴津上输于心，滋养心阴，制约心火，使水火既济。

第二节　肾络学说的形成与发展

肾络学说作为在络病学的重要组成，近年来由国内学者提出并逐渐受到中医肾病研究领域的重视。络病学的形成基于中医经络学说的发展，络病学的古代发展有三个重要阶段。

一是《黄帝内经》首次创立经络系统，明确了"络"的概念及属性分类，确定了经络的基本组成及其循行路线，并提出了络脉的概念，记载了络脉的循行和分布规律，论述了络脉的生理功能和病理变化，提出诊络方法与络病治法，为后世络病学说的发展奠定了坚实的理论基础。

二是张仲景的《伤寒杂病论》承《黄帝内经》《难经》之学，对络病的病因病机有独到的认识和见解，对络病临床症状的认识逐渐加深，并开络病治疗用药的先河，奠定了络病的证治基础。《伤寒杂病论》首次提出"病络"一词，首行"虫蚁搜剔""辛温通络""行气活血"等通络之法，并创立行气活血通络之"旋覆花汤"，被誉为络病治疗之祖方。

三是叶天士对络病学说的继承和发展，提出了"久病入络"和"久痛入络"的学术观点，对认识多种疑难杂症提供了开创性的思路。同时，叶氏在继承前人的基础上还提出了"络以辛为泄"的用药思路。但在此后的古代医家中鲜有出现对络病学进行独到的分析和研究者，络病学说始终未形成系统理论。因此清代医家喻嘉言提出"十二经脉，前贤论之详矣，而络脉则未之及，亦缺典也"，叶天士也感叹"医不知治络之法，所谓愈究愈穷矣"。可惜的是后世关于络脉治疗虽有验案，但并未形成系统完整的络病学说体系。

吴以岭院士在系统构建络病证治中提出"络脉"是从经脉支横别出、逐层细分、纵横交错、遍布全身，广泛分布于脏腑组织间的网络系统，是维持生命活动和保持人体内环境稳定的网络结构。他基于"络病"广泛存在于多种内伤疾病和外感疾病中的认识，传承古代医家关于络病零散记载，创新提出络病理论框架——"三维立体网络系统"，系统探讨络病发病、病机、辨证与治疗，提出络病病机特点，总结基本病机变化，建立络病辨证方法和"络以通为用"治疗原则，归纳传统通络药物，并将其按功能重新分类，提出络病证候和脏腑络病辨证论治。从"络病证治"体系建立到"脉络学说"形成，再到"气络学说"发展，初步形成络病研究的三大理论框架。

国医大师吕仁和教授在20世纪80年代提出"肾络癥瘕"是糖尿病肾病的主要病机，并重视从气血论治肾络疾病。吴以岭院士从络脉病变及脏腑病机角度，在《络病学》中首提肾络病，指出其有易滞、易瘀的病理特点，其相当于现代的慢性肾脏病。肾络病机可概括为络脉空虚、络脉损伤、络脉绌急、络脉阻滞、络脉蕴毒、络息成积几个方面，以肾络瘀阻为核心病机。肾络病的临床表现特点概述如下。

（1）病分先后浅深。初病中络，以邪气阻络，气机不畅为主，多为络之气病；病久不愈，痰瘀互结，渐成癥结，则气病及血。

（2）病势缠绵。络病多由在气在经之病，久延不治，或失治误治，病势入里，累及血络而成。且络病多病程较长，为慢性迁延性疾病，正虚邪恋，病情顽缠，不易速愈。

（3）病位固定。经为主干，直行而粗大，多为气病，邪中于经则传变迅速。络为支别，横走而细微，多为血病，邪入于络则不易传变。

（4）多瘀易积。络脉为气血津液渗灌的场所，久病络气不利，影响气血津液正常的输布渗灌，津凝为痰，血滞为瘀，痰瘀混处络中，导致络脉瘀阻，或结聚成形而为癥积，形成客观检查可以发现，或临床诊查明显易见的有形病变。

第三节 肾络病的研究范围

肾络病指肾脏疾病发生发展过程中，由于各种致病因素影响肾络中气血运行及津液输布，致使络失通畅，临床表现以肾络阻滞为特征的一类病证。肾络病的病理特点和临床表现与现代医学的慢性肾脏病表现一致。肾络之病为临床顽疴痼疾，病情迁延难愈，反复无常，近年来肾络学理论在慢性肾脏病的临床应用日益受到重视，从络论治慢性肾脏病获得了良好的疗效，这也为中西医临床治疗难治性肾病提供新的方法与思路。肾络病研究范围较广，主要病种有肾小球疾病、IgA肾病、原发性肾病综合征、糖尿病肾病、系统性红斑狼疮性肾炎、原发性小血管炎肾损害、过敏性紫癜性肾炎、高血压肾损害、缺血性肾病、慢性肾功能衰竭等，表现为不同形式的络脉阻滞，可有瘀血、痰饮、浊毒等不同病理产物壅塞络道，或有肾络气血阴阳虚而不荣。

慢性肾小球肾炎是一组以血尿、蛋白尿、高血压和水肿为临床表现的肾小球疾病。从肾脏结构学上来看，肾小球毛血管的结构与中医所谓络脉结构特点十分相似，符合络病学说中脉络的概念。肾虚络损是本病发生发展的基础。IgA肾病属络病范畴，在肾元亏虚基础上，风邪夹杂痰湿、热毒等扰肾，表现为不同程度的肾小球系膜基质增殖，肾络血行不畅。肾络瘀阻贯穿于本病的始终。肾病综合征以湿热、痰浊、瘀血等滞留积聚于肾络，络脉瘀滞不通、循行不畅，病理产物逐渐蓄积，导致肾脏藏精纳气、通调水液、升降出入等功能受损。络息成积为本病的特征之一。糖尿病肾病是糖尿病日久引起的肾脏微血管并发症，为糖尿病久病入络所致的肾络病变。毒邪郁滞肾络，并深入孙络，是糖尿病肾病病情缠绵不愈的根本原因，而肾络微癥瘕形成是其主要的病理特点。系统性红斑狼疮性肾炎是免疫复合物介导的肾小球肾炎。邪毒内侵，攻注于肾，灼伤血脉，可见血尿、皮肤瘀斑等症；毒瘀日久，脾肾亏虚，最终导致血水互结而出现水肿、蛋白尿。毒瘀痹阻于肾络是其关键的病机。原发性小血管炎是以小血管壁炎症和纤维素样坏死为病理特征的一组多脏器受累的系统性疾病，由于肾脏血管丰富，成为最常受累的脏器。患者先天禀赋不足，外邪乘虚而入，风寒湿热毒犯于血脉，下传于肾，损害血络。久病则成瘀成毒，毒瘀互结，导致脏腑功能失调，诸证丛生。过敏性紫癜肾炎是过敏性紫癜的常见并发症之一。风毒随气血津液循行于经络，灼伤肾络与膀胱，而为尿血；肾络瘀滞，肾失濡养，封藏失司，精微物质下注于膀胱，形成蛋白尿。脾肾亏虚是致病之本，瘀毒阻络为致病之标。高血压肾损害是由长期持续的高血压作用引起的肾脏结构与功能受损的临床综合征。其病理进展过程为：高血压—肾脏血管重塑—肾脏缺血缺氧—肾脏纤维化。这与"久病入络"的发病规律暗合，高血压肾损害血管重塑的过程，也就是络病形成的过程。瘀血阻于肾络是高血压肾损害的关键病理环节，而络息成积是疾病发展至后期的重要病机。缺血性肾病是由双侧肾动脉狭窄、高血压性肾动脉硬化等原因导致的肾动脉或其各级分支受损引起的以肾脏缺血性病变和肾小球滤过率下降为主要表现的肾病。痰瘀互结、痹阻肾络是本病发生发展的关键。慢性肾功能衰竭是多种肾脏病发展的最终结局。各种慢性肾脏疾病迁延日久，或其他疾病失治误治，易致肾脏气化功能异常，日久气郁成滞、血聚成瘀、津凝为痰，痰、浊、瘀、毒相互搏结，痹阻肾络。肾络长期瘀滞，体内代谢废物排泄不畅，络息成积，导致肾组织严重破坏，肾功能逐渐衰竭。

参考文献

[1] 王中柯，王富春. 肾络探析 [J]. 国医论坛，2022，37（3）：17-19.

[2] 郭兆安，鲁盈，戴恩来，等. 从络论治肾脏病的思路与方法 [J]. 中国中西医结合肾病杂志，2022，23（9）：844-846.

[3] 赵秋实，吕静，郭恩绵. 郭恩绵从络论治慢性肾小球肾炎经验初探 [J]. 山西中医，2021，37（11）：9-11.

[4] 沈思静，邓跃毅. 从络病理论探讨IgA肾病的中医治疗 [J]. 中国中西医结合肾病杂志，2023，24（3）：271-272.

[5] 王峰，程锦国. 基于"络病"理论治疗膜性肾病的学术思想探析 [J]. 中国现代医生，2023，61（6）：84-86.

[6] 蒋威，史扬，宿家铭，等. 基于"络病理论"探讨通络除痹法在糖尿病肾病中的应用 [J]. 浙江中医药大学学报，2022，46（10）：1091-1097.

[7] 张丹丹，温成平. 运用水血并治法治疗狼疮性肾炎体会 [J]. 中医杂志，2017，58（5）：427-429.

[8] 曹广海，云鹰，肖华. 从毒邪和络病理论治疗小儿紫癜性肾炎 [J]. 世界中西医结合杂志，2009，4（2）：138-139.

[9] 秦建国，郭一，韩琳，等. 从"肾络瘀损"探讨高血压肾损害的中医病机与治疗 [J]. 中国中西医结合肾病杂志，2015，16（9）：834-835.

[10] 鲁盈,傅文宁.系统性小血管炎肾损害的中医病因病机与中西医结合治疗[J].中华肾病研究电子杂志,2019,8(4):155-158.

[11] 陈文佳,王茂泓,张小萍.缺血性肾病的中西医研究进展[J].中医临床研究,2016,8(14):139-141.

[12] 苏宝印,冯书文.络病理论辨治慢性肾功能衰竭指导意义[C]//中华中医药学会络病分会.络病学基础与临床研究(2)——第二届国际络病学大会论文集.中国科学技术出版社,2006:160-162.

[13] 吴以岭.络病学[M].北京:中国中医药出版社,2006:7-19.

第二章
肾络病的病因病机

肾络作为经络系统的一部分，分为肾之气络和肾之血络。肾之气络和肾之血络密切相关，可分不可离，承载着由经脉而来的气血，共同推动血液在肾络中运行，随着其逐级细分使在经脉中线性运行的气血流速逐渐减缓直至面性弥散渗灌，并在末端完成津血互换和营养代谢，濡养肾脏乃至全身。《灵枢·经别》曰："夫十二经脉者，人之所以生，病之所以成，人之所以治，病之所以起。"作为运行气血、连接内外、沟通上下的通道，络脉最易受病邪侵入，由某一经络延及相应的内脏病变。当病邪侵袭络脉伤及络气，使络气郁滞导致津血互换障碍，津凝为痰，血滞为瘀，痰瘀作为病理产物阻滞络脉，形成痰瘀阻络的病理状态。久病久痛，脏腑气机紊乱，或气血耗损无以荣养络脉致络虚不荣，或气结在经，功能失调，久则入血入络，伤及形质。此外亦有内外各种因素造成络脉损伤，导致络气阻断不通或脉络破损出血。络脉细窄迂曲，气血行缓，呈面性弥散，决定了肾络病"病久入深、易入难出、易滞易瘀"的病机特点，从而出现肾络失荣、肾络瘀阻、络息成积、肾络损伤等肾络病基本病机变化。

叶天士在《临证指南医案》中记载"大凡经主气，络主血，久病血瘀"，"初为气结在经，久则血伤入络"，"经几年宿病，病必在络"，指出疾病随着病程的演变，邪气由经入络，由气入血，由功能性疾病转化为器质性疾病后发展成为慢性疾病的过程。病邪侵袭络脉日久，气虚血行不畅，或寒凝血瘀，或湿阻络脉，或痰瘀络道，络中气血津液输布受阻而致络脉瘀阻，表现为疼痛、积聚、痈疽等病证。从肾络病证来讲，肾脏遭受各种病理因素的侵扰，病邪滞留久则积聚肾络，肾脏体用均受损，出现肾藏精、纳气、通调水液等功能失调，湿浊、毒素贮留体内，肾络失去滋养，致使肾小球滤过率下降，肾功能减退，出现蛋白尿、血尿、肌酐升高等。

第一节 肾络病的病因

一、外邪袭络

六淫外邪包括风、寒、暑、湿、燥、火，极易侵袭人体络脉系统而致病。《医门法律·络脉论》云："然风寒六淫外邪，无形易入，络脉不能禁止，而盛则入于经矣。"外邪入侵人体后，首先侵犯皮毛，皮毛腠理开启，外邪遂沿皮部（阳络）—经脉—脏腑（阴络）传导。正如《素问·皮部论》云："邪客于皮则腠理开，开则邪入客于络脉，络脉满则注于经脉，经脉满则入舍于腑脏也"。阳络循行于皮肤或在外可视的黏膜部位，将经脉中运行的气血敷布于六经皮部，成为卫外抗邪的第一道屏障。六淫邪气中，以风、寒、湿三邪外袭最易伤及人体阳络。明代医家张景岳在《类经》中提到外感"风寒湿三气"，则"壅闭经络，血气不行"。《临证指南医案》中亦提到"寒湿入络而成痹"等论述。六淫外邪所致肾络病以风邪致病为主，正所谓"风为百病之始"和"风为百病之长"，风性鼓荡，挟持诸邪致病，离开了风邪致病，肾络病的六淫病机便失去了致病的基础。以风邪致病为主线，可以全面阐述六淫外邪所致肾络病的内涵和实质。

风为阳邪，易袭人体阳位，伤及皮部阳络，出现头痛、汗出、恶风等在上在表的症状。《素问·风论》有言："以冬壬癸中于邪者为肾风。"指出冬季感受风寒即为肾风。《素问·评热病论》亦云："有病肾风者，面胕痝然壅，害于言。"描述了肾风的临床症状。《景岳全书·肿胀》曰："凡外感毒风，邪留肤腠，则亦能忽然浮肿。"沿袭了《黄帝内经》的认识，认为肾病为肾风、风水，与风邪相关。临床上肾病常常有"风"的特征：颜面者，位于头首，头首乃人身居高之处，颜面所见浮肿乃风所为；肾病在临床上又具有因外感而复发的特点，外感者，因风而感也；而肾病迁延不愈，与风的善变特征息息相关。

风邪外袭多自皮毛腠理而入，其传入肾络的途径则有三。一从皮肤阳络而传入，引致风水，此为风中肌表阳络而伤肾。二从太阳经而传入。风邪中于人，从颈项之太阳经表而入肾络致病，此为从经入肾络。三从各脏络传入。从心络传入，心火反侮肾水，引致肾病，此为"风热移肾"；从肝络传入，风木太盛，或肾水太弱，则子病及母，引致肾病，此为"风淫于肾"。尽管风入人体途径不尽相同，但最终风必伏于肾络才可致肾病，即"风伏肾络"是肾络病的基本病机之一。

风邪常兼夹寒、热、湿、毒合而为患,而成风寒、风热、风湿、风毒之证。风邪兼夹寒邪入肾络,则为风寒肾病,具有常畏寒,多恶风,易感冒,多汗或少汗的体质特点。风邪兼夹火热之邪入肾络,则为风热肾病,具有咽部常红或肿、痛,饮热水痛甚,皮肤常有疖肿、皮疹的体质特点。风寒外束,风热上受,均可导致肺气闭塞,气失宣畅,通调失司,水液不能敷布及下注于肾,泛溢肌肤,而发为水肿、蛋白尿等。风邪兼寒,常见恶寒,发热,咳嗽,舌苔白,脉浮紧的风寒表证;风邪兼热,常伴咽喉红肿疼痛,舌质红,脉浮数的风热表证。风邪兼夹湿邪入肾络,则为风湿肾病,多有居处潮湿,常食湿浊之品的习惯,常可见到脉浮身重,或伴肢节酸痛。风性主动,湿邪黏滞,外可侵入患者的皮肤、肌肉,内可留滞于脏腑、经络。风湿之邪,易滞易瘀,干扰气血运行,致使肾络受阻,运行不畅,以致水液泛溢,而成水肿、泡沫尿等。此外,风热毒邪,或可从皮毛内归于肺,或可经肌肉内伤于脾,使肺失通调,脾失转输,终至肾失开阖,三焦气化不利,水液不能外泄,泛溢成肿。风热毒邪,灼伤血络,血从下溢而成尿血。风邪伤肾多见于急性肾炎,或多种原发或继发性慢性肾病急性发作阶段,实验室检查可发现患者血清 IgA、IgM、IgG 等免疫球蛋白含量升高,红细胞沉降率(血沉)加快,部分可见血尿和中度蛋白尿。

寒为阴邪,易伤阳气,寒性凝滞、收引,故感受寒邪后,气血运行不畅,阻于脉络中,可见头痛身疼,脉紧。寒邪客于经络关节,经脉拘急收引,则可见肢体屈伸不利。寒邪也可直中于里,损伤肾阳,肾阳不足,则导致气化失司,故肾病患者常表现为小便量多,夜尿频,恶寒,腰痛,关节疼痛,便溏,舌暗,苔白等症状。外寒伤肾可见于因外感寒邪诱发或加重的肾病,以及某些结缔组织疾病肾损害过程。寒邪常伴风邪、湿邪侵犯人体,此外冒雨涉水、汗出当风等也为感受寒邪的重要原因。寒邪外袭,可伤于肌表,郁遏卫阳,与风、湿之邪合患,形成风寒、寒湿之证。风寒袭表,卫阳被遏,肺气闭塞,通调失司,水液失于敷布,泛溢肌肤形成水肿。寒湿痹阻,气血不畅,久则可致血瘀,寒湿瘀血痹阻经络肢节,则关节肿大变形;痹阻肾络,血行不畅,肾失开阖,则水湿内蕴,浊阴不降,肾气受损。

湿为阴邪,易阻遏气机;湿性重浊、性趋下,易袭阴位。湿邪致病多与气候环境有关,因气候潮湿,或长时间涉水淋雨,水中劳作,居住潮湿。湿邪困脾,导致脾不升清则乏力;流注下焦使肾脏封藏失职、精微失固而出现蛋白尿;湿邪留羁肾络则腰痛腰酸。故湿邪在肾络病患者中多表现为腰酸、乏力、小便混浊、双下肢水肿、纳呆、大便溏泄不调,苔腻,脉弦滑等症。实验室检查血液呈高黏滞状态,血浆白蛋白水平明显降低,尿酸、血肌酐增高,部分患者尿液中白细胞增多。湿邪侵入,可从寒化,或从热化,这与患者脏腑功能及治疗是否恰当有关。如脾阳素虚者易从寒化,胃热素盛者易从热化;过用寒凉药治疗易从寒化,过用温燥药易从热化，而使用一些西药，如肾上腺皮质激素、利尿剂之后，也常见阴伤湿热之象。感受湿热毒邪为主者，多表现为湿热下注，可见腰酸，尿赤，尿频不爽，血尿，苔黄腻等症状。实验室检查尿中可见红细胞、白细胞，中等量蛋白尿。热毒易解，但湿性黏滞难去，滞留肾络，所以，临床上常表现为原发感染病灶已控制，但血尿、蛋白尿仍存在；或暂时控制症状，但若复感热邪，则易复发。此外，湿热易致血瘀。朱丹溪谓"湿热熏蒸而为瘀"，湿热阻遏气机，血行不畅，加之湿热之邪导致疾病缠绵难愈，久病入络，久病多瘀，终致瘀血。瘀血阻于肾络，精气不畅，壅而外溢，致使蛋白尿顽固难消。

二、内伤损络

喜、怒、忧、思、悲、恐、惊是人体对客观外界事物反映的精神情志变化，属人之常情，一般不会致病。但突然、强烈、长期的刺激致七情过度，则可导致疾病。如《素问·阴阳应象大论》提到"喜伤心""怒伤肝""悲忧伤肺""思伤脾""恐伤肾"。因恐为肾志，过恐则内耗肾精，而精气不足，并可致肾气不固，气泄于下。即《灵枢·本神》曰："恐惧而不解则伤精，精伤则骨酸痿厥，精时自下"。除惊恐外，其他情志过度也可伤肾。《灵枢·本神》提出怒也可以伤肾："肾盛怒而不止则伤志，志伤则喜忘其前言，腰脊不可以俯仰屈伸，毛悴色夭，死于季夏"。尽管七情致病有对应所属脏腑之说，但由于肾精为人体生命活动的物质基础，七情过度，可消耗肾精，而致肾病。而七情过用，也可通过其他脏腑，间接损伤肾脏。此外，情志的异常波动，也可使肾病病情加重。

情志所伤，首先伤气。《素问·举痛论》云"怒则气上""恐则气下""思则气结"。脏腑气机紊乱，久则入血分而络脉瘀滞不通，势必引起脏腑经络功能的进一步失调。如《素问·血气形志》云："形数惊恐，经络不通。"《临证指南医案》云："病原起于忧郁，郁勃久而化热，蒸迫络脉，血为上溢。"

有节制、有规律的饮食是人体健康不可缺少的条件。过饥、过饱或五味偏嗜则可导致疾病。过饥则摄食不足，气血生化之源缺乏，机体无充足的营养以供给，且后天之精无以充养先天之精，久则肾精亏虚。暴饮暴食，过食肥甘厚味，饮食摄入过量，则易损伤脾胃，并致痰湿内阻，湿热蕴结，气血阻滞，病及于肾。如糖尿病肾病发病之初常与饮食失节有关，朱丹溪就曾说："酒面无节，酷嗜炙煿……于是炎火上熏，腑脏生热，燥热炽盛，津液干焦，渴饮水浆而不能自禁。"说明饮食不节与其发病有关。此外，过食肥甘厚味、炙煿之品，易致脾胃湿热内盛。如湿热蕴结下焦，膀胱气化不利，则易致小便淋沥涩痛，或酿生砂石，而成"热淋""石淋"；伤及血络而致"尿血""血淋"；湿热扰于精室则见遗精；湿热蕴结，清浊不分，精微脂液下泄而成尿浊、蛋白尿。

正常的体力劳动及有节度的房事不但无害，而且有益，但过极失制，则形成致病因素。劳倦失度常是多种肾络病的发病诱因，也是肾络病病情反复或加重的主要原因。劳力过度则伤气，久则气少力衰，神疲消瘦。正如《素问·举痛论》所说："劳则喘息汗出，外内皆越，故气耗矣。"劳力过度久之，则损耗肝血和肾中精气，导致筋伤骨坏。《素问·宣明五气篇》说："久立伤骨，久行伤筋。"《素问·生气通天论》说："阳气者，烦劳则张，精绝……""因而强力，肾气乃伤，高骨乃坏。"房劳过度则肾精过度耗泄，而致肾精亏虚。《备急千金要方·消渴》也曾说："凡人生放恣者众，盛壮之时，不自慎惜，快情纵欲，极意房中，稍至年长，肾气虚竭……此皆由房室不节之所致也。"而《外台秘要·消渴消中》则认为房室过度不仅耗竭肾精，且可生热化燥："房室过度，致令肾气虚耗，下焦生热，热则肾燥，肾燥则渴。"

饮食、劳倦失度均会影响络脉渗灌气血的功能，甚则发生出血证。如《医宗金鉴》曰："五劳所伤，不止过劳伤气，房室伤精也，即饮食伤胃，饥过伤脾……，皆令人经络荣卫气伤。"《灵枢·百病始生》云："卒然多食饮则肠满，起居不节，用力过度，则络脉伤。"《临证指南医案》亦提到："房劳强忍精血之伤，乃有形败浊阻于隧道。"

三、痰瘀阻络

痰饮、瘀血既是病理产物，又是继发性致病因素。痰饮由津液凝聚而成，瘀血因血液涩滞而生。痰饮、瘀血产生后，又可作为继发性致病因素阻滞络脉，导致痰瘀阻络的病机变化。

痰饮来源，一是因肾脏病患者之肾虚络空，风、湿、热诸邪易入肾络，伏藏络道，阻滞络津，聚而成痰，或伏邪化火，煎熬津液成痰。二是久病耗损，或饮食失宜，致使脾肾亏虚，肾虚则水泛成痰，脾虚则湿聚成痰；或情志失调，肝气郁滞，致不能疏理脾土、通达三焦，以致水湿停聚，酿生痰浊。瘀血来源，可因邪入肾络，郁则化火，以致炼血为瘀，或火伤肾络，导致络体损伤，络血外溢，凝聚成瘀。也可因病久伤正，以致气虚血行缓而滞，阴虚血黏稠而浓，阳虚血得寒而凝，则血必有瘀，或郁怒伤肝，肝失疏泄，以致络气郁滞则生瘀。

外感六淫伤及阳络渐入阴，内伤饮食、劳倦、七情伤及阴络发于阳，络脉或虚或滞。所伤络脉之邪，不仅能够直接伤及络中气血津液，变生痰瘀，又可影响络脉功能，间接生痰致瘀。盖血寒则凝，血热则结，气虚运行津血无力成痰成瘀，气滞阻碍津血致痰致瘀。《金匮要略·水气病脉证并治》言"血不利则为水"，《血证论·阴阳水火气血论》云"瘀血既久，亦能化为痰水"，痰瘀又相互为患，导致病情缠绵。气络运行气津，血络通行津血，痰瘀若生，多藏于络脉，并循络之走形，无处不到，易停于"最虚之处"，络脉是痰瘀互结证的关键病位。气络能够调控小动脉平滑肌的收缩松弛变化，这种控制过程与微循环血流有互相耦合的作用，也体现了气络与血络伴行的特点。邪气伤及气络，气络调控血络失调，或寒凝血络等，均可致血络绌急，痰瘀骤聚，或血络虚滞，日久成瘀。痰瘀既成，与热与寒或他邪互结，又可加重络脉虚滞。

在肾络病的发病过程中，痰湿内生，久必现瘀；瘀血内阻，久必生痰，痰瘀之间相互联系、互相转化。痰、瘀相互攀援，痰滞则血瘀，血瘀则痰凝，交相济恶，障碍气化，壅塞三焦，进一步阻抑肾络水道，碍其气化则尿少、水肿，坏其封藏则见蛋白尿、血尿经久不消，从而使病情渐趋复杂、缠绵难愈。实验室检查可见肌酐、尿素氮等生物标志物升高。从微观上看，痰瘀阻络患者，可见肾小球逐步硬化，细胞外基质沉积，毛细血管内血栓形成，纤维组织增生，整个肾小球间质纤维化、玻璃样变形成。

四、病久入络

"病久入络"是叶天士关于络病发生发展规律的重要学术观点，阐明了内伤疑难杂病由气到血、由功能性病变到器质性病变的病机演变过程。叶天士在《临证指南医案》中指出："初为气结在经，久则血伤入络。""百日久恙，血络必伤。"说明久病是影响络病发生的重要原因。按照《黄帝内经》邪入传递规律，一般病邪入于络脉时已日久深入。正如《读医随笔》中记载叶天士所言："久病必治络。"临床顽缠难愈之久症、痼疾均有"入络"的因素。"久病入络"不仅是引起络病发生的重要因素，也是其主要病机所在。外感六淫、内伤七情、饮食劳倦、痰瘀等均可影响络中气机，久则气病及血，引起络脉瘀阻等病理改变，甚则积聚成形，形成多种难治性疾病。

由于肾为先天之本，元气之根，肾中精气，内寓真阴真阳。而多种外感内伤疾病，久病不愈，迁延反复，耗气伤精，损阴伤阳，常可损伤肾体肾络，形成肾络疾病。如《景岳全书》所说："虚邪之至，害必归阴，五脏所伤，穷必及肾。"从临床来看，多种免疫系统疾病，如系统性红斑狼疮、过敏性紫癜而致的肾损害，高血压引起的肾小动脉硬化，糖尿病导致糖尿病肾病，以及传染性疾病引起的肾脏病变，从中医辨证角度，均属病久入络。肾络病早期，由于先天禀赋不足，肾气不充，或老年肾气亏虚，或久病伤肾、劳倦过度，或诸邪阻络日久，肾络不得荣养，导致肾气失盈，开阖失司，气化无力，水液内停，泛滥肌肤为水肿。肾络失荣，水谷精微运化受阻，封藏失职，水谷精微外泄，生成蛋白尿、血尿。肾络病中期，由于脾肾亏虚，肾络不荣，水液代谢输布失常，变为水湿浊毒蕴结体内，瘀阻肾络，气血失畅；又因受内外因素影响，肾体阴血亏虚，肾中血络失养，逢体内阳气亏虚，气血津液推动无力，致水湿痰饮瘀血等病理产物滞留，日久阻滞肾络，气血无以运行，循环反复，终生浊毒。肾络病晚期，脏腑经络、气血阴阳严重损害，气血运行失常，瘀血、水湿、痰浊、瘀毒等病理产物胶着肾络，使其无法通过肾脏气化作用，组织转运代谢废物，转为浊液排出体外，故出现少尿甚至无尿症状，同时肌酐、尿素氮等显著上升。

五、毒损肾络

"毒邪"理论始于《黄帝内经》，有广义与狭义之分。从广义来讲，毒邪通常指五个方面：药物或药物属性、疾病名称、致病因素、病理产物及治法；从狭义来看，则强调疾患的病因、病机演化过程。所谓"毒邪"亦可分为内毒与外毒："内毒"是指因脾肾等的生理功能失常，气血不能正常运行，痰瘀、湿浊等病理产物长期积聚而化生的"毒"。此"毒"不仅指严重损伤脏腑经络、气血阴阳的致病因素，而且代表着一种以秽浊、缠绵难愈、易损络脉为特点的病机概念。外毒是指从外界入侵机体，毒害人体脏腑的一类物质，包括外感六淫过盛之"毒"、"疫毒"及药品等。由此可见，严重损害机体，影响其正常生理活动，导致机体内外阴阳失衡的不良因素，都可称为"毒"。

浊毒伤肾，多由于肾络病反复发作，迁延难愈，浊毒劫耗脉络中气血，而气血耗伤则又促"蓄其毒邪，浸渍脏腑"，不断损蚀脏腑脉络，瘀血与浊毒互结而成毒瘀胶痼之势。在临床上则可见患者尿素氮、肌酐升高，而蛋白尿量可因肾络为毒瘀胶痼闭塞而见减少，内生毒邪反蓄于内而逐渐外显，如见皮肤干燥瘙痒、头痛、恶心呕吐、心烦不宁等症。患者各项生理功能下降，电解质紊乱代谢性酸中毒、高钾血症等并发症加重，肾功能严重损坏。从微观上看，毒损肾络患者肾小球纤维化严重，肾脏进一步萎缩，体内多系统受损，尤其以胃肠道、心血管和中枢神经系统症状更加明显。

药毒伤肾，多由素体肾虚，过用伤肾或误用伤肾药物，或火热毒邪内生，灼伤肾络，闭阻水道；或热毒耗液，致精亏血少，肾脏空虚；或药毒久伤，暗耗肾气，导致湿浊、水湿、瘀血内蕴，渐至肾元衰败。老人肾气已衰，精气不足；小儿肾气未充，脏腑全而未壮，老年及小儿等特殊人群以及原有多种肾脏疾患的患者因久病肾虚，尤其容易遭受具有肾毒性的中西药物损伤。各种中西药物的过量使用及长久使用，导致药毒克伐肾络之气。由于药材种类使用混乱，品种混淆，煎煮不当，忽视炮制均可导致肾络肾体损伤。如近年来出现肾毒性作用报道较多的木通而言，其混用品关木通含马兜铃酸，过量或滥用可导致肾损害。

第二节　肾络病的病机

一、肾络失荣

肾络失荣为肾中精气阴阳不足，肾络失于荣养的证候。精气是构成人体的基本物质，故《素问·金匮真言论》曰："夫精者，身之本也。"肾精为肾中所藏精微物质的总称，肾所藏之精包括"先天之精"和"后天之精"。"先天之精"禀受于父母，即《灵枢·本神》所说"生之来谓之精"。"后天之精"来源于水谷之精气，通过脏腑化生藏之于肾，即《素问·上古天真论》所说"肾者主水，受五脏六腑之精而藏之"。"先天之精"只有不断得到"后天之精"的培养，肾中精气才能充盛。肾精所化生的肾气，即肾中精气，名为元气，通过三焦循行全身，内而五脏六腑，外而肌肤腠理，无处不到，发挥其生理功能。肾中精气的盛衰决定着机体的生、长、壮、老、已，以及多种肾脏疾患的发病及预后和转归。如多囊肾及其他遗传性肾病、糖尿病肾病等与遗传因素有关的肾脏疾病，中医病机均与先天精气不足相关。而多种肾脏疾病所见的蛋白尿、血尿、遗精、遗尿、肾性骨病、肾性贫血等病证均与肾中精气不足，精微不固密切联系。

（1）肾络精虚：肾藏精，主生长发育及生殖。肾精不足，则生长发育迟缓，影响"天癸"及生殖，并可出现早衰、滑精、阳痿等病证表现。而肾藏精，主骨生髓，肾精不足则髓海空虚，失于充养，可见智力减退，两足痿弱。且精血同源，精血互生，肾精不足则无以生血，而致血虚，导致脏腑、经络失于濡养、荣润。

（2）肾络气虚：肾精所化之气即为肾气，肾气具有封藏和固摄作用。肾气不足，可见腰膝酸软、神疲乏力、耳鸣失聪。封藏失职，精气流失于下，导致遗尿、滑泄、蛋白尿等病理表现。固摄无权则有小便频数而清、尿后余沥不尽、夜尿频多。气不归元则有咳喘、呼多吸少、气不得续、动则喘息益甚等症。

（3）肾络阴虚：肾阴又称"元阴""真阴"，为人体阴液之本，对各脏腑组织器官起滋养、濡润作用。肾络阴虚，滋润不足，则见腰膝酸软而痛、眩晕耳鸣、形体消瘦、咽干舌燥，虚热内扰则见五心烦热、潮热盗汗等症。

（4）肾络阳虚：肾阳又称"元阳""真阳"，为人体阳气的根本，具有温煦机体、促进气化等作用。肾络阳虚，温煦失职，则见腰膝酸软冷痛、形寒肢冷；气化无权，水液代谢障碍，则见身体浮肿、心悸咳喘、小便短少等症。

二、肾络瘀阻

络脉阻滞是指久病邪气入深，络中气血运行失常导致络脉瘀阻不通，其他因素影响或日久导致络脉完全阻绝或闭塞，则称为"络脉壅塞"。正如《素问·痹论》所云："病久入深，荣卫之行涩，经络时疏，故不通。"其分为络气郁滞和络脉瘀阻两个层次。络气郁滞指络气输布运行障碍、升降出入之气机失常；络脉瘀阻指由于络气郁滞，气化功能失调或气虚运血无力，导致气血津液输布障碍，津凝为痰，血滞为瘀，痰瘀阻滞络脉。

气血是人体生命活动的动力和源泉，是脏腑功能活动的物质基础，同样也是脏腑功能活动的产物。肾通过所藏元气影响其他脏腑，从而作用于气血。《医林改错》曰："元气既虚，必不能达于血管，血管无气必停留而瘀。"肾气亏虚，而气为血帅，气行则血行，气虚则血滞，气虚致瘀是肾络瘀阻的主要原因。肾阳为一身阳气之根，气血的运行赖肾阳的温煦和推动。肾络病脾肾阳虚者，可因寒从内生，寒凝血脉则涩滞不畅而成血瘀。故患者除见瘀血症状外，可伴有虚寒征象。阴血互存，相互滋生，若阴亏水乏，相火偏亢，煎熬阴液，则血液浓聚，阻而成瘀。由阴虚而致热瘀在糖尿病肾病中较为常见。

因实邪致肾络瘀阻者，大多与湿密切相关，可见水湿血瘀、湿热血瘀、湿浊血瘀。肺脾肾三脏功能失调，则致水湿内蕴，泛溢肌肤而成水肿，而水湿、瘀血常不可分割，相互为患。水湿和血瘀，两者既是病理产物，又是致病因素。不仅如此，水湿和血瘀又常常相互影响，形成恶性循环。血瘀加重了水肿，水肿阻碍了血行，导致病情持续发展。湿热致病有内因、外因之别，外因乃湿热毒邪直接侵犯人体；或风寒、风热、风湿外邪伤肾，湿邪化热，或因药源性湿热损伤。内因乃禀赋阳盛及中焦湿热。湿热毒邪壅滞三焦，导致脏腑功能失调，而成血瘀。水湿为肾病的常见致病因素，但由于湿性黏滞、重着，最易阻遏气机，妨碍血行，而成血瘀。若热性炎上，伤阴损络，迫血外溢，此即古人所谓"离经之血为血瘀"。湿浊也称水毒，多因水湿久蕴，排泄不畅，蓄而成毒。由于其影响气机之升降，使清者失升，浊者失降，自然可以影响到血液的正常运行。现代研究发现临床上所谓的湿浊之证，与肾功能衰竭时机体血液中的代谢产物如肌酐、尿素氮以及中分子物质的蓄积程度有关，实验证明血液中的这些中小分子物质的增多，与其血浆黏度呈正相关，而且慢性肾衰可见肾脏萎缩及硬化，这就为湿浊之邪导致血瘀提供了客观指标和理论依据，符合古人所谓"污秽之血为血瘀"的理论。

肾络瘀阻证常在多种慢性肾脏疾病反复发作，迁移日久的基础上发生，由于脾肾功能亏损，三焦气化不足，水液输布代谢过程障碍，可见少尿或无尿，面目和（或）肢体浮肿，水湿浊毒蕴结体内，血运失畅，病久迁延，湿蕴不化，浊毒内积，毒泛胃肠则恶心呕吐，毒阻化机则气血乏源，而见倦怠乏力、面色晦暗，毒泛脏腑则引起多系统损伤，甚则危及生命，西医学慢性肾功能衰竭常见上述病机变化。此外各因素引起的急性肾功能衰竭常表现为肾络瘀阻、瘀塞、绌急并存的病理变化，从而出现急性少尿或无尿，导致浊毒内存，邪犯五脏，出现急性多系统损伤的复杂变局。

三、络息成积

《灵枢·百病始生》指出："虚邪之中人也，始于皮肤……留而不去，传舍于肠胃之外，募原之间，留著于脉，稽留而不去，息而成积，或著孙脉，或著络脉。"络息成积，指络脉瘀阻或瘀塞日久、瘀血与痰浊凝聚形成的病变。《难经》记载："肾之积名曰贲豚，发于少腹，上至心下，若豚状，或上或下无时，久不已，令人喘逆，骨痿少气。"多种原因可引起肾脏结聚成形的病理变化。消渴日久，气阴两虚的基础上继发瘀血、水湿、浊毒等病理产物，闭阻肾络，引起络息成积的病变。肾阳衰惫，水液代谢失司而见少尿或无尿、面目肢体浮肿等症；或肾部癌瘤，腰背部可触及肿块，固定不移，伴无痛性血尿，腰部或上腹部钝痛；或体内湿热蕴结不散，煎熬而形成砂石留滞肾脏，可有腰痛、小腹痛、血尿等表现；或年老肾气亏虚，久病入络，瘀血痰浊阻滞前列腺，腺体增生而出现进行性排尿困难，甚则小便点滴不出。西医学之糖尿病肾病、肾癌、前列腺增生等疾病中均可见络息成积证候。

络息成积常见于各种肾脏疾病终末期，病久者"邪正混居其间"，痰浊瘀血阻滞肾络，息以成积。近年来，通过对肾小球硬化和肾间质小管的纤维化进行研究，并从微观上认识到这种病理改变与中医之癥积颇为一致，属中医微形癥积证。究其癥积形成的病机特点，可归纳为"虚、痰、瘀、毒"四大方面。四者之中，"虚"是其始动因素。诚如李中梓《医宗必读·积聚》所说"积之成也，正气不足而后邪气踞之"，现代医学研究也提示肾小球硬化和间质纤维化是脏器衰老的一种表现，说明"积之成也"是以衰老肾虚为病理学基础。临床上气虚、气阴两虚是构成虚证的主要内容。痰、瘀是构成癥积的病理基础，唐容川《血证论·瘀血》中强调瘀血在经络脏腑间则结为癥瘕。方隅《医林绳墨·积聚》指出"积者，痰之积也。"王肯堂《医镜·痞块》阐释痰能致积的机制曰："痰能流注于脂膜……痰积而不流，则脂膜之间，为其所据，而有形可见。"多年来的研究表明痰浊相当于现代医学的脂质代谢紊乱，脂质过氧化物损害等病变，痰浊凝聚，注入血脉是高脂血症的关键病机。"毒"是导致和加重癥积的重要因素之一。毒邪炽盛，可以灼炼营血为瘀，煎熬津液成痰，从而使痰瘀加重而癥积益甚。已有的研究提示"毒"的概念包含了炎症细胞浸润，炎症介质、细胞因子的产生以及代谢物质的潴留等，均可导致或加重肾小球硬化和肾间质纤维化。而癥积一经形成，则已非痰、非瘀，而是独立于痰、瘀之外的一种病理产物，并在肾组织病理学检查中有形可征，有质可查，构成它的主要成分为细胞外基质纤维蛋白。当这些基质或纤维蛋白成分在肾小球和（或）小管间质大量堆积时，在肾小球病理上表现为肾小球节段性硬化、肾小管萎缩、肾间质纤维化等。由于上述肾体的异常改变而累及肾用，导致肾脏气化功能衰退甚至丧失，肾关开阖启闭失常，以致溺毒内聚，进一步上凌心肺，中犯胃脾，下伤肝肾，出现咳喘心悸，呕恶便溏，夜尿增多或尿少、尿闭等；甚至入血窜脑而见呕血、便血、吐衄、发斑；以及神乱昏迷等危重症候。

四、肾络损伤

《灵枢·百病始生》曰："阳络伤则血外溢，血外溢则衄血；阴络伤则血内溢，血内溢则后血。"络脉损伤指各种原因导致络体损伤，络脉断流致气血流泄和不通，致使经气不能在络脉中正常流通，一方面不能发挥充养调节作用，另一方面发生出血或瘀血。

《素问·缪刺论》云："今邪客于皮毛，入舍于孙络，留而不去，闭塞不通，不得入于经，流溢于大络，而生奇病也。"外邪侵袭肾之孙络，逐渐深入，气血运行不畅，络道闭塞而为病。《素问·痹论》曰："其不痛不仁者，病久入深，荣卫之行涩，经络时疏，故不通。"病久，或先天禀赋不足，或饮食失常，则气血不足，肾络失于濡养，肾络空虚。复因外感六淫，七情内伤，或风、湿、热、毒伏于肾络，使肾络气机升降失常。气滞则血瘀，或气滞津聚则为痰，痰浊和瘀血阻滞肾络，络道运行不畅而为病。

肾络损伤可因热邪灼伤肾络，或瘀血内阻络脉，血不循常道，或结石阻塞，血从小便而出，尿色因之而淡红、鲜红、红赤，甚或夹杂血块。感受湿热外邪，或恣食膏粱厚味，滋生湿热，灼伤肾络，可见小腹胀满而尿道热痛。热盛化火灼伤肾络则尿色红赤，伴心烦不寐、口舌生疮。瘀血内阻肾络，血不循常道而出则见尿色紫暗，常夹血块，兼见排尿不畅、刺痛、小便混浊。结石损伤肾络者多为镜下血尿，尿血与疼痛同时发生。此外肾络气虚或阴虚也可引起血不循常道而导致尿血，可伴相应的证候表现。西医学急慢性肾小球肾炎、肾肿瘤、肾结石等疾病中常可见肾络损伤。

肾络损伤，肾络虚则失音，肾络实则咽痛。如《证治准绳》记载："肾虚而肾络与胞络内绝，不通于上，则喑。"又如《形色外诊简摩》记载："肾络有邪，咽痛，不可纳食。"《灵枢·经脉》曰："足少阴之别……其病气逆则烦闷，实则闭癃，虚则腰痛。"肾络损伤，气机上逆而烦闷；邪气阻滞肾络，络道不通，气化不利，则小便不通而为闭癃；肾虚则络脉不荣，发为腰痛。肾主藏精，肝主藏血，若肝肾气血不足，则肾络空虚，四肢百骸、宗筋、外肾失于温煦充养，导致筋脉弛缓，出现阳痿等病证。此外，肾络受损，精血不能濡养于耳、毛发、心，则出现耳鸣、脱发以及心痛等病证。

参考文献

[1] 韩雁鹏，宋志超，张丽芬．基于"络病"理论的慢性肾脏病中医病机、治法探究 [J]．中医药临床杂志，2022，34（9）：1599-1603.

[2] 胡平新．基于循证医学方法的肾络病病因病机探究 [D]．杭州：浙江中医药大学，2017.

[3] 师韩菲，孙万森．孙万森教授从风论治肾病思路与经验 [J]．亚太传统医药，2019，15（8）：89-91.

[4] 邵建彬，张玉倩，刘孟瑞，等．赵玉庸运用"通肾络八法"治疗慢性肾脏病经验 [J]．中医杂志，2022，63（8）：714-719.

[5] 冒慧敏，杨丽平，占永立．外邪在 IgA 肾病发病中的作用 [J]．中国中西医结合肾病杂志，2013，14（10）：935-936.

[6] 郭玲，远方，栗睿．从痰瘀互结论治膜性肾病 [J]．环球中医药，2021，14（2）：246-249.

[7] 陈烁，吴深涛．从浊毒论治糖尿病肾病概况 [J]．湖南中医杂志，2019，35（4）：168-169.

[8] 刘玉宁，方敬爱，余仁欢，等．从肾络六态辨治肾小球疾病的思路与方法 [J]．中国中西医结合肾病杂志，2021，22（1）：1-3.

[9] 王刚，陈以平，邹燕勤．现代中医肾脏病学 [M]．北京：人民卫生出版社，2003：19-32.

第三章
肾络病的辨证

第一节 肾络病的常见症状

一、水肿

水肿是指体内水液潴留，泛滥肌肤，引起眼睑、头面、四肢、腹背甚至全身浮肿，严重者还可伴有胸水、腹水等。《黄帝内经》根据水肿的不同症状将其分为风水、石水、涌水。《黄帝内经》认为水肿的成因为外感风邪，并明确指出发病机制与肺、脾、肾有关。《金匮要略》以表里上下为纲，将其分为风水、皮水、正水、石水、黄汗等5种类型，又从五脏发病的机制及其证候，将其分为心水、肝水、肺水、脾水、肾水。唐·孙思邈首先指出水肿病必须忌盐的主张，为后世医家所重视。元·朱震亨根据虚实辨证，将水肿分为阴水、阳水两大类，《丹溪心法·水肿》中指出："若遍身肿、烦渴，小便赤涩，大便闭，此属阳水。""若遍身肿不烦渴，大便溏，小便少，不赤涩，此属阴水。"明代李士材和张介宾都认为水肿是肺脾肾三脏相干之病。清·唐容川《血证论》提出"瘀血化水，亦发水肿，是血病而兼水"的理论，丰富了中医对水肿的认识。

水肿是由于气化功能失常和血瘀脉络，津渗脉外聚而成水，故有"血不利则为水"之论。络脉末端是津血互换的场所，血液渗于脉外则为津液，津液进入脉络则为血液的组成部分，当气化功能失常时，津血互换功能障碍，过多的血液渗出于脉外则为水肿。水肿初起，大都从眼睑开始，继则延及头面四肢以及全身，亦有从下肢开始，然后及于身的，病势严重，可兼见腹满胸闷，气喘不能平卧等证。辨证上，仍以阴阳为纲，凡感受风邪、水气、湿毒、湿热诸邪，见表、热、实证者，多按阳水论治。凡饮食劳倦，房劳过度，损伤正气，见里、虚、寒证者，多从阴水论治。但阴水、阳水并非一成不变，是可以互相转化的。如阳水久延不退致正气日衰，水邪日盛，可转为阴水；若阴水复感外邪，水肿增剧，标证占据主要地位时，又当急则治标，暂从阳水论治。

《素问·汤液醪醴论》提出治疗水肿的原则："平治于权衡，去宛陈莝……开鬼门，洁净府。""去宛陈莝"意即祛瘀逐水法，阐明瘀血为水肿的致病因素。《血证论·汗血》中指出："血与水本不相离……治水即以治血，治血即以治水。"古代医家很早就认识到瘀血与水肿的密切关系，尤其是肾络瘀阻是肾病水肿的重要发病机制。肾主水液，水在人体内"出入升降"的循环以肾气为动力，若瘀血阻于肾络则肾之气化失常，津血输布互换障碍，水失运化、泛溢肌肤发为水肿。肾络病日久，气血阴阳不足，气虚不充，血衰不荣，阴虚络滞，阳虚失温，肾脏失于濡养，不能正常发挥利水功能，加速水肿的形成。

水肿是肾脏疾病最常见的症状。肾性水肿的临床特点是首先发生在组织松弛部位，如眼睑或颜面的水肿，晨起明显，然后发展至足踝、下肢，严重时波及全身。其发展较为迅速，水肿性质软而易移动，常伴有其他肾病的征象，如高血压、蛋白尿、血尿以及管型尿等。水肿虽是肾病的主要表现，但水肿程度与肾病变的严重程度不成正比，临床不作为判断预后的主要指标。肾性水肿的发病机制因病而异，但总体可分为肾炎性水肿和肾病性水肿。前者水肿发生机制主要由于肾小球滤过率降低，球管失衡、毛细血管静水压增高，心力衰竭；后者水肿发生机制主要由于血浆胶体渗透压降低及有效血容量减少。

二、蛋白尿

蛋白尿是指尿液中蛋白质定量成人＞150mg/24h，分为假性、生理性和病理性3种。病理性蛋白尿主要见于肾源性疾病，各种累及肾小球病理改变或肾小管病变的肾脏疾病都可能引起蛋白尿，其中以慢性肾小球疾病最为常见。长期蛋白尿是加速肾小球硬化、促进肾功能恶化的重要因素。

中医古籍中未明确记载蛋白尿，根据其临床症状，多属于"尿浊""水肿""关格"等范畴。《素问·六节藏象论》云："肾者，主蛰，封藏之本，精之处也。"《素问·上古天真论》亦有言："肾者主水，受五脏六腑之精气而藏之，故五脏盛，乃能泻。"肾脏为利水排毒之所，同时为封藏之本，寓元阴元阳，肾脏能否有效维持其生理功能对机体生命活动的正常运转具有重要影响。肾络保持充盈通畅，气血津液渗灌出入有序，是肾主封藏、主水液代谢等生理功能正常发挥的必要条件。肾络虚损或郁滞，导致脏腑气血运行失和，蒸化水液功能紊乱，肾失封藏，精气下泄，即形成蛋白尿。

人体蛋白质靠食物补充，属中医所说的精微物质。精微的丧失是因外邪侵袭，脏腑功能失调所致，再由病理产物湿、瘀的作用，使蛋白质的流失加重。其中脾不摄精、清气下陷和肾不藏精、精气下泄是蛋白尿产生的直接机制，因此脾肾功能失调是产生蛋白尿的基本病机，但风邪、湿热毒邪、瘀血等因素在蛋白尿的发生及病情加重的过程中有重要影响。故蛋白尿的形成机制常是气血阴阳的虚损、脏腑功能失调、病邪的干扰交织在一起，表现为正虚邪实、虚实夹杂的证候。

正虚主要是人体的脾肾不足。脾气健运，肾气充沛，得以裹摄精微于体内，运行周转，循环不息。反之脾肾虚弱，则精微易下泄于尿，清浊相混，出现尿浊、泡沫尿甚至肉眼血尿，实验室检查则见蛋白尿或合并镜下血尿。阳虚多为慢性肾炎肾病型或肾病综合征，尿蛋白明显增多，血清白蛋白明显降低，总胆固醇明显增高。阴虚多为慢性肾炎或肾病综合征反复发作，或急性肾炎后期水肿消失后，血压偏高或慢性肾炎阶段过用温燥药之后。

邪实主要是水湿、湿热、风邪、瘀血。首先，"六气之中，湿热为病，十居八九""湿气入肾，肾主水，水流湿，从其类也"。久居湿地或暴雨涉水，外湿内侵，或脾肾本虚，脾失健运，肾失开阖，水失运化而内停，湿久化热，湿热留恋，灼伤肾络，耗气伤阴，精微失固，而成血尿、蛋白尿。湿热者多见于肾炎综合征以蛋白尿为主伴血尿者，或体内炎症病灶反复感染致蛋白尿反复不愈，或使用皮质激素的患者。其次，风邪在肾病的发生、发展起着重要的作用。外风多因机体正气不足，感受外邪，风为阳邪，上先受之，肺、肾乃为水之上、下源，肺脏受邪，母病及子，水源不清，宣肃失调则下游受累，清浊不分，混沌而下，发为蛋白尿、血尿。同时，风性善行开泄，侵袭肾脏，肾络失固，精微下泄，形成蛋白尿。内风多因劳累、先天禀赋不足、脏腑气血阴阳亏虚，导致内风自生。外风和内风的内外相召是肾病蛋白尿的重要发病机制。最后，"久病入络"，"血不利则为水"，血瘀水阻，瘀水互结，使病情顽固迁延不愈。瘀阻肾络，肾气不得畅流而精微下泄，从而使蛋白尿增加，肾病加重。瘀血可见于各种肾脏疾患，尤在慢性肾炎高血压型以及慢性肾炎伴肾功能不全、氮质血症中多见。

此外，脏腑功能失调是多种肾络病蛋白尿的重要机制。肺失宣降常见于急性肾炎或慢性肾炎因上呼吸道感染而急性发作者，尿常规检查除有蛋白外，尚有少量红细胞或颗粒管型。脾失健运常见于慢性肾炎、肾病综合征蛋白尿长期流失不止，或疲劳、劳动后增多。肾失固摄多见于慢性肾炎、肾病综合征后期，无明显水肿而蛋白尿持续不消者。肝失疏泄多见于肝肾同病或使用免疫抑制剂肝损害者。

三、血尿

尿液中出现较多的红细胞，称为血尿。凡新鲜中段尿 10mL，离心沉淀（1500 转 / 分，15 分钟），留取 0.5mL 尿沉渣做镜检，如每高倍视野≥3 个红细胞，即可诊断为血尿。本症具有迁延难愈的特点，中医根据其临床症状可归属于"尿血""溺血"等范畴。

血尿的发生，一是外感、内生之邪混居络中，化火成毒，灼伤络体，迫血妄行，常见不同程度的镜下血尿，甚至出现肉眼血尿。其外感之邪多由直接感受风热邪气所致，或六淫之邪蕴郁化热，侵袭咽喉或肺与肺系，循少阴经脉下行以窜入肾络。脾虚肠弱，纳化乏力，致使饮食不能化生精微而酿生湿热，湿热蕴肠，藉肠络浸淫于肾，或禀赋不足，或劳伤肾之精气，从而虚处容邪，致使湿热之邪，窜入溺窍，上行及肾，侵入肾络，蕴郁化毒，灼伤络体，逼血妄行，致使轻者络伤血渗，重者络破血溢而见血尿。诚如张景岳所说："血本阴精，不宜动也，而动则为病……盖动者多由于火，火盛则逼血妄行。"微观辨证可见免疫复合物沉积、补体活化、炎症因子的释放等诸多因素导致肾脏病理上的肾小球系膜细胞和（或）毛细血管内细胞增生，电镜下的电子致密物沉积，毛细血管壁纤维素样坏死，红细胞从毛细血管壁逸出。

二是瘀热阻络，络滞不通，可见较为严重的镜下血尿，甚至出现肉眼血尿，同时伴见面赤心烦，唇舌肌肤有瘀点瘀斑，或腰痛固定，日久则肌肤甲错，舌质紫暗或有瘀点瘀斑，脉弦或涩。临床上不论是来自上焦，还是来自中、下焦之邪，一旦深入肾络，皆易伏藏络中，郁而化火成毒，从而耗损营阴，烧炼络血，以致肾络瘀阻，血不归经，而出现血尿。而瘀血一经形成之后，极易与火毒相搏，形成合邪，火得瘀则愈炽，瘀得火则愈滞，既灼伤络体，又瘀阻络道，可导致肾络损伤更重，而血尿亦甚。微观辨证上表现为局灶增生性肾小球肾炎，甚至出现局灶性肾小球节段性以至球性硬化之络息成积的病理改变。

三是络气亏虚，由先天禀赋不足或后天调摄失宜所致，亦可见于病程中毒损肾络，壮火食气所致，成为各种免疫介导的疾病发生的根本原因，是肾性血尿发生和迁延不愈的重要因素。临床症见镜下血尿久延不消，伴见脾肾气虚，或肝肾阴虚，或气阴两虚，甚则阴阳两虚。"气主卫外"是机体屏障外邪，防邪深陷的关键；"气主摄血"从而统领血液运营于血络之中而不溢于络外，而"阴主滋之"，对络体有滋养、濡润之功。故在诸虚之中，以气虚和阴虚与肾性血尿最为关切。

血尿证情复杂，其病性有寒热虚实的不同，病位有表里、气血、脏腑的区别，病情有轻重缓急的差异。临床上首先应辨明外感内伤及虚证实证。凡因风热犯肺、膀胱热结、火毒迫血所致属外感；而心肝火盛、阴虚火旺、脾肾不足、瘀血内阻属于内伤。外感以实证为主，内伤以虚证为主。实证多为尿血鲜红、紫红，或暗红有块，量多、发病急、病程短。虚证多见尿血淡红、量少、发病缓、病程长，但也可见暴脱而尿血量多者。实证常表现为下焦湿热、心火下移、瘀血阻滞等证候，虚证常表现为阴虚火旺、脾肾亏虚等证候。实证和虚证虽各有其不同的病因病理，但在疾病发展变化的过程中，又常发生实证向虚证的转化。如开始为火盛气逆，迫血妄行，但在反复出血之后，则会导致阴血亏损，虚火内生；或因出血过多，血去气伤，以致气虚阳衰，不能摄血。

肾性血尿辨证与辨病相结合的一般规律为：外感风热常见于各型原发或继发性肾小球疾病，往往由上呼吸道感染而诱发血尿者；下焦湿热多见于泌尿系统炎症引起的血尿；阴虚火旺者可见于原发性肾小球疾病或继发性肾小球疾病如狼疮性肾炎、紫癜性肾炎、IgA肾病等病程迁延者、肾结核患者；脾肾两虚者临床多见慢性肾炎以镜下血尿为主久病之后、IgA肾病伴有贫血者、紫癜性肾炎久病正虚者以及膀胱肿瘤晚期患者等；血络瘀滞者多见于紫癜性肾炎、狼疮性肾炎、IgA肾病或慢性肾炎以血尿为主者；砂石阻滞者多为泌尿系结石。

四、多尿

健康成人每24小时排尿量在1000～2000mL（日尿量与夜尿量之比为2∶1至3∶2），大约相当于每分钟排尿1mL。24小时尿量保持在2500mL以上者称为多尿。正常生理情况下，饮水或进食含水食物较多后，也可出现一过性多尿，水肿患者在消肿过程中，尿量也常明显增多；而病理情况下，常可由于肾脏本身病变或全身性病变影响肾脏浓缩功能而引起多尿。

多尿在中医文献中常用"小便数""小便利多""小便多"等名称，主要是由于肺脾肾及三焦的气化功能失常，致膀胱失摄，不能蓄藏水液所致。《黄帝内经》中无多尿病名，但有关于多尿的生理病理描述，如"膀胱者，州都之官，津液藏焉，气化则能出矣""水泉不止者，是膀胱不藏也"。隋·巢元方《诸病源候论》单独列有"小便利多候"，提出其病机为膀胱虚寒。唐·孙思邈《备急千金要方》中认为"肾与膀胱俱虚"，则"苦小便利"，"膀胱有寒"则"小便数而多白"，"下焦虚冷"则"小便不止"。王焘《外台秘要》则将多尿归属于虚劳病，称为"虚劳小便利"。明·戴元礼《证治要诀》称本病为"小便多"，认为可由"下元虚冷，肾不摄水，以致渗泄"所致。清·林佩琴《类证治裁》将多尿列在"闭癃遗溺论治"中论述，称之为"溺频"或"溺多"。目前在总结中医传统的认识上，结合现代研究，提出瘀血阻络、血不利而为水故多尿的机制。现临床可将本证分为寒袭膀胱、肺气虚冷、脾阳不足、肾阳虚衰、气阴两虚、肾络瘀阻6类证候。

本症一般由浅入深，如外感寒邪，直中膀胱，肾阳被抑，久之可损伤肾阳，致肾阳虚衰，肺气虚冷，不能制下，久之可发展成肺肾两虚；脾阳虚可发展为肾阳虚，肾阳虚不能温煦脾阳可兼有脾阳虚的症状，或脾肾两虚；阳虚可以损阴而成阴阳两虚，甚至可致阴虚内热；阳气虚弱，日久致气血运行不畅，瘀血阻络而成肾络瘀阻之证。在阳虚的情况下，又极易感受寒邪。各种证候均可互兼，形成虚实夹杂之证。但本病之虚，以肾阳虚为主，实则以寒邪直中、瘀血阻络为主。临床辨证中，寒袭膀胱证以尿多清长，小腹冷痛，恶寒，脉紧为特征；肺气虚冷证以尿多清长，吐涎沫清稀量多，形寒，短气，脉虚弱为特征；脾阳不足证以尿多色清次频，腹胀食少，肢软乏力，舌淡苔白为特征；肾阳虚衰证以尿多色清但频而夜间尤甚，腰膝酸软，畏寒肢冷，脉沉细为特征；气阴两虚证以尿多，口渴引饮，骨蒸潮热，少气懒言为特征；肾络瘀阻证以尿多色清，面色晦滞，少腹硬满，舌有瘀斑，脉细涩为特征。

五、腰痛

叶天士云"久痛入络"，疼痛是络病最常见的临床表现，各种致病因素引起络病的主要病理机制是气血运行障碍，络脉失于通畅。《医学心悟》说"通则不痛，痛则不通"，《医学三字经》说"痛不通，气血壅，通不痛，调和奉"，"痛则不通，气血壅滞也"，均强调了气血瘀滞不通是导致疼痛的主要原因。故《临证指南医案·诸痛》云"积伤入络，气血皆瘀，则流行失司"，华玉堂注云"络中气血，虚实寒热，稍有留邪，皆能致痛"，指出疼痛为络病最突出的临床表现。肾脏的实质无感觉神经分布，病损时无疼痛感，但肾被膜、输尿管和肾盂有来自胸10至腰1段的感觉神经分布，当肾盂、输尿管内张力增高或被膜受牵扯时，可发生肾区疼痛。临床上根据疼痛的性质分为肾绞痛和肾区钝痛。肾小球疾病腰痛一般都较轻，常并非患者重要主诉，唯IgA肾病腰痛明显。

中医腰痛病名最早见于《黄帝内经》，是指由外感、内伤或外伤等致病因素，导致腰部经络气血运行不畅，或腰部失于精血濡养，使腰之一侧或两侧出现以疼痛为主证的病证。《素问·刺腰痛论》详尽地论述了十二经和奇经八脉病变引起腰痛的部位、性状，并且阐明不同的经络病变所致的腰痛有不同的兼证。《灵枢·百病始生》认为腰痛的病机是虚邪侵入机体，深入经络，导致经气不能通达四肢。《灵枢·本脏》明确地指出腰痛由肾病而生，"肾小则脏安难伤；肾大则善病腰痛"。《诸病源候论》阐述了腰痛的病因有5个方面：一为少阴经病，二为风痹络阻，三为肾虚失养，四为跌仆劳损、动伤经脉，五为寝卧湿地、寒湿内袭。并提出腰痛突然发作者为卒腰痛，反复发作经久不愈者为久腰痛。《丹溪心法》

将腰痛病因分成湿热、肾虚、瘀血、挫闪、痰积5类，并认为腰痛以肾虚为本，六淫为标。《医学心悟》详细阐述了寒湿、湿热、瘀血、气滞、痰、虚等因素造成腰痛的脉证，使腰痛的辨证分类更加完整。

目前腰痛的中医分类包括外感腰痛、内伤腰痛，分为风寒、风热、风湿、寒湿、湿热、脾虚、肝郁、肾虚、瘀血等9类证型。中医辨证需重点掌握各证型的腰痛特征。风寒是腰痛拘急连及项背；风热是腰痛而热，口干咽痛，苔薄黄；风湿是腰背拘急酸重疼痛，苔薄白；寒湿是腰部冷痛重着，遇寒湿加重，苔白腻；湿热是腰部热痛重滞，舌红苔黄腻；脾虚是腰部隐痛肢重，纳少便溏，苔白腻；肝郁是腰痛连胁，走窜不定；肾虚是腰部酸痛，膝软无力，劳累加重；瘀血是腰痛如刺如折拒按，舌质暗紫。另外，腰痛的虚实证型之间常可相互转化兼夹，虚证腰痛复感湿热可转化为实证；虚证之间也可相互转化，如脾虚腰痛损及肾气而为肾虚腰痛，实证腰痛日久可损伤正气转为虚证；实证腰痛之间也可相互转化，如肝郁腰痛因气滞血瘀转为血瘀腰痛，风湿腰痛则因湿郁化热转为湿热腰痛。

第二节 肾络病的常见证候

一、肾络瘀阻

【临床表现】面目浮肿，目下如卧蚕，或肢体水肿，腰脊酸痛，面色晦暗，肌肤甲错，少尿或夜尿频多，舌暗，脉沉涩。

【病机分析】肾脏疾病经久不愈，因虚生瘀，血行不畅，肾络失养则尿少水肿。瘀血阻滞脉络，不通则痛，故腰痛为肾络瘀阻证的常见症状。血瘀引起的疼痛，其特点是疼痛固定不移或呈刺痛；瘀阻经脉，血行障碍，故舌质紫暗或有瘀点、瘀斑，脉沉涩；瘀阻日久，肌肤失于血的滋养，故肌肤甲错，面色晦暗。

【诊断要点】本证常见于慢性肾炎、肾病综合征、慢性肾功能衰竭等慢性肾脏病，表现为水肿、腰痛、瘀血证候。辨证要点为：水肿尿少，腰痛固定，面色晦暗、舌紫暗或有瘀点瘀斑，脉沉涩。尿纤维蛋白降解产物阳性，或血液呈高黏状态，或血液呈高凝状态，均为诊断血瘀证的客观指标。

【治疗方法】益气温阳，化瘀通络。

【代表方剂】益肾通络汤（《络病学》）。

方中黄芪补肾益气，淫羊藿、制何首乌温肾填精，共为君药。水蛭、鬼箭羽活血化瘀通络，且配黄芪有益气行血之效，使气血畅则肾络得养，同为臣药。茯苓、泽泻健脾利水；泽兰、益母草活血利水，加强全方活血通络之力，均为佐药。大黄活血通腑，为使药。诸药相伍，扶正祛瘀并进，使肾中精气复盛，瘀血渐消，则诸症可痊。

二、肾络湿浊

【临床表现】全身浮肿，腰以下尤甚，食少纳呆，恶心或呕吐，面色萎黄，身体困倦，或精神萎靡，舌苔滑腻，脉沉迟。

【病机分析】肾脏病后期，脾肾衰微尤甚，湿浊之邪不得从尿中排出，故全身浮肿；湿浊之邪蕴结于体内，导致胃失和降，故食少纳呆、恶心或呕吐；脾肾俱衰，清阳不升，故患者身体困倦或精神萎靡，浊阴不降，体内代谢产物不得排出，血尿素氮、肌酐升高；舌苔滑腻，脉沉迟为阳虚水停之象。

【诊断要点】本证病位在脾、肾，病性属阳虚＋湿浊，辨证要点：水肿，食少纳呆，恶心或呕吐，舌苔滑腻，脉沉迟。实验室检查发现患者血液呈高黏滞状态，血浆白蛋白水平明显降低，尿酸、尿素氮、肌酐增高，部分患者尿液中白细胞增多。

【治疗方法】温肾泄浊，祛湿通络。

【代表方剂】实脾散（《重订严氏济生方》）。

方中以附子、干姜温养脾肾，扶阳抑阴为主药；配以厚朴、木香、大腹皮、草果仁下气导滞，化湿利水；茯苓、白术、木瓜健脾和中，渗湿利水，共为辅药；使以甘草、生姜、大枣调和诸药，益脾温中。诸药相伍，温阳之中偏补脾土，以期脾实水制之效。

三、肾络湿热

【临床表现】身热不扬，午后较甚，口干不思饮，或咽喉肿痛、皮肤疮疡，或脘闷纳差、倦怠肢困，或尿频、尿急、尿痛，舌质红，苔黄腻，脉滑数。

【病机分析】湿热蕴盛于上焦，热邪壅肺，故咽喉肿痛；肺与皮毛相合，皮肤疮疡，亦呈上焦湿热的表现；中焦湿热，脾失健运，肝失疏泄，故脘闷纳差、口黏口苦，口干不欲饮；湿热下注膀胱，即下焦湿热，则小便黄赤、灼热或涩痛不利；舌质红，苔黄腻，脉滑数皆为湿热之候。

【诊断要点】本证病位在肺，或脾，或肾，病性属湿热。辨证要点：身热不扬、午后较甚、舌质红、苔黄腻、脉滑数的基础上，若兼有咽喉肿痛或皮肤疮疡者，为上焦湿热；兼有脘闷纳差者，为中焦湿热；兼有尿频、尿急、尿痛者，为下焦湿热。

【治疗方法】清利湿热，畅气和络。

【代表方剂】三仁汤（《温病条辨》）。

方中杏仁辛开上以通利肺气，白蔻仁辛苦宣中以化湿舒脾，薏苡仁甘淡导下以渗泄湿热，三者相须，分清三焦之湿，故同为主药；半夏、厚朴以除湿消痞，行气散满，为辅药；通草、滑石、竹叶清利湿热，为佐使药。诸药参伍，以疏利气机，宣畅三焦，上下分清，故对湿热内蕴，三焦同病者有良好疗效。

四、毒损肾络

【临床表现】面部红斑，色泽鲜红，或皮下红斑，发热持续不退，烦躁不安，口渴，口舌生疮，衄血，关节疼痛，双下肢水肿，小便短赤有灼热感，舌质红，苔黄，脉数。

【病机分析】阴血不足，热毒炽盛，则发热持续不退，口渴；热扰神明，则烦躁不安，口舌生疮；热灼营血，故面部红斑，色泽鲜红；热伤血络，则皮下红斑，衄血；邪热伤气，气血不通，则关节疼痛，双下肢水肿；热注膀胱，则小便短赤有灼热感，舌质红，苔黄，脉数。

【诊断要点】本证常见于免疫介导的肾小球炎性损伤，由外感和内生之邪伏藏肾络，蕴郁化毒，燔灼肾络，致使络体损伤，络道痰瘀阻滞。本证病位在阴血，病性属热毒。辨证要点：面部红斑、发热持续不退、关节疼痛、下肢水肿、舌质红、苔黄、脉数，即水湿＋热毒＋血热。

【治疗方法】清热解毒，凉血和络。

【代表方剂】四妙勇安汤（《验方新编》）。

方中重用金银花甘寒入心，清热解毒，为主药。当归活血散瘀，玄参泻火解毒，甘草清解百毒，配金银花以加强清热解毒之力，用量亦不轻，共为辅佐。四药合用，既能清热解毒，又能活血散瘀。临床上可用忍冬藤代金银花，取其"藤蔓之属，皆可通经入络"，能更好地发挥解毒通络之效。

五、肾络气虚

【临床表现】腰膝酸软，神疲乏力，耳鸣失聪，小便频数而清，或尿后余沥不尽，遗尿，夜尿频多，或咳喘，呼多吸少，气不得续，动则喘息益甚，自汗，声音低怯，舌淡苔白，脉沉弱。

【病机分析】肾气亏虚，骨髓、耳窍失养，故腰膝酸软，耳鸣失聪；气不充身，则神疲乏力；肾气亏虚，固摄无权，膀胱失约，故见小便频数清长，尿后余沥不尽，或遗尿，甚至尿失禁；肾虚摄纳无权，气不得归元，故见咳喘，呼多吸少，气不得续，动则尤甚；气虚卫外不固则自汗，肺气不足则声音低怯；舌淡苔白，脉沉弱均为肾气虚弱之象。

【诊断要点】本证病位在肾,病性属气虚。辨证要点:腰膝酸软、神疲乏力、尿频或夜尿多、舌淡苔白、脉沉弱,即肾虚+气虚。

【治疗方法】补肾益气养络。

【代表方剂】参芪地黄汤(《杂病源流犀烛》)。

方中黄芪补气健脾,升阳举陷;人参大补元气,健脾生津,共为君药。熟地黄滋阴补肾,益精填髓;山萸肉收敛固脱,补肝益肾;山药健脾固肾,补虚涩精;此三者补肝脾肾阴,以补肾阴为主,俱为臣药。牡丹皮清泄相火,制约山茱萸之温涩;茯苓淡渗脾湿,以助山药之健运,同为佐药。诸药合用,共奏益气健脾、滋肾养阴之效。

六、肾络血虚

【临床表现】腰膝酸软,耳鸣耳聋,心悸,失眠健忘,头晕目眩,手足发麻,面色苍白,舌淡,脉细弱。

【病机分析】肾中精血亏虚,不能生髓、充骨、养脑,故腰膝酸软,眩晕耳鸣;血虚则目睛失养,故头晕目眩;血虚心失所养则心悸,神失滋养则失眠,经脉、肌肉失其濡养则手足发麻;气血不能上荣则面色苍白、唇舌色淡,脉道失充则脉细无力。

【诊断要点】本证病位在肾,病性为血虚。辨证要点:腰膝酸软、耳鸣耳聋、失眠健忘、头晕目眩、面色苍白、舌淡、脉细弱,即肾虚+血虚。

【治疗方法】补肾养血荣络。

【代表方剂】归芍地黄汤(《症因脉治》)。

方中重用熟地黄为君药,养血滋阴,补精益髓。臣以当归、白芍补血活血,养血柔肝,山茱萸温补肝肾,固精止血,山药补脾益肾涩精,共助熟地黄滋阴养血之功。佐以茯苓健脾渗湿,制山药之壅滞;牡丹皮清泄肝火,防山茱萸之温过;泽泻清泄肾浊,杜熟地黄之滋腻。诸药配合,共奏滋肝肾、补阴血、清虚热之功。

七、肾络阴虚

【临床表现】腰膝酸软而痛,眩晕耳鸣,形体消瘦,咽干舌燥,五心烦热,潮热盗汗,舌红少苔或无苔,脉细数。

【病机分析】肾阴亏虚,不能生髓、充骨、养脑,故腰膝酸软而痛,眩晕耳鸣,形体消瘦;肾阴不足,虚热内生,故潮热盗汗,口干咽燥,五心烦热;舌红少苔,脉细数均为阴虚内热之象。

【诊断要点】本证多见于高血压肾病、糖尿病肾病以及隐匿型肾小球肾炎以血尿为主要表现者和过敏性紫癜肾炎。本证病位在肾，病性属阴虚。辨证要点：腰膝酸痛、眩晕耳鸣、五心烦热、咽干舌燥、舌红少苔、脉细数，即肾虚+阴虚。

【治疗方法】补肾滋阴润络。

【代表方剂】左归丸（《景岳全书》）。

方中重用熟地黄滋肾益精，以填真阴，为君药。山茱萸养肝滋肾，涩精敛汗；山药补脾益阴，滋肾固精；枸杞子补肾益精，养肝明目；龟鹿二胶为血肉有情之品，峻补精髓，龟甲胶偏于补阴，鹿角胶偏于补阳，在补阴之中配伍补阳药，取"阳中求阴"之意，均为臣药。菟丝子、川牛膝益肝肾，强腰膝，健筋骨，俱为佐药。诸药合用，共奏滋阴补肾、填精益髓之效。

八、肾络阳虚

【临床表现】腰膝酸软冷痛，形寒肢冷，神疲乏力，面色㿠白或黧黑，身体浮肿，腰以下为甚，小便频数，或便泄稀溏、五更泄泻，或心悸咳喘、小便短少，舌淡胖，苔白或白滑，脉沉无力。

【病机分析】肾病日久，损耗肾阳，不能温养腰府及骨骼，故见腰膝酸软冷痛；元阳不足，失于温煦，则畏寒肢冷；阳气功能减退，则神疲乏力；气血亏损，则面色㿠白；水液内停，溢于肌肤，则身体浮肿；肾阳不足，膀胱气化障碍，则小便频数；命门火衰，火不生土，则五更泄泻；水饮凌心，则心悸咳喘；舌淡胖苔白，脉沉无力，均为肾阳亏虚之象。

【诊断要点】本证病位在肾，病性属阳虚。辨证要点：腰脊冷痛或畏寒肢冷，全身浮肿，腰以下为甚，面色㿠白、小便频数、舌淡胖苔白，脉沉无力，即肾虚+阳虚。

【治疗方法】补肾温阳煦络。

【代表方剂】右归丸（《景岳全书》）。

方中以附子、肉桂、鹿角胶为君药，温补肾阳，填精补髓。臣以熟地黄、枸杞子、山茱萸、山药滋阴益肾，养肝补脾。佐以菟丝子补阳益阴，固精缩尿；杜仲补益肝肾，强筋壮骨；当归养血和血，助鹿角胶以补养精血。诸药配合，共奏温补肾阳、填精止遗之功。

参考文献

[1] 刘畅，支勇，曹红波. 从"血不利则为水"论治肾病水肿 [J]. 中国中医基础医学杂志，2020，26（10）：1561-1563.

[2] 沈珺,周恩超.周恩超教授从虚、湿、风、瘀论治肾性蛋白尿经验[J].浙江中医药大学学报,2019,43(11):1237-1240.

[3] 徐致远,林燕,杜雨芃.曹式丽从湿热论治蛋白尿学术经验[J].辽宁中医杂志,2021,48(6):27-30.

[4] 张帅星,杨蕊冰,马鸿远,等.刘玉宁教授治疗肾性血尿的经验[J].中国中西医结合肾病杂志,2021,22(3):195-196.

[5] 胡平新,金思佳,黄科,等.基于肾络理论浅析慢性肾脏病的辨证施治[J].中国现代医生,2020,58(36):130-133.

[6] 刘宝厚,丁建文,许筠.刘宝厚肾脏病诊断与治疗[M].北京:人民卫生出版社,2021:41-45.

[7] 王刚,陈以平,邹燕勤.现代中医肾脏病学[M].北京:人民卫生出版社,2003:78-92.

[8] 吴以岭.络病学[M].北京:中国中医药出版社,2006:115-117.

第四章
肾络病的治疗原则与治法

　　络脉是从经脉支横别出、逐级细分、广泛分布于人体上下内外的网络系统，承载经脉中运行的气血并将其敷布渗灌到脏腑组织，其络属脏腑肢节、津血互换、营养代谢、温煦充养、调节控制诸功能都与其"行血气"这一基本功能密切相关，因此络脉通畅无滞、气血流行正常是络脉系统维持人体正常生命活动的基础。由于络脉支横别出、逐级细分、络体细窄、网状分布的结构特点决定的气血流缓、面性弥散的气血运行特性，导致各种内外病因伤及络脉而导致络病时，其病机特点为易滞易瘀、易入难出、易积成形，出现络气郁滞（或虚滞）、络脉瘀阻、络脉细急、络脉瘀塞等病机变化，而其病理实质则为"不通"。中医学补偏救弊、调整阴阳等所有治疗的最终目的是恢复机体的正常生理状态，正如《黄帝内经》所言："谨守病机，各司其属……必先五胜，疏其血气，令其调达，而致和平。"络脉是气血运行的通路，络病治疗的根本目的在保持络脉通畅，故"络以通为用"的治疗原则正是针对络脉生理特点及络病的病理实质而提出的。

　　由于络病的发病因素、病机类型及临床表现各异，虽"络以通为用"的治则普遍适用于络病治疗，但通络之治法却各有不同，正如高士宗《医学真传》所云："通之之法各有不同，调气以和血，调血以和气，通也；下逆者使之上行，中结者使之旁达，亦通也；虚者助之使通，寒者温之使通，无非通之法也。"祛除导致络病的各种因素以利络脉通畅，针对各种致病因素引起的络病采取通络药物疏通络脉，针对络脉病变引起的继发性病理改变采取有效治疗方药，皆可调整络病病理状态，有利于络脉运行气血的功能恢复，达到"通"之目的。络病成因不同，外有六淫、瘟疫之邪，内有痰湿阻滞、血瘀阻络、五志过极、气机郁滞或虚气留滞、久病久痛入络，故有理气、益气、祛风、散寒、化痰、利湿、解毒等络病审因论治的方法，及时祛除络病病因即可达到通畅络脉的目的。络病作为继发性致病因素也会引起脏腑以及骨、筋、肉、皮等组织的继发性病理改变，因此在祛因通络、直接通络的同时应配合修复继发性病理改变的治疗药物。

肾络病以其病位较深，病程绵长，故虚证相对较多。或肾阴不足，或肾阳虚亏，而肾精必已匮乏。因此临床上肾络病补法用得较多，故前人有"肾病多虚，有补无泻"之说。但肾络病由于久病居多，缠绵反复，病机复杂，肾与他脏的关系多失协调；复因病程中外邪冲击，内邪壅滞，故邪实因素亦复不少。应用络病理论对肾络病进行辨证治疗，其主要病机为本虚标实，以肾虚为本，外感、湿（热）、瘀血为标。治疗时根据本病不同阶段的病机特征，遵循"络以通为用"治疗总法则，精准辨证，灵活用药。或补而通之（补虚为主），或攻而通之（祛邪为主），或和而通之（攻补兼施），审因论治，合理运用补虚通络、祛风通络、化痰祛湿通络、活血化瘀通络、解毒泄浊通络等证治之法，随证加减，以达到减轻症状、保护肾功能、延缓疾病进展的目的。兹将肾络病主要治法总结如下。

一、活血化瘀通肾络法

瘀血是肾络病病机的核心要素，贯穿疾病发生发展的整个过程。肾络瘀阻日久会使肾脏功能发生异常，甚至出现病理性改变，如血流动力学和内皮细胞功能改变、细胞外基质成分过度积聚、肾间质炎症细胞浸润和纤维化改变、肾小管空泡变形以及肾小球硬化等。活血化瘀通肾络法，主要用于瘀血阻滞所引起的肾络不通，是通肾络的基本方法，临证时根据标本虚实，而采用扶正祛瘀及活血祛邪等治法。通常病初邪实者，祛邪为主，并常因合并热毒而采用清利化瘀、通下逐瘀等方法；对病久体虚者，应结合扶正，特别是补气法，使气旺血行，瘀血自除。

临床应用指征：面色晦暗或黧黑，腰部刺痛或腰痛固定不移，高度浮肿，肌肤甲错或肢体麻木，舌质紫暗或舌有瘀点、瘀斑，脉细涩。实验室检查发现血液呈高凝、高黏滞状态，总胆固醇、甘油三酯、血肌酐、尿素氮、尿酸等水平升高，部分患者有蛋白尿和血尿。

常用方剂：桃红四物汤、血府逐瘀汤、桃核承气汤、补阳还五汤等。

常用药物：丹参、桃仁、川芎、红花、益母草、泽兰、鸡血藤等。

二、祛风胜湿通肾络法

慢性肾脏病患者正气不足，外感风湿之邪，外可侵入患者的皮肤、肌肉，内可留滞于脏腑、经络，干扰气血运行，致使肾络受阻，运行不畅。慢性肾脏病迁延过程中产生的湿、浊、瘀、毒诸邪结于肾络,其多胶着难解,一般药物难达病所,而辛味祛风胜湿药走窜通络,既可透达络邪使之外出,又可引其他药物达于络中以发挥作用。因此在肾络病的辨证论治中,祛风胜湿通肾络是临床常用之法。临证时根据兼夹外邪的不同,分别有祛风散寒除湿和祛风清热利湿之不同,亦应视正气虚损情况,应用扶正解表法以标本兼顾。

临床应用指征:眼睑及头皮浮肿,皮肤麻木或顽固性荨麻疹、皮疹关节疼痛,遇风加重,舌质暗红或青紫,脉浮而涩。实验室检查发现血清中 IgA、IgM、IgG 等免疫球蛋白含量升高,血沉加快,部分可见血尿和中度蛋白尿。

常用方剂:麻黄连翘赤小豆汤、麻杏薏甘汤、越婢加术汤、防己黄芪汤、独活寄生汤等。

常用药物:青风藤、雷公藤、络石藤、海风藤、防己、徐长卿等。

三、消癥散结通肾络法

消癥散结通肾络法,适用于肾络阻滞日久,渐成癥积之证。慢性肾脏病患者气、血、津液功能失常,发生代谢障碍,"痰、湿、热、毒"蕴结于肾络,初为瘕聚,日久成癥,渐成癥积。研究表明,消癥散结药物可以抑制肾小球纤维化和炎症,下调细胞外基质增殖和沉积的基因表达。叶天士提出因势利导的治疗癥瘕之法:"治之之法,即从诸经,再究其气血之偏胜。气虚则补中以行气,气滞则开郁以宣通,血衰则养营以通络,血瘀则入络以攻瘀,此治癥瘕之大略。"临证要根据患者体质强弱、邪正盛衰、发病缓急、病情长短等不同情况,以消癥散结、活血通络为基础,灵活选用扶正、破血、涤痰、搜剔之药物。

临床应用指征:腰部胀痛,全身浮肿,血压增高,乏力,尿少,舌质暗红有瘀点,脉沉弦涩。实验室检查发现血液流速减慢、红细胞黏滞程度增加、有微血栓形成,部分患者双肾体积增大或缩小。

常用方剂:海藻玉壶汤、桂枝茯苓丸、大黄䗪虫丸、鳖甲煎丸等。

常用药物:鳖甲、夏枯草、玄参、牡蛎、三棱、莪术、海藻等。

四、虫类搜剔通肾络法

虫类搜剔通肾络法,临床用于顽痰死血阻痹肾络,病情深痼之证。慢性肾脏病络脉瘀阻,可见明显水肿,大量蛋白尿,顽固性血尿,病理上往往合并静脉微血栓形成或局灶性肾小球硬化、肾间质纤维化等,符合久病入络、顽痰死血留而不去之病机,或视作"癥积"已成之证候。此时一般活血化瘀药疗效欠佳,唯虫类搜剔之药消癥化瘀通络,直达病所。慢性肾脏病络脉绌急,可见顽固蛋白尿、血压升高、轻度浮肿，此类患者常存在小血管痉挛、内皮素升高、一氧化氮降低，符合久病入络、内风萌动、脉络挛急之病机，治以虫类搜剔之药息风解痉通络。慢性肾脏病多络脉不荣而见络脉瘀阻、络脉绌急之改变，均是在脾肾亏损、气血不足、气阴两虚等正虚的基础上产生的，故应用虫类搜剔之品时，须配合健脾补肾、补气养血、益气养阴等扶正之法。

临床应用指征：久病不愈，面色黧黑，血压升高，腰痛固定不移，腹胀，恶心，肢体浮肿，舌质暗，脉沉细涩。实验室检查发现血尿素氮、肌酐增高，高脂血症，低蛋白血症，尿FDP增高。

常用方剂：大黄䗪虫丸、鳖甲煎丸、抵当汤、升降散等。

常用药物：水蛭、全蝎、蜈蚣、蝉蜕、僵蚕、地龙、土鳖虫等。

五、清热解毒通肾络法

清热解毒通肾络法，适用于湿热毒邪内蕴，肾络瘀阻之证。慢性肾脏病后期，患者脾肾衰败，湿浊之邪蓄积于内，不得从小便外泄，入里化热成热毒之邪，影响气机正常升降，导致清阳不升、浊阴不降，三焦不利，肠腑传导失司，而后与血瘀互结，形成"湿、热、瘀、毒"之象。浊毒内阻肾络也是导致慢性肾脏病进行性发展的重要因素，随着各种慢性肾脏病进展，"湿、热、瘀、毒"导致肾络损伤严重，脾肾等脏腑功能进一步衰退，病势缠绵，胶着难愈。解毒泄浊通络，不仅要祛除体内邪毒，更要消除邪毒产生的原因，达到祛邪安正的目的。

临床应用指征：咽喉肿痛，皮肤疮疡，疖肿，肢体浮肿，腰痛拒按，尿黄赤灼热，大便不爽，舌红苔黄腻，脉滑数。实验室检查尿中可见红、白细胞，中等量蛋白尿，B超双肾增大。

常用方剂：五味消毒饮、黄连解毒汤、四妙勇安汤、葛根芩连汤、八正散等。

常用药物：忍冬藤、白花蛇舌草、白茅根、车前子、苦参、石见穿、鬼箭羽等。

六、祛湿泻浊通肾络法

慢性肾脏病患者脾肾功能一旦失常，水谷精微不能正常输布，统摄固涩精微无权，出现蛋白尿、乳糜尿、血尿。水湿内停，浊邪内聚，湿浊之邪充斥三焦，使得疾病缠绵难愈。祛湿泻浊通肾络法，主要用于痰湿浊毒，阻滞肾络之证。湿为阴邪，易阻碍阳气运行，影响气机的活动。疏泄肾络中的湿浊之邪可使气机调达，气化则湿亦化，气行则水行。气化则阳升阴降，清升浊降，湿邪从二便而解。肾络疾病中，水湿、湿热、湿浊为常见病理因素，而主水在肾，制水在脾，调水在肺，故在治疗中应注重调理肺脾肾三脏，并注意舒畅三焦、膀胱气机。

临床应用指征：高度浮肿，困倦多寐，腰部酸重，脘闷纳呆，大便溏，小便少，舌体胖大色暗，有瘀点，苔白腻，脉沉涩。实验室检查发现血液呈高黏滞状态，血浆白蛋白水平明显降低，尿酸、血肌酐增高，部分患者尿液中白细胞增多，B超双肾增大或缩小。

常用方剂：三仁汤、五苓散、五皮散、疏凿饮子、萆薢分清饮等。

常用药物：茯苓、猪苓、泽泻、车前子、冬瓜皮、大黄、土茯苓等。

七、温阳补气通肾络法

慢性肾脏病患者脾胃虚弱，气血生化乏源，运化无力，无以推动血液的正常运行，致使肾络瘀阻。肾络瘀阻日久影响肾之充养，使肾气不足、肾阳虚衰。肾阳衰败失于温煦亦可影响脾运化水谷的功能，长此以往，形成脾肾皆虚、变证丛生的局面。温阳补气通肾络法，用于阳气虚衰，不能温运血脉，致血脉凝涩而阻滞肾络之证。临床多用于肾病综合征激素减量后及慢性肾衰表现脾肾阳虚者。温阳补气之药和通肾络之药相互配合，具有温而不燥、补而不滞、通而不伤的特点。

临床应用指征：高度浮肿，面色苍白，畏寒肢冷，腰部冷痛，神疲乏力，舌淡胖，有瘀点瘀斑，脉沉细。实验室检查发现血肌酐、尿酸、尿素氮、总胆固醇等水平明显升高，血浆白蛋白和血红蛋白含量较低，轻度蛋白尿，部分患者B超显示双肾动脉狭窄、双肾萎缩。

常用方剂：真武汤、实脾散、肾气丸、右归丸、参芪地黄汤等。

常用药物：附子、桂枝、淫羊藿、黄芪、人参、白术、菟丝子、牛膝等。

八、滋阴养血通肾络法

慢性肾脏病患者肾气衰惫，气机壅滞，三焦气化失常，浊毒弥漫，伐伤气血，肾病日久，肾精亏损，不能化生气血；慢性肾脏病如IgA肾病、膜性肾病等患者，长期大量使用激素药物，其药性温热，易灼伤阴液；慢性肾脏病久病后，燥热之邪伤津耗气而灼伤肾络，使得肾络枯涩，血行滞涩，瘀血由生，干血内着，难消难化。因此，慢性肾脏病邪实诸证中，瘀血的产生与正虚邪实病机特点直接相关，因虚致瘀是血瘀证形成的因素。应用滋阴养血通肾络法，可以奏活血化瘀、养阴补血、去瘀生新之功，对延缓病情进展有一定的疗效。

临床应用指征：腰膝酸痛，头晕耳鸣，心悸失眠，手足麻木、面色无华、肌肤干燥、毛发干枯，口干咽燥，舌红少苔，脉细数或弦细。实验室检查可见血肌酐、尿素氮、尿酸、血糖升高，贫血，血黏度增高，血浆蛋白低。

常用方剂：四物汤、当归芍药散、左归丸、六味地黄丸、归芍地黄汤等。

常用药物：熟地黄、当归、白芍、北沙参、麦冬、枸杞子、女贞子等。

参考文献

[1] 支勇，林燕，曹式丽.曹式丽教授应用辛通畅络法论治慢性肾脏病概述[J].天津中医药，2021，38（6）：715-717.

[2] 邵建彬，张玉倩，刘孟瑞，等.赵玉庸运用"通肾络八法"治疗慢性肾脏病经验[J].中医杂志，2022，63（8）：714-719.

[3] 赵维潇，王圣治.基于络病理论的慢性肾脏病病机及治疗探析[J].亚太传统医药，2021，17（2）：184-187.

[4] 胡平新，金思佳，黄科，等.基于肾络理论浅析慢性肾脏病的辨证施治[J].中国现代医生，2020，58（36）：130-133.

[5] 王筝，武宁，何珍，等.慢性肾脏病"肾络瘀阻"理论探讨及机制研究[J].世界科学技术-中医药现代化，2021，23（2）：566-570.

[6] 吴张浩，王竹，王志勇.孙万森教授祛风通络法在肾病治疗中应用思路浅谈[J].陕西中医药大学学报，2019，42（6）：21-24.

[7] 王梦迪，杨涵雯，孙卫卫，等.消癥散结法的源流及临床应用探析[J].北京中医药，2018，37（6）：543-546.

[8] 李平，王国柱，余仁欢.时振声中医肾脏病学[M].北京：中国医药科技出版社，2023：49-56.

[9] 吴以岭.络病学[M].北京：中国中医药出版社，2006：97-98.

第五章
肾络病常用中药

叶天士云:"大凡络病,通补最宜。"故络病临床治疗以通补兼施,补可以使通。补虚药必须配伍通络药为基础,则可补而不滞,透达经络;通络药以补虚药为基础,则通而不伤,使络脉通畅而复其职。临床治疗肾脏病络脉不通的方法通常分为两类。一类为祛邪通络,"去宛陈莝",主要针对肾络病风邪、水湿、痰浊、血瘀、浊毒等病理因素。药物主要选择辛温、辛润、辛香通络或虫蚁搜络药等,按药物的功效分为活血化瘀通络药、祛风除湿通络药、祛湿泄浊通络药、清热解毒通络药、消癥散结通络药、虫类搜剔通络药。另一类为扶正理虚、养脏和络,通过调理脏腑,主要是调脾肾的气血阴阳,气机升降出入,使脉络得以濡养,气机和畅。药物主要为补气通络、辛甘通络或滋润通络药等,按药物的功效分为温阳补气通络药和滋阴养血通络药。

第一节 活血化瘀通络药

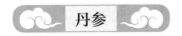

丹参

为唇形科植物丹参的根和根茎。

【性味归经】苦,微寒。归心、肝经。

【功效主治】活血祛瘀,凉血消痈,除烦安神。

【临床应用】丹参是活血化瘀的良药,可用于调经、止痛、疗伤、消癥。丹参药性偏寒，用于瘀热互结证最为适合，且不容易耗伤阴血，有利于营血新生，兼有养血作用，故《妇人明理论》有"一味丹参功同四物"之说。慢性肾脏病肾络瘀阻证者，常用丹参配伍赤芍、桃仁、红花、鸡血藤等药物活血化瘀通络。

【用法用量】煎服，10~15g。活血化瘀宜酒炙用。反藜芦。

【古籍药论】《神农本草经疏》："主心腹邪气……破癥除瘕，止烦满。"《本草汇言》："丹参，善治血分，去滞生新，调经顺脉之药也。"《本草便读》："善疗风而散结，性平和而走血。"

【现代研究】丹参含丹参酮、原儿茶醛、原儿茶酸、丹参素等。丹参扩张冠状动脉、降压、降血脂，并能扩张外周血管、改善微循环、抗凝、促进纤溶、抑制血小板聚集，具有提高免疫功能、镇静等作用。丹参治疗慢性肾脏病，具有减少蛋白尿、保护肾功能、延缓病情发展的作用。

益母草

为唇形科植物益母草的地上部分。种子亦入药，名茺蔚子。

【性味归经】苦、辛，微寒。归心包、肝、膀胱经。

【功效主治】活血祛瘀，利尿消肿。

【临床应用】益母草苦泄辛散，主入血分，善于活血、祛瘀、调经、消水。肾络病有瘀血征象者用之，可以疏通脉络，改善肾功能，对减少尿蛋白有一定作用。益母草有利尿消肿之功，又具有活血化瘀作用，对水瘀互阻的水肿尤为适宜，可单用，亦可与白茅根、泽兰等同用。

【用法用量】煎服，9~30g；鲜品12~40g。

【古籍药论】《本草汇言》："益母草，行血养血，行血而不伤新血，养血而不滞瘀血，诚为血家之圣药也。"《本草求真》："盖味辛则于风可散，血可活，味苦则于瘀可消，结可除，加以气寒，则于热可疗……"

【现代研究】益母草含益母草碱、水苏碱、益母草定等多种生物碱及苯甲酸、月桂酸、兰香苷等黄酮类物质。益母草能增加冠脉流量、减慢心率、改善微循环、抑制血小板聚集及血栓形成、扩张外周血管及降低血压，能改善和增加肾血流量，有助于肾小球和肾小管的修复和再生，使纤维化逆转，以消除炎症、减少尿中蛋白，恢复肾功能。

桃仁

为蔷薇科植物桃或山桃的成熟种子。

【性味归经】苦、甘,平。归心、肝、大肠经。

【功效主治】活血祛瘀,润肠通便,止咳平喘。

【临床应用】桃仁入心肝血分,善散血滞,具有良好的活血通滞作用,寒、热、虚、实均可应用,前人谓其"凡血滞诸证,用之立通"。慢性肾脏病瘀阻肾络者,常用桃仁与红花、赤芍、当归、川芎等药配伍,如理气活血的血府逐瘀汤、温通活血的桂枝茯苓丸、益气活血的补阳还五汤等。此外,桃仁能润肠通便,对血滞便秘者尤宜。

【用法用量】煎服,5~10g,宜捣碎入煎。

【古籍药论】《本经逢原》:"桃仁入手、足厥阴血分,为血瘀血闭之专药。苦以泄滞血,甘以生新血,毕竟破血之功居多。"《本草崇原》:"桃色先青后紫,其味甘酸,禀木气也。其仁亦主疏肝,主治瘀血血闭,疏肝气也。癥瘕邪气乃血与寒汁沫留聚于肠胃之外,凝结而为癥瘕,肝气和平,则癥瘕邪气自散矣。"

【现代研究】桃仁含苦杏仁苷、苦杏仁酶、挥发油、脂肪油等。本品可促进初产妇子宫收缩,有抗凝及较弱的溶血作用,对血流阻滞,血行障碍有改善作用。能增加脑血流量,扩张兔耳血管,对呼吸中枢有抑制作用。

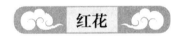

红花

为菊科植物红花的花。

【性味归经】辛,温。归心、肝经。

【功效主治】活血祛瘀,通经止痛。

【临床应用】红花活血化瘀作用较强,走而不守,迅利四达,为治瘀血证的常用之品,尤长于通经、止痛,亦能通过活血化瘀而达消癥、通脉、消肿之效。红花对肾络瘀阻伴微癥瘕形成者具有一定疗效。前人有"不宜大剂独任"之诫,故红花用于疏通活血,投小剂量即可。

【用法用量】煎服,3~10g。

【古籍药论】《药品化义》:"红花,善通利经脉,为血中气药,能泻而又能补,各有妙义。若多用三四钱,则过于辛温,使血走散。同苏木逐瘀血,合肉桂通经闭,佐归、芍治遍身或胸腹血气刺痛,此其行导而活血也。若少用七八分,以疏肝气,以助血海,大补血虚,此其调畅而和血也。若止用二三分,入心以配心血,解散心经邪火,令血调和,此其滋养而生血也。"

【现代研究】红花含红花黄素、红花苷、红花素及新红花苷,另含红花油。红花黄素可提高抗缺氧能力,对乌头碱所致心律失常有一定对抗作用,有抑制血小板聚集和增加纤溶作用,能显著改善早期糖尿病肾病患者的糖代谢和胰岛素代谢异常情况,降低机体炎症反应,减轻肾脏氧化应激损伤,防治肾脏纤维化。

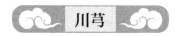

川芎

为伞形科植物川芎的根茎。

【性味归经】 辛,温。归肝、胆、心包经。

【功效主治】 活血行气,祛风止痛。

【临床应用】 川芎辛温香窜,活血化瘀而兼行气开郁,能上行巅顶、下达血海、内入脏腑、外走皮毛、旁开四肢,走而不守,为"血中气药"。对血瘀兼气滞的疼痛,多将川芎与行气药配伍使用。肾络病兼有气滞血瘀者,可伍用本品,如桃红四物汤、血府逐瘀汤等。川芎性偏温燥,且有升散作用,故阴虚火旺,多汗者不宜使用。

【用法用量】 煎服,3~10g。

【古籍药论】《本草纲目》言川芎:"血中气药也。肝苦急,以辛补之,故血虚者宜之。辛以散之,故气郁者宜之。"《本草求真》:"气郁于血,则当行气以散血;血郁于气,则当活血以通气。行气必用芎、归,以血得归则补,而血可活,且血之气,又更得芎而助也。"

【现代研究】 川芎含挥发油、生物碱(如川芎嗪等)、酚性物质(如阿魏酸等)。川芎嗪能抑制血管平滑肌收缩、扩张冠状动脉、增加冠脉血流量、增加脑及肢体血流量、降低外周血管阻力、降压、抑制血小板聚集、预防血栓形成。阿魏酸对免疫系统有一定调整作用,并有镇痛、镇静、解痉、降血压、抗肿瘤、抗菌、保护肾功能等作用。

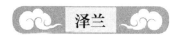

泽兰

为唇形科植物毛叶地瓜儿苗的地上部分。

【性味归经】 苦、辛,微温。归肝、脾经。

【功效主治】 活血祛瘀,调经,利水消肿。

【临床应用】 泽兰辛散温通,药性平和不峻,为妇科活血调经常用之品,常配当归、川芎、香附等活血通经、疏肝理气药以加强疗效。泽兰既能活血,又能利水,对瘀血阻滞、水瘀互结之水肿尤为适宜。凡肾络病水肿兼有瘀血征象,皆可伍用。

【用法用量】 煎服,10~15g。

【古籍药论】《本草经疏》:"泽兰……苦能泄热,甘能和血,酸能入肝,温通营血……佐以益脾土之药,而用防己为之使,则主大腹水肿,身面四肢浮肿,骨节中水气。"

【现代研究】泽兰含挥发油和鞣质。其制剂有强心作用，可以改善微循环障碍，对异常的血液流变也有较好的改善作用。

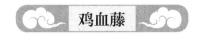

鸡血藤

为豆科植物密花豆的藤茎。

【性味归经】苦、甘，温。归肝、肾经。

【功效主治】活血补血，舒筋活络。

【临床应用】鸡血藤味苦而不燥，性温而不烈，既能活血祛瘀，又能补血，尤多用于血虚而兼瘀滞的妇科病证。本品亦能养血活血而兼舒筋活络，为治经脉不畅，络脉不和病证的常用药，可直达络道，补养气血，通补络虚，以达荣络之效。

【用法用量】煎服，9～15g。

【古籍药论】《本草纲目拾遗》："其藤最活血，暖腰膝，已风瘫。"《饮片新参》："去瘀血，生新血，流利经脉。"

【现代研究】鸡血藤含异黄酮、二氢黄酮、查耳酮、拟雌内酯、三萜及甾醇等类型的化合物。水提醇沉制剂能增加实验动物股动脉血流量，降低血管阻力，对血小板聚集有明显抑制作用；水煎剂可降低动物胆固醇，明显对抗动脉粥样硬化病变；水提物及酊剂有明显的抗炎作用，并对免疫系统有双向调节功能。

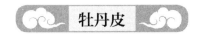

牡丹皮

为毛茛科植物牡丹的根皮。

【性味归经】苦、辛，微寒。归心、肝、肾经。

【功效主治】清热凉血，活血散瘀。

【临床应用】牡丹皮能清热凉血，以去血分郁热而收化斑、止血之效。肾络病伴发的各种瘀热证候，可用本品配伍活血化瘀之药治疗。因牡丹皮具凉血散瘀之性，用于热证出血有止血不留瘀之效，肾络病出现热入血分的各种血证，本品可以配伍栀子、赤芍、生地黄等药凉血止血。

【用法用量】煎服，6～12g。

【古籍药论】《神农本草经疏》言："牡丹皮……其味苦而微辛，其气寒而无毒……辛以散结聚，苦寒除血热，入血分，凉血热之要药也。寒热者，阴虚血热之候也。中风瘛疭、痉、惊痫，皆坐阴虚内热，营血不足之故。热去则血凉，凉则新血生、阴气复，阴气复则火不炎而无因热生风之证矣，故悉主之。"

【现代研究】牡丹皮含牡丹酚、牡丹酚苷、牡丹酚原苷、芍药苷、挥发油及植物甾醇等。具有抗炎、抗血栓形成和动脉粥样硬化、抗心律失常、抗心肌缺血、降压、镇静催眠、抗惊厥、镇痛、解热和降温、抗菌、利尿、抗早孕等作用。

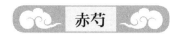

赤芍

为毛茛科植物芍药或川赤芍的根。

【性味归经】苦,微寒。归肝经。

【功效主治】清热凉血,散瘀止痛。

【临床应用】赤芍药苦寒,主入肝经,善走血分,能清肝火,除血分郁热而有凉血止血、散瘀消斑之功,肾络病出现各种血分瘀热或热入营血诸证,可配伍牡丹皮、栀子、茜草等药。本品可以活血利水,对肾络病瘀水交阻、膀胱气化不利出现的水肿、下焦湿热诸证,均可化裁使用。

【用法用量】煎服,6~12g。

【古籍药论】《神农本草经疏》:"其主除血痹、破坚积者,血瘀则发寒热,行血则寒热自止,血痹疝瘕皆血凝滞而成,破凝滞之血,则痹和而疝瘕自消。"《本草求真》:"赤芍与白芍主治略同,但白则有敛阴益营之力,赤则止有散邪行血之意;白则能于土中泻木,赤则能于血中活滞。"

【现代研究】赤芍主含芍药苷,另含苯甲酰芍药苷、芍药内酯苷、芍药新苷等,对血液系统有抗血栓形成、抗血小板聚集、抗凝血、激活纤溶、改善血液的流变性等作用。本品还有保肝、增强免疫、抗肿瘤、抗炎、抗菌、解痉和抗胃溃疡、镇静催眠、镇痛、抗惊厥、降温等作用。

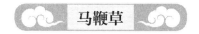

马鞭草

为马鞭草科植物马鞭草的地上部分。

【性味归经】苦,凉。归肝、脾经。

【功效主治】活血散瘀,利水消肿,清热解毒。

【临床应用】马鞭草具有清热解毒、退黄截疟作用,常用于治外感发热、湿热黄疸、水肿、痢疾等病。本品兼具活血祛瘀、利尿消肿之功,近年来在治疗IgA 肾病、紫癜性肾炎、慢性肾炎中应用较广。凡肾病血水交阻者,均可伍用本品。用于活血祛瘀,常与赤芍、丹参等合用;用于活血利水,常与泽兰、益母草等合用。

【用法用量】煎服，5～10g。

【古籍药论】《本草拾遗》："主癥癖血瘕，久疟，破血。"

【现代研究】马鞭草全草含马鞭草苷、鞣质、挥发油，根和茎含水苏糖，叶含腺苷和β胡萝卜素。马鞭草水及醇提取物具有抗炎止痛作用，水煎液有一定镇咳作用，马鞭草苷对交感神经末梢具有小量兴奋、大量抑制作用。

第二节　祛风除湿通络药

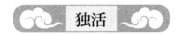

为伞形科植物重齿毛当归的根。

【性味归经】辛、苦，微温。归肾、膀胱经。

【功效主治】祛风胜湿，散寒止痛。

【临床应用】独活辛散苦燥，善祛风湿、止痛，凡风寒湿邪痹着于肌肉关节者，无问新久，皆可应用，尤以下部之痹证为适宜。独活治疗风湿性关节炎、寒湿腰腿疼痛，常与桑寄生、威灵仙、秦艽、牛膝等同用。本品亦能发散风寒湿邪而解表，用于外感风寒表证。

【用法用量】煎服，3～10g。

【古籍药论】《药品化义》："独活，能宣通气道，自顶至膝，以散肾经伏风……能治风，风则胜湿，专疏湿气……又佐血药，活血舒筋，殊为神妙。"

【现代研究】独活含甲氧基欧芹素、百里香酚等挥发性成分，以及独活醇和当归酸等。具有抗炎、镇痛、抗血小板凝聚、抗心律失常、抑菌、抗肿瘤作用等。

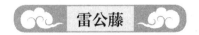

为卫矛科植物雷公藤的根或根的木质部。

【性味归经】辛、苦，寒。有大毒。归肝、肾经。

【功效主治】祛风湿，通经络，清热解毒。

【临床应用】雷公藤祛风除湿，具有活血通络之功，苦寒清热力强，消肿止痛功效显著，治疗热痹、顽痹有独特疗效，风湿痹痛日久不愈，关节红肿热痛，肿胀难消，甚至关节变形者尤为适宜。本品善于以毒攻毒，且有消肿之功，常可用于治热毒疔疮、带状疱疹、脓疱疮等。另取其苦燥除湿、攻毒杀虫之功，治疗皮肤瘙痒等顽症。

【用法用量】煎服，1～3g。外用，适量。本品毒性较大，其茎、叶毒性强于根，尤其是皮部毒性较木质部强，故入汤剂内服宜用其根，并除尽其皮，且用量不可太过。

【古籍药论】《本草纲目拾遗》引《汪连仕方》："蒸酒服，治风气。"

【现代研究】雷公藤主要含雷公藤定碱、雷公藤精碱、雷公藤春碱等多种生物碱，及雷公藤乙素、雷公藤酮、卫矛醇等，具有抗炎、镇痛、抑制免疫、抗生育、抑菌、降血压、改善微循环等作用。雷公藤多苷通过保护或修复肾小球电荷屏障使肾小球毛细血管通透性降低，减少蛋白漏出；阻止循环免疫复合物形成及沉积于肾小球内，阻止免疫损伤；抑制系膜细胞增生等作用，从而降低尿蛋白。

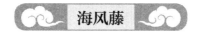

海风藤

为胡椒科植物风藤的藤茎。

【性味归经】辛、苦，微温。归肝经。

【功效主治】祛风除湿，通经活络。

【临床应用】海风藤长于祛风湿、行经络、和血脉、止疼痛，为祛风通络止痛的要药，多用于风寒湿痹，肢节酸痛，关节不利，筋脉拘挛等症。又因其能活血通络，舒筋止痛，也可用于跌打损伤，局部肿痛等。本品辛温宣散，苦泄降逆，有宣肺散寒、止咳化痰之功，肺寒留饮、咳喘胸闷、痰多气急等亦常用之。

【用法用量】煎服，6～12g。

【古籍药论】《本草再新》："行经络，和血脉，宽中理气，下湿除风，理腰脚气，治疝，安胎。"

【现代研究】海风藤含细叶青蒌藤素、β-谷甾醇、挥发油、黄酮类等。本品能增加冠状动脉血流量，提高心肌对缺氧的耐受力，以及增加心肌局部缺血的侧支循环血流量。

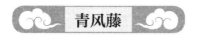

青风藤

为防己科植物青藤及毛青藤的藤茎。

【性味归经】苦、辛，平。归肝、脾经。

【功效主治】祛风通络止痛，利小便。

【临床应用】青风藤有祛风湿、通经络、利小便的功效，主要治疗风湿痹痛、关节肿胀、麻痹瘙痒、水肿等。青风藤治疗各类风湿病，不但能改善关节痛、肌肉酸痛等症状，还能达到降低蛋白尿和血尿的目的。

【用法用量】煎服，6～12g。外用，适量。

【古籍药论】《本草汇言》："清风藤，散风寒湿痹之药也，能舒筋活血，正骨利髓，故风病软弱无力，并劲强偏废之证，久服常服，大建奇功。"

【现代研究】青风藤含青藤碱、双青藤碱、木兰花碱、β-谷甾醇、豆甾醇等，具有镇痛、抗炎、镇静、消肿、利尿、降压、免疫调节等作用。

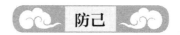

防己

为防己科植物粉防己（汉防己）的根。

【性味归经】苦，寒。归膀胱、肺经。

【功效主治】祛风湿，止痛，利水消肿。

【临床应用】防己辛能行散，苦寒降泄，既能祛风除湿止痛，又能清热。对风湿痹证湿热偏盛，肢体酸重，关节红肿疼痛，及湿热身痛者，尤为要药，如宣痹汤。本品苦寒降利，能清热利水，善走下行而泄下焦膀胱湿热，尤宜于下肢水肿，小便不利者。常与黄芪、白术、甘草等配伍，用于风水、脉浮身重、汗出恶风者，如防己黄芪汤。

【用法用量】煎服，5～10g。

【古籍药论】《神农本草经》："主风寒温疟，热气诸痫，除邪，利大小便。"《本草求真》："防己辛苦大寒，性险而健，善走下行，长于除湿、通窍、利道，能泻下焦血分湿热，及疗风水要药。"

【现代研究】汉防己含汉防己甲素及汉防己乙素、汉防己丙素等，亦含黄酮苷、挥发油等，有明显的镇痛、解热、消炎、抗过敏性休克、利尿、降压、抗心肌缺血、抗心律失常、抗菌、抗肿瘤、肌肉松弛等作用。

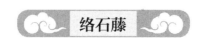

络石藤

为夹竹桃科植物络石的带叶藤茎。

【性味归经】苦，微寒。归心、肝、肾经。

【功效主治】祛风湿，舒筋活络，凉血消肿。

【临床应用】络石藤辛苦，具有祛风湿、通经络的功效，可用以治疗风湿痹痛，筋脉拘挛，关节屈伸不利。因其性偏微寒，较宜于郁久化热之湿热痹证，宜与秦艽、防己等祛风湿清热药同用。本品兼有清热解毒以消肿之功，可以用于热毒壅结所致的疮痈及咽喉红肿疼痛。

【用法用量】煎服，6～12g。

【古籍药论】《本草纲目》："络石……气味平和……其功主筋骨关节风热痛肿。"《名医别录》："除邪气，养肾，主腰髋痛，坚筋骨，利关节。"

【现代研究】络石藤含老刺木碱等吲哚生物碱，牛蒡苷、罗汉松树脂酚苷、络石苷等木脂素类，并含黄酮类、三萜及甾类等。其煎液对金黄色葡萄球菌、福氏志贺菌等有抑制作用，并有抗炎作用；牛蒡苷可引起血管扩张、血压下降；所含强心苷有强心和促进血液循环作用。

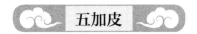

五加皮

为五加科植物细柱五加的根皮。

【性味归经】辛、苦，温。归肝、肾经。

【功效主治】祛风湿，强筋骨，利尿退肿。

【临床应用】五加皮辛散苦泄，善祛风湿，通经络。治风湿痹痛、筋脉拘挛、屈伸不利者，可单用浸酒服，如五加皮酒，亦可与木瓜、松节配伍，如《沈氏尊生书》五加皮散。本品补肝肾，强筋骨，兼能利水退肿，肾络病肝肾亏虚、腰膝酸软、水肿、小便不利等皆可选用。

【用法用量】煎服，5～10g。

【古籍药论】《本草纲目》："主痿躄，贼风伤人，软脚。"《本草求真》："脚气之病……服此辛苦而温，辛则气顺而化痰，苦则坚骨而益精，温则祛风而胜湿，凡肌肤之瘀血，筋骨之风邪，靡不因此而治。"

【现代研究】五加皮含刺五加糖苷 B_1、α-芝麻素、紫丁香苷、异秦皮素葡萄糖苷、谷甾醇、胡萝卜苷、4-甲氧基水杨醛、鞣质及维生素 B_1 等成分，具有抗炎、镇痛、抗心律失常、增强学习与记忆、抗疲劳、抗应激、抗排异、增强免疫功能、抗溃疡、抗肿瘤等作用。

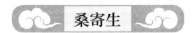

桑寄生

为桑寄生科植物桑寄生的带叶茎枝。

【性味归经】苦、甘，平。归肝、肾经。

【功效主治】祛风湿，通经络，补肝肾，健筋骨。

【临床应用】桑寄生性平，辛苦而不燥烈，能祛风湿，通经络以除痹痛，祛邪之力较为缓和。因其长于补肝肾以强健筋骨，故治风寒湿痹日久不愈，损及肝肾而腰膝酸软，筋骨无力者，更为适宜，且多与其他祛风湿、补肝肾及益气血之药配伍，如《千金要方》独活寄生汤。

【用法用量】 煎服，9～15g。

【古籍药论】《本经逢原》："性专祛风逐湿，通调血脉，故《本经》取治妇人腰痛、小儿背强等病，血脉通调而肌肤眉发皆受其荫，即有痈肿，亦得消散矣。"《本草求真》："桑寄生……号为补肾补血要剂。缘肾主骨发，主血。苦入肾，肾得补，则筋骨有力……甘补血，血得补，则发受其灌荫而不枯脱落矣。"

【现代研究】 桑寄生含广寄生苷等黄酮类。具有抗菌、抗病毒、镇静、利尿作用。对心血管系统有降压、舒张冠脉、增加冠脉流量等作用。

第三节　祛湿泄浊通络药

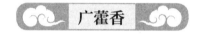

广藿香

为唇形科植物广藿香的地上部分。

【性味归经】 辛，微温。归脾、胃、肺经。

【功效主治】 化湿，解表，止呕。

【临床应用】 藿香辛散而不偏于峻烈，微温而不过于燥热，具有良好的芳化湿浊，和胃止呕作用。肾络病湿浊内阻，脘腹胀满、食欲不振、呕恶泄泻、身体困倦者，多与苍术、厚朴等化湿行气药配伍。本品又能发散表邪、内化湿滞，对各类肾病复感暑湿之邪，外见表证者，尤为适宜。

【用法用量】 煎服，3～10g。

【古籍药论】《本草正义》："藿香，清芬微温，善理中州湿浊痰涎，为醒脾快胃，振动清阳妙品。《别录》治风水毒肿者，祛除湿浊，自能清理水道也。"《本草述钩元》："散寒湿、暑湿、郁热、湿热。"《证类本草》："治脾胃吐逆，为最要之药。"

【现代研究】 广藿香含挥发油，主要成分为广藿香醇、广藿香酮和异茴香醚等。具有抗真菌、胃肠解痉、促进胃液分泌、止泻、镇痛、镇吐等作用。

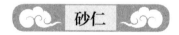

砂仁

为姜科植物阳春砂、绿壳砂或海南砂的干燥成熟果实。

【性味归经】 辛，温。归脾、胃、肾经。

【功效主治】 化湿，行气，温中，止呕。

【临床应用】砂仁辛散温通,善于化湿行气,为醒脾和胃的良药。肾络病湿浊内阻、中气不运,见脘腹胀满、食欲不振、恶心呕吐者,常与苍术、厚朴、白豆蔻等配伍。本品又能理气导滞,肾络病患者出现阴虚与湿浊并存,每以六味地黄丸类滋阴渗湿,并加防己、苍术等燥湿利水,砂仁、枳实等理气导滞,使补而不滞,泻而不伐。

【用法用量】煎服,3~6g。入煎剂宜后下。

【古籍药论】《本草纲目》:"按韩懋《医通》云,肾恶燥,以辛润之,缩砂仁之辛,以润肾燥。又云,缩砂属土,主醒脾调胃,引诸药归宿丹田。"《本草求真》:"为醒脾调胃要药……其言醒脾调胃,快气调中,则于腹痛痞胀有功,入大肠则于赤白泻痢有效,入肺则于咳嗽上气克理。"

【现代研究】阳春砂仁和绿壳砂仁含挥发油,油中主要成分为乙酸龙脑酯、樟脑、柠檬烯等,此外尚含皂苷,具有抑制离体肠管平滑肌的收缩、促进胃液分泌、抑制血小板聚集、抑菌作用。

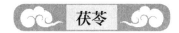

茯苓

为多孔菌科真菌茯苓的干燥菌核。

【性味归经】甘、淡,平。归心、肺、脾、肾经。

【功效主治】利水渗湿,健脾补中,宁心安神。

【临床应用】茯苓甘淡,淡能渗湿,甘能补脾,既能祛邪,又能扶正,具有利而不伤、补而不滞的特点,且药性平和,不偏寒热,作用和缓,故凡水湿为患之证,无论寒热虚实皆可用之,为利水渗湿要药。肾络病水湿壅滞,水肿、小便不利,常与猪苓、泽泻、白术等药配伍,以增强利水消肿之效,如五苓散、五皮饮。本品能健脾补中,促进脾胃的运化功能,适用于脾气虚弱,健运失调之证。本品既能宁心安神,又能补中健脾,亦用于气血亏虚,心神失其所养的失眠、心悸、多梦、健忘等证。

【用法用量】煎服,10~15g。

【古籍药论】《神农本草经》:"主胸胁逆气,忧恚惊邪恐悸,心下结痛,寒热烦满,欬逆,口焦舌干,利小便。"《图经衍义本草》:"此物行水之功多,益心脾不可阙也。"

【现代研究】茯苓含茯苓聚糖、茯苓酸、乙酰茯苓酸、麦角甾醇、蛋白质、卵磷脂、胆碱等,具有利尿、增强免疫功能、抗肿瘤、镇静、保肝、抗炎、降血糖、抑菌等作用。

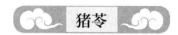

猪苓

为多孔菌科真菌猪苓的菌核。

【性味归经】 甘、淡，平。归肾、膀胱经。

【功效主治】 利水渗湿。

【临床应用】 猪苓甘淡渗泄，功专通水道，利小便，祛水湿，其作用较茯苓为强，凡水湿停滞之证均可选用，如五苓散、猪苓汤。唯本品利水伤阴，故不能久用。

【用法用量】 煎服，6～12g。

【古籍药论】《本草汇言》："猪苓，渗湿气，利水道，分解阴阳之的药也。此药味甘淡微苦，苦虽下降，而甘淡又能渗利走散，升而能降，降而能升，故善开腠理，分理表阳里阴之气而利小便。"

【现代研究】 猪苓含有麦角甾醇、生物素、多糖等。具有利尿、抗肿瘤、保肝、抗菌、抗诱变、抗放射、增强血小板聚集、增强免疫功能等作用。猪苓多糖是抗肿瘤的有效成分。

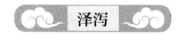

泽泻

为泽泻科植物泽泻或东方泽泻的块茎。

【性味归经】 甘、淡，寒。归肾、膀胱经。

【功效主治】 利水渗湿，泄下焦热。

【临床应用】 泽泻甘淡，入膀胱经，善于渗泄水道，通利小便，排除水湿邪气，临床常以本品与茯苓、猪苓、车前子等配伍，用于肾络病水湿滞留。本品性寒而兼能泄肾与膀胱之火，且无伤阴之弊，用于肾络病下焦湿热者尤为适宜。本品利水渗湿而能消除生痰之因，用于肾性高血压引起的眩晕，辨证属痰湿中阻、清阳不升者，如《金匮要略》泽泻汤。

【用法用量】 煎服，6～10g。

【古籍药论】《本草汇言》："利水，人皆知之矣。丹溪又谓能利膀胱、包络之火，膀胱包络有火，病癃闭结胀者，火泻则水行，利水则火降矣，水火二义，并行不悖。"

【现代研究】 泽泻主要含三萜类化合物、挥发油、生物碱等，具有利尿、降血脂、降血糖、抗炎、抑制细胞免疫、抑菌等作用。

车前子

为车前科植物车前或平车前的成熟种子。

【性味归经】甘，微寒。归肝、肾、肺、小肠经。

【功效主治】利尿通淋，渗湿止泻，清肝明目，清肺化痰。

【临床应用】车前子甘而滑利，寒凉清热，有利尿通淋之功，为治疗湿热淋证的常用药，常与木通、滑石、萹蓄等清热利湿药同用，如八正散。本品利水渗湿之力较著，且有宣散、清化之功，凡肾络病水肿常以本品与猪苓、茯苓、泽泻等药同用。

【用法用量】煎服，9～15g。需包煎。

【古籍药论】《本草汇言》："车前子……行肝疏肾，畅郁和阴，同补肾药用，令强阴有子；同和肝药用，治目赤目昏；同清热药用，止痢疾火郁；同舒筋药用，能利湿行气，健运足膝，有速应之验也。"《本草备要》："凡利水之剂，多损于目。惟此能解肝与小肠之热，湿热退而目清矣。"

【现代研究】车前子多含黏液质，此外尚含车前烯醇酸、琥珀酸、车前糖、蛋白质、脂肪酸等，具有利尿、抗菌、祛痰、镇咳、抗炎等作用。

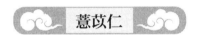

薏苡仁

为禾本科植物薏米的干燥成熟种仁。

【性味归经】甘、淡，凉。归脾、胃、肺经。

【功效主治】利水渗湿，健脾，除痹，清热排脓。

【临床应用】薏苡仁甘补淡渗，功似茯苓而力稍弱，具有良好的利水渗湿及健脾作用，故适用于水湿滞留的多种病证，而脾虚湿困者尤为适宜。肾络病患者表现为脾虚湿困，症见下肢浮肿、小便不利、食少便溏等，可配伍茯苓、猪苓、泽泻、车前子等健脾利湿。本品药性偏寒，能清热利湿，亦适用于湿热淋浊、湿温等证。

【用法用量】煎服，9～30g。

【古籍药论】《本草纲目》："薏苡仁属土，阳明药也，故能健脾益胃。虚则补其母，故肺痿、肺痈用之。筋骨之病，以治阳明为本，故拘挛筋急、风痹者用之。土能胜水除湿，故泄痢、水肿用之。"

【现代研究】薏苡仁含脂肪油、薏苡仁酯、薏苡仁内酯、薏苡多糖和氨基酸、维生素B_1等，具有抑制横纹肌的收缩、镇静、降温、解热、镇痛、抗肿瘤、降血糖、降血钙、保肝、抗炎、增强免疫力等作用。

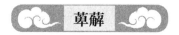

萆薢

为薯蓣科植物绵萆薢和粉背薯蓣的根茎。

【性味归经】苦，平。归胃、肾经。

【功效主治】利湿去浊，祛风除痹。

【临床应用】萆薢味苦，其性下降，善于通利下窍，有利湿去浊之功。为治小便混浊，或尿如米泔之膏淋要药，常与利湿化浊药配伍，如《医学心悟》萆薢分清饮。本品能祛风除湿，通络止痛，可用于风湿痹证，腰膝酸痛，筋脉屈伸不利。

【用法用量】煎服，9~15g。

【古籍药论】《本草正义》："萆薢蔓生，性能流通脉络而利筋骨，入药用根，则沉坠下降，故主治下焦。虽微苦能泄，而质轻气清，色味皆淡，则清热理湿，多入气分，少入血分。"

【现代研究】萆薢含薯蓣皂苷等多种甾体皂苷，总皂苷水解后生成薯蓣皂苷元等，此外，还含鞣质、淀粉、蛋白质等。萆薢总皂苷有拟胆碱样作用，能扩张末梢血管、降低血压、增强胃肠平滑肌的运动，并能升高血糖，降低血清胆固醇。薯蓣皂苷有抗菌作用。

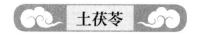

土茯苓

为百合科植物光叶菝葜的干燥根茎。

【性味归经】甘、淡，平。归肝、胃经。

【功效主治】解毒除湿，通利关节。

【临床应用】土茯苓甘淡渗利，解毒利湿，故可用于湿热引起的热淋、带下、湿疹、湿疮等证。本品清热解毒，兼可消肿散结，亦治咽喉肿痛、痈疮红肿溃烂。本品通利关节，又兼解汞毒，故对梅毒或因梅毒服汞剂中毒而致肢体拘挛、筋骨疼痛者疗效尤佳，为治梅毒的要药。

【用法用量】煎服，15~60g。外用适量。

【古籍药论】《本草正义》："土茯苓……利湿去热，故能入络，搜剔湿热之蕴毒。其解水银、轻粉毒者，彼以升提收毒上行，而此以渗利下导为务，故为专治杨梅毒疮,深入百络,关节疼痛,甚至腐烂,又毒火上行,咽喉痛溃,一切恶症。"

【现代研究】土茯苓含落新妇苷、异黄杞苷、3-O-咖啡酰莽草酸、莽草酸、阿魏酸、β-谷甾醇等,还含有挥发油、多糖、淀粉等,可通过影响T淋巴细胞释放淋巴因子的炎症过程而选择性地抑制细胞免疫反应。此外尚能缓解汞中毒,拮抗棉酚毒性。落新妇苷有明显的利尿、镇痛、抗菌、抗肿瘤作用。

第四节　清热解毒通络药

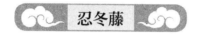

为忍冬科植物忍冬的干燥茎枝。

【性味归经】甘,寒,归肺、胃经。

【功效主治】清热解毒,疏风通络。

【临床应用】忍冬藤味甘,性寒,有清热解毒之功,常用于温病发热、热毒血痢、痈肿疮毒等证。本品为藤类入络药,解毒作用不及金银花,但通络之效显著,可消除经络风热而止痹痛,常用于风湿热痹,关节红肿热痛、屈伸不利等症。

【用法用量】煎服,9～30g。

【古籍药论】《本草纲目》："击一切风湿气及诸肿毒,痈疽疥癣,杨梅诸恶疮,散热解毒。"

【现代研究】忍冬藤含绿原酸、异绿原酸等有机酸,槲皮素、木犀草苷等黄酮类,以及忍冬苦苷A等皂苷成分,具有抗氧化、抗炎、抗病毒、抗肿瘤以及免疫调节作用。

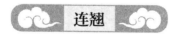

为木犀科植物连翘的果实。

【性味归经】苦,微寒,归肺、心、小肠经。

【功效主治】清热解毒,消肿散结,疏散风热。

【临床应用】连翘主入心经,既能清心火,解疮毒,又能消散痈肿结聚,故有"疮家圣药"之称。用治痈肿疮毒,常与金银花、蒲公英、野菊花等解毒消肿之品同用。本品苦寒通降,兼有清心利尿之功,对急性肾炎或慢性肾炎急性发作之水肿，表现为风水表热者，常以连翘配麻黄、赤小豆等，即麻黄连翘赤小豆汤化裁，每收良效。

【用法用量】煎服，6～15g。

【古籍药论】《珍珠囊》："连翘之用有三：泻心经客热，一也；去上焦诸热，二也，为疮家圣药，三也。"

【现代研究】连翘含三萜皂苷，果皮含甾醇、连翘酚、生物碱、皂苷、齐墩果酸、香豆精类，还有丰富的维生素P及少量挥发油，具有抗菌、抗病毒、解热、抗炎、保肝、镇吐等作用。

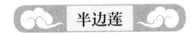

半边莲

为桔梗科植物半边莲的干燥全草。

【性味归经】辛，平。归心、小肠、肺经。

【功效主治】清热解毒，利水消肿。

【临床应用】半边莲有较好的清热解毒作用，善解蛇毒，是治疗热毒所致的疮痈肿毒诸证之常用药，既可外用，亦可配金银花、紫花地丁、野菊花等煎服。本品甘淡渗利，有利水消肿之功，常用于内有湿邪、水饮之证。治疗水肿、腹水，单用或与茯苓、猪苓、葫芦壳等利水消肿药同用。

【用法用量】煎服，干品10～15g，鲜品30～60g。外用适量。

【古籍药论】《本草纲目》："蛇虺伤，捣汁饮，以滓围涂之。"《生草药性备要》："敷疮消肿毒。"《陆川本草》："解毒消炎，利尿，止血生肌。"

【现代研究】半边莲含山梗菜碱、山梗菜酮碱、山梗菜醇碱等生物碱，以及黄酮苷、皂苷、氨基酸、延胡索酸、琥珀酸、对羟基苯甲酸、葡萄糖和果糖等，具有利尿、消肿、抗菌、解蛇毒的作用。此外，还具有一定抗肿瘤的活性以及消炎利胆作用。

白花蛇舌草

为茜草科植物白花蛇舌草的全草。

【性味归经】微苦、甘，寒。归胃、大肠、小肠经。

【功效主治】清热解毒，利湿通淋。

【临床应用】白花蛇舌草苦寒，有较强的清热解毒作用，用治热毒所致痈肿疮毒、咽喉肿痛、毒蛇咬伤，单用鲜品捣烂外敷，也可以与金银花、连翘、半枝莲、重楼等药同用。本品甘寒，有清热利湿、利水通淋之效，可用于肾络病热毒、瘀血、湿停诸证。此外，本品有清热解毒消肿之功，已广泛用于各种癌症的治疗。

【用法用量】煎服，15～60g。外用适量。

【现代研究】白花蛇舌草含三十一烷、豆甾醇、熊果酸、齐墩果酸、β-谷甾醇、β-谷甾醇-D-葡萄糖苷、对香豆酸等成分，具有抗菌、抗炎、抑制癌细胞、镇痛、镇静及催眠作用。此外，尚有抑制生精能力和保肝利胆的作用。

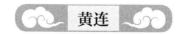

为毛茛科植物黄连、三角叶黄连或云连的干燥根茎。

【性味归经】苦，寒。归心、脾、胃、肝、胆、大肠经。

【功效主治】清热燥湿，泻火解毒。

【临床应用】黄连大苦大寒，尤长于清中焦湿热，具有清胃止呕功效。慢性肾功能衰竭湿浊内蕴，郁而化热，气机不畅致脾胃升降失常，出现脘腹痞满、恶心呕吐、舌苔黄腻等症，常用黄连配紫苏叶煎汤呷服，名苏叶黄连汤。本品泻火解毒，尤善清泻心经实火，可用于治心火亢盛所致神昏、烦躁之症。慢性肾功能衰竭尿毒症期，由于浊毒内扰神明，出现神昏谵语、烦躁不安、身热夜甚诸症，用黄连与水牛角、丹参、玄参、连翘、生地黄、麦冬等同用以清营凉血，如清营汤。

【用法用量】煎服，2～5g。

【古籍药论】《本草正义》："黄连大苦大寒，苦燥湿，寒胜热，能泄降一切有余之湿火，而心、脾、肝、肾之热，胆、胃、大小肠之火，无不治之。上以清风火之目病，中以平肝胃之呕吐，下以通腹痛之滞下，皆燥湿清热之效也。又苦先入心，清涤血热，故血家诸病，如吐衄溲血、便血淋浊，痔漏崩带等证，及痈疡斑疹丹毒，并皆仰给于此。"

【现代研究】黄连含小檗碱（黄连素）、黄连碱、甲基黄连碱、掌叶防己碱、非洲防己碱、吐根碱等多种生物碱，并含黄柏酮、黄柏内酯等，具有抗菌、抗炎、解热作用。本品对心血管系统有降压、抗心律失常、正性肌力、保护缺血心肌的作用，对消化系统有抗腹泻、抗溃疡、利胆作用，并有抗血小板聚集、降脂、降血糖、中枢抑制、抗肿瘤、提高机体非特异性免疫功能等作用。

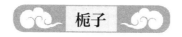

为茜草科植物栀子的干燥成熟果实。

【性味归经】苦,寒。归心、肺、三焦经。

【功效主治】泻火除烦,清热利湿,凉血解毒。

【临床应用】栀子苦寒清降,能清泻三焦火邪、泻心火而除烦。肾络病复感外邪,表现为气分热盛,栀子配黄连等清热泻火而除烦。本品清热利湿,通泄三焦,肾络病出现三焦湿热、决渎不利等症,可用栀子配伍芳化清利之品以清热利湿,疏通水道。本品又能清热泻火,凉血解毒,肾络病出现热毒壅盛的吐血、尿血、疮毒等症,常以栀子配凉血解毒之品治之。

【用法用量】煎服,6~10g。

【古籍药论】《本草正》:"栀子,若用佐使,治有不同:加茵陈除湿热黄疸,加豆豉除心火烦躁,加厚朴、枳实可除烦满,加生姜、陈皮可除呕哕,同元胡破热滞瘀血腹痛。"《汤液本草》:"或用栀子利小便,实非利小便,清肺也。肺气清而化,膀胱为津液之府,小便得此气化而出也。"

【现代研究】栀子含异栀子苷、去羟栀子苷、栀子酮苷、山栀子苷、京尼平苷酸及黄酮类栀子素、三萜类化合物藏红花素和藏红花酸、熊果酸等。具有保肝利胆、抗炎、抗病原体、镇静催眠、降温、镇痛、降压等作用,对胰腺细胞膜、线粒体膜和溶酶体膜有稳定作用。

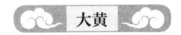

为蓼科植物掌叶大黄、唐古特大黄或药用大黄的干燥根及根茎。

【性味归经】苦,寒。归脾、胃、大肠、肝、心包经。

【功效主治】泻下攻积,清热泻火,凉血解毒,逐瘀通经。

【临床应用】大黄苦寒沉降,有较好的泻下作用,为治疗积滞便秘的要药,因其苦寒泄热,故热结便秘尤为适宜。本品能通腑泄浊,可使慢性肾脏病终末期患者浊邪从大便而出。若属里热内结可与芒硝、枳实等同用,如大承气汤;若为脾肾阳虚积滞不去,可与附子、干姜、人参、甘草同用,即温脾汤;若气阴两虚兼浊邪滞留,则于参芪地黄汤中酌加生大黄。大黄属峻下之品,不可过用、久用,一般当中病即止,以防重伤正气。此外,本品又具凉血止血之功,凡肾络病出现的各种出血证候,属血热妄行者,可用本品配合凉血止血药物治疗。

【用法用量】煎服,3~15g。入汤剂应后下,或用开水泡服。

【古籍药论】《神农本草经》:"下瘀血,血闭,寒热,破癥瘕积聚,留饮宿食,荡涤肠胃,推陈致新,通利水谷,调中化食,安和五脏。"《药品化义》:"大黄气味重浊,直降下行,走而不守,有斩关夺门之力,故号将军。专攻心腹胀满,胸胃蓄热,积聚痰实,便结瘀血,女人经闭。"

【现代研究】大黄含蒽醌类衍生物大黄酚、大黄素、芦荟大黄素和大黄素甲醚等，含蒽酮和双蒽酮衍生物大黄酸、番泻苷等，有抗菌、解热、抗炎、抗溃疡、利尿、降血压、降血脂、止血、免疫调节、抗肿瘤等作用。本品能有效减少肠道中氨基氮的重吸收，改善氮质血症，抑制残余肾组织的代偿性肥大，抑制肾小球系膜细胞的增殖，纠正脂代谢紊乱，减少蛋白尿，改善微循环，抗凝，抗血栓。

第五节　消癥散结通络药

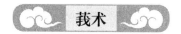

为姜科植物蓬莪术、广西莪术或温郁金的根茎。

【性味归经】辛、苦，温。归肝、脾经。

【功效主治】破血行气，消积止痛。

【临床应用】莪术苦泄辛散温通，既入血分，又入气分，能破血散瘀，消癥化积，行气止痛，适用于气滞血瘀、食积日久而成的癥瘕积聚以及气滞、血瘀、食停、寒凝所致的诸般痛证，常与三棱相须为用。临床治妇科经闭、痛经，常与当归、红花等同用。胁下痞块疟母，配柴胡、鳖甲等。治胸痹心痛，配川芎、丹参等。若体虚而瘀血久留不去者，配黄芪、党参等以消补兼施。

【用法用量】煎服，6～9g。

【古籍药论】《日华子本草》："治一切血气，开胃消食，通月经，消瘀血，止扑损痛，下血及内损恶血等。"《药品化义》："蓬术味辛性烈，专攻气中之血，主破积消坚，去积聚癖块，经闭血瘀，扑损疼痛。与三棱功用颇同，亦忽过服。"

【现代研究】莪术含挥发油，其中主要为莪术酮、莪术烯、姜黄素等，可抑制血小板聚集，促进微动脉血流恢复，完全阻止微动脉收缩，促进局部微循环恢复，对体内血栓形成有抑制作用。本品可明显降低慢肾衰动物模型肾小球透明变性及硬化百分率、蛋白沉积百分率，并可持续而明显地减少尿蛋白排出，改善肾功能。近年又从其挥发油中分离出抗癌有效成分莪术醇、莪术双酮，对多种癌细胞既有直接破坏作用，又能通过免疫系统使特异性免疫增强而获得明显的免疫保护效应，从而具有抗癌作用。

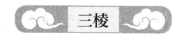

为黑三棱科植物黑三棱的块茎。

【性味归经】辛、苦，平。归肝、脾经。

【功效主治】破血行气，消积止痛。

【临床应用】三棱功效与主治病证与莪术基本相同，且常相须为用。虽两者均有较强的破血祛瘀作用，然相对而言，三棱破血之力胜于莪术，莪术破气作用强于三棱。

【用法用量】煎服，5~10g。

【古籍药论】《本草经疏》："三棱，从血药则治血，从气药则治气，老癖癥瘕积聚结块，未有不由血瘀、气结、食停所致，苦能泄而辛能散，甘能和而入脾，血属阴而有形，此所以能治一切凝结停滞有形之坚积也。"《医学衷中参西录》："三棱气味俱淡，微有辛意；莪术味微苦，亦微有辛意，性皆微温，为化瘀血之要药。若细核二药之区别，化血之力三棱优于莪术，理气之力莪术优于三棱。"

【现代研究】三棱含有挥发油，油中主要成分为苯乙醇、对苯二酚、十六酸，去茎木香内酯等以及多种有机酸。水提物能显著延长凝血酶对人纤维蛋白的凝聚时间；水煎剂能显著抑制血小板聚集，降低全血黏度；能明显延长血浆凝血酶时间和白陶土部分凝血时间；能抗体外血栓形成，并使血栓时间延长，血栓长度缩短，血栓重量减轻，能使优球蛋白时间缩短。

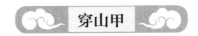

穿山甲

为鲮鲤科动物鲮鲤的鳞甲。

【性味归经】咸，微寒。归肝、胃经。

【功效主治】活血消癥，通经，下乳，消肿排脓。

【临床应用】穿山甲善于走窜行散，活血通络、祛瘀散结之力较强，通过其活血而收软坚散结、通经活络之效。本品能内达脏腑，消癥散结。治癥瘕，可配伍鳖甲、大黄、赤芍等药。本品能外通经络，透达关节。治风湿痹痛，关节不利，麻木拘挛，常配川芎、羌活、白花蛇等药用。此外，本品能活血消痈，消肿排脓，可使脓未成者消散，已成脓者速溃，为治疗疮疡肿痛之要药。穿山甲为国家一级保护野生动物，临床常以大剂量猪蹄甲代替。

【用法用量】煎服，3~10g。研末吞服，每次 1~1.5g。

【古籍药论】《医学衷中参西录》："穿山甲，味淡性平，气腥而窜，其走窜之性，无微不至，故能宣通脏腑，贯彻经络，透达关窍，凡血凝血聚为病，皆能开之。"《本草经疏》："性走，能行瘀血，通经络，故又有消痈毒，排脓血，下乳，和伤，发痘等用。"

【现代研究】穿山甲含多种氨基酸、硬脂酸、胆甾醇、二十三酰丁胺、角蛋白、挥发油、穿山甲碱、胆甾醇及多种微量元素等。本品水提醇沉制剂有直接扩张血管壁，降低外周阻力，显著增加股动脉血流量，改善微循环的作用；水煎液能明显延长小鼠和大鼠凝血时间，降低血液黏度。本品还有升高白细胞、抗炎、提高机体免疫力和缺氧耐受力的作用。

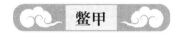

鳖甲

为鳖科动物鳖的背甲。

【性味归经】咸，微寒。归肝、肾经。

【功效主治】滋阴潜阳，退热除蒸，软坚散结。

【临床应用】鳖甲能滋养肝肾之阴，适用于肝肾阴虚所致阴虚内热、阴虚风动、阴虚阳亢诸证。对阴虚内热证，本品兼能退虚热，有标本兼顾之效，故临床尤为多用。本品味咸，长于软坚散结，适用于肝脾肿大等癥瘕积聚。常与活血化瘀药配伍，如《金匮要略》鳖甲煎丸以之与牡丹皮、桃仁、䗪虫、厚朴、半夏等品同用，治疟疾日久不愈，胁下痞硬成块，结成疟母。

【用法用量】煎服，9~24g。宜先煎。

【古籍药论】《神农本草经》："主心腹癥瘕坚积，寒热，去痞息肉……"《本草汇言》："除阴虚热疟，解劳热骨蒸之药也。厥阴血闭邪结，渐至寒热，为癥瘕，为痞胀，为疟疾，为淋沥，为骨蒸者，咸得主之。"

【现代研究】鳖甲含动物胶、骨胶原、角蛋白、17种氨基酸、碳酸钙、磷酸钙、碘、维生素D及锌、铜、锰等微量元素。本品能降低实验性甲亢动物血浆cAMP含量；能提高淋巴母细胞转化率，延长抗体存在时间，增强免疫功能；能保护肾上腺皮质功能；能促进造血功能，提高血红蛋白含量；能抑制结缔组织增生，故可消散肿块；有防止细胞突变作用；还有一定镇静作用。

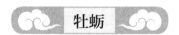

牡蛎

为牡蛎科动物长牡蛎、大连湾牡蛎或近江牡蛎等的贝壳。

【性味归经】咸，微寒。归肝、胆、肾经。

【功效主治】重镇安神，潜阳补阴，软坚散结。

【临床应用】牡蛎咸寒质重，入肝经，有平肝潜阳、益阴之功。用于治水不涵木，阴虚阳亢，头目眩晕，烦躁不安，耳鸣者，常与龙骨、龟甲、白芍等同用，如镇肝息风汤。本品味咸，软坚散结，用于治气滞血瘀的癥瘕积聚，常与鳖甲、丹参、术术等同用。本品味涩，有收敛固涩与敛汗作用，常与龙骨相须为用，用于肾气不足及表卫不固的滑脱诸证。

【用法用量】 煎服，9～30g。宜打碎先煎。

【古籍药论】《本草纲目》："化痰软坚，清热除湿，止心脾气痛、痢下、赤白浊，消疝瘕积块、瘰疬结核。"《本草备要》："咸以软坚化痰，消瘰疬结核，老血疝瘕。涩以收脱，治遗精崩带，止嗽敛汗，固大小肠。"

【现代研究】 牡蛎含碳酸钙、磷酸钙及硫酸钙，并含铜、铁、锌、锰、锶、铬等微量元素及多种氨基酸。牡蛎粉末动物实验有镇静、抗惊厥作用，并有明显的镇痛作用；煅牡蛎可明显提高抗实验性胃溃疡活性；牡蛎多糖具有降血脂、抗凝血、抗血栓等作用。

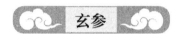

为玄参科植物玄参的干燥根。

【性味归经】 甘、苦、咸，微寒。归肺、胃、肾经。

【功效主治】 清热凉血，滋阴泻火，解毒散结。

【临床应用】 玄参苦泄甘润，既清热降火，凉血解毒，又滋阴生津，润肠通便。功似生地黄，滋阴力较生地黄弱，降火力较生地黄强，并长于解毒散结。凡肾络病血热、虚热、火毒、疮毒等证，皆可选用。本品咸寒，有泻火解毒、软坚散结之功。配浙贝母、牡蛎，可治痰火郁结之瘰疬；若治痈肿疮毒，配金银花、连翘、蒲公英等药；若治脱疽，可配银花、当归、甘草，如四妙勇安汤。

【用法用量】 煎服，9～15g。

【古籍药论】《神农本草经》："主腹中寒热积聚，女子产乳余疾，补肾气，令人目明。"《名医别录》："下水，止烦渴，散颈下核，痈肿。"《本草纲目》："滋阴降火，解斑毒，利咽喉，通小便血滞。"

【现代研究】 玄参含哈巴苷、哈巴苷元、桃叶珊瑚苷、6-对甲基梓醇，浙玄参苷甲、乙等环烯醚萜类化合物及生物碱、植物甾醇、油酸、硬脂酸、葡萄糖、天冬酰胺、微量挥发油等，具有抗菌、中和毒素、抗炎、中枢抑制、降血糖及对心血管系统的强心、降压、扩张血管等作用。

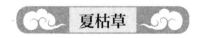

为唇形科植物夏枯草带花的干燥果穗。

【性味归经】 辛、苦，寒。归肝、胆经。

【功效主治】 清肝泻火，明目，散结消肿。

【临床应用】夏枯草苦寒主入肝经，能清泄肝火，清利头目，常与石决明、菊花、蝉蜕等药同用。本品兼有和血养阴之功，亦可用于肝阴不足，目珠疼痛，至夜尤甚者，常配当归、枸杞子等。本品味辛能散结，苦寒能泄热，有良好的清肝散结之功。用于肝郁化火，痰火凝聚，结于颈项而致的瘰疬、瘿瘤等病证，常配伍海藻、昆布、玄参等。

【用法用量】煎服，9～15g。

【古籍药论】《重庆堂随笔》："夏枯草，微辛而甘，故散结之中，兼有和阳养阴之功，失血后不寐者服之即寐，其性可见矣。"

【现代研究】夏枯草含三萜皂苷、芸香苷、金丝桃苷等苷类物质及熊果酸、咖啡酸、游离齐墩果酸等有机酸；花穗中含飞燕草素、矢车菊素的花色苷、d-樟脑、d-小茴香酮等。本品煎剂、水浸出液、乙醇-水浸出液及乙醇浸出液均可明显降低实验动物血压，茎、叶、穗及全草均有降压作用，但穗的作用较明显。此外，本品还有抗炎、免疫抑制、抗菌、降血糖等作用。

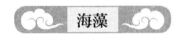

海藻

为马尾藻科植物海蒿子或羊栖菜的藻体。

【性味归经】苦、咸，寒。归肝、胃、肾经。

【功效主治】消痰软坚，利水消肿。

【临床应用】海藻咸能软坚，有消痰散结之功，用于痰滞经络、郁结成块之证。治瘿瘤，常与昆布、贝母等同用，如海藻玉壶汤；治瘰疬，常与夏枯草、玄参、连翘等同用，如内消瘰疬丸。本品有利水消肿之功，用于脚气水肿等证，但单用力薄，多与茯苓、猪苓、泽泻等利水渗湿药同用。

【用法用量】煎服，6～12g。

【古籍药论】《本草纲目》："海藻，咸能润下，寒能泄热引水，故能消瘿瘤、结核、阴㿗之坚聚，而除浮肿、脚气、留饮、痰气之湿热，使邪气自小便出也。"《本草蒙筌》："治项间瘰疬，消颈下瘿囊；利水道，通癃闭成淋，泻水气，除胀满作肿。"

【现代研究】羊栖菜和海蒿子均含褐藻酸、甘露醇、钾、碘、灰分等，海蒿子还含马尾藻多糖、岩藻甾醇等，羊栖菜还含羊栖菜多糖A、B、C及褐藻淀粉，具有抗高脂血症、降压、抗凝、抗溃疡、调节免疫、抗肿瘤等作用。海藻因含碘化物，对缺碘引起的地方性甲状腺肿大有治疗作用，并对甲状腺功能亢进、基础代谢率增高有暂时抑制作用。

第六节 虫类搜剔通络药

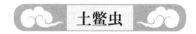

土鳖虫

为鳖蠊科昆虫地鳖或冀地鳖的雌虫干燥体。

【性味归经】咸,寒。有小毒。归肝经。

【功效主治】破血逐瘀,续筋接骨。

【临床应用】土鳖虫入肝经血分,能破血逐瘀而消积通经,常用于经产瘀滞之证及积聚痞块。治干血成劳,经闭腹满,肌肤甲错者,则配伍大黄、水蛭等,如大黄䗪虫丸;治癥积痞块,常配伍柴胡、桃仁、鳖甲等以化瘀消癥,如鳖甲煎丸。此外,本品性善走窜,能活血消肿止痛,续筋接骨疗伤,为伤科常用药,尤多用于骨折筋伤,瘀血肿痛。

【用法用量】煎服,3~10g;研末服,1~1.5g,黄酒送服。

【古籍药论】《神农本草经》:"主心腹寒热洗洗,血积癥瘕,破坚,下血闭。"《神农本草经疏》:"乃厥阴经药也。咸能入血,故主心腹血积癥瘕血闭诸证,和血而营已通畅,寒热自除,经脉调匀。"

【现代研究】土鳖虫主要成分为谷氨酸等17种氨基酸和砷等多种微量元素以及甾醇和直链脂肪族化合物。水煎液具有调脂作用,能延缓动脉粥样硬化的形成;提取液及水提醇沉液分别有抗血栓形成和溶解血栓的作用,可抑制血小板聚集和黏附率,减少聚集数;总生物碱可提高心肌和脑对缺血的耐受力,并降低心、脑组织的耗氧量。

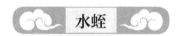

水蛭

为水蛭科动物蚂蟥、水蛭或柳叶蚂蟥的全体。

【性味归经】咸、苦,平。有小毒。归肝经。

【功效主治】破血逐瘀。

【临床应用】水蛭咸苦入血,破血逐瘀力强,主要用于血滞经闭,癥瘕积聚等证。常与虻虫相须为用,也常配三棱、莪术、桃仁、红花等药用,如抵当汤;若兼体虚者,可配人参、当归等补益气血药,如化癥回生丹。此外,取本品的破血逐瘀之功,亦治瘀血内阻,心腹疼痛,大便不通。

【用法用量】煎服,1~3g;研末服,0.3~0.5g。以入丸、散或研末服为宜。

【古籍药论】《神农本草经》:"主逐恶血,瘀血,月闭,破血逐瘀,无子,利水道。"《神农本草经疏》:"咸入血走血,苦泄结,咸苦并行,故治妇人恶血、瘀血、月闭、血瘕积聚,因而无子者。血蓄膀胱,则水道不通,血散而膀胱得气化之职,水道不求其利而自利矣。"

【现代研究】水蛭主要含蛋白质,新鲜水蛭唾液中含有水蛭素,还含有肝素、抗血栓素及组胺样物质。水蛭水煎剂有强抗凝血作用,能显著延长纤维蛋白的凝聚时间,改善血液流变学;能降血脂,消退动脉粥样硬化斑块,增加心肌营养性血流量;对肾缺血有明显保护作用,能降低血清尿素氮、肌酐水平,对升高的血清肿瘤坏死因子有明显的降低作用。水蛭提取物、水蛭素对血小板聚集有明显的抑制作用,抑制大鼠体内血栓形成,对弥漫性血管内凝血有很好的治疗作用。

地龙

为钜蚓科动物参环毛蚓、通俗环毛蚓、威廉环毛蚓或栉盲环毛蚓的干燥体。

【性味归经】咸,寒。归肝、脾、膀胱经。

【功效主治】清热定惊,通络,平喘,利尿。

【临床应用】地龙咸寒降泄,性走窜,善于通行经络,常与黄芪、当归、川芎等补气活血药配伍,治疗中风后气虚血滞,经络不利,半身不遂,口眼㖞斜等症,如补阳还五汤。本品长于通络止痛,用于多种原因导致的经络阻滞、血脉不畅、肢节不利之症。尤适用于关节红肿疼痛、屈伸不利之热痹,常与防己、秦艽、忍冬藤、桑枝等除湿热、通经络药物配伍。本品咸寒走下入肾,能清热结而利水道。用于热结膀胱,小便不通,可单用或与车前子、木通、冬葵子等同用。

【用法用量】煎服,5～10g。鲜品10～20g。研末吞服,每次1～2g。

【古籍药论】《本草纲目》:"性寒而下行,性寒故能解诸热疾,下行故能利小便,治足疾而通经络也。"《神农本草经疏》:"大寒能祛热邪,除大热,故主伏尸鬼疰及疗伤寒伏热狂谬。咸主下走,利小便,故治大腹、黄疸。"

【现代研究】地龙含蚯蚓解热碱、蚯蚓素、蚯蚓毒素及黄嘌呤、腺嘌呤、鸟嘌呤、胆碱等。本品具有解热、镇静、抗惊厥作用,缓慢而持久的降压作用,明显的抑制血栓形成作用,能显著舒张支气管,而起平喘作用。此外,还有抗突变、抗疲劳、利尿作用等。

全蝎

为钳蝎科动物东亚钳蝎的干燥体。

【性味归经】 辛,平。有毒。归肝经。

【功效主治】 息风镇痉,攻毒散结,通络止痛。

【临床应用】 全蝎主入肝经,既平息肝风,又搜风通络,有良好的息风止痉之效,为治痉挛抽搐之要药。用治各种原因之惊风、痉挛抽搐,常与蜈蚣同用,即止痉散。治疗风中经络,口眼㖞斜,可与白僵蚕、白附子等同用,如牵正散。本品味辛有毒,辛以散结,以毒攻毒,治疮毒、结核,可内服,亦可外敷。本品性善走窜,具有搜风通络止痛功效,对风寒湿痹久治不愈,筋脉拘挛,甚则关节变形之顽痹,作用颇佳。

【用法用量】 煎服,3～6g。研末吞服,每次0.6～1g。外用适量。

【古籍药论】《本草求真》:"全蝎,专入肝祛风,凡小儿胎风发搐,大人半身不遂,口眼㖞斜,语言謇涩,手足抽掣,疟疾寒热,耳聋,带下,皆因外风内客,无不用之。"

【现代研究】 全蝎含蝎毒,为一种类似蛇毒神经毒的蛋白质,并含三甲胺、甜菜碱、牛磺酸、软脂酸、硬脂酸、胆甾醇、卵磷脂及铵盐等,有抗惊厥、降压、镇静及镇痛作用,能抑制血栓形成,并有抗肿瘤作用。

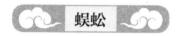

蜈蚣

为蜈蚣科动物少棘巨蜈蚣的干燥体。

【性味归经】 辛,温。有毒。归肝经。

【功效主治】 息风镇痉,攻毒散结,通络止痛。

【临床应用】 蜈蚣辛温,性善走窜,通达内外,有比全蝎更强的息内风及搜风通络作用,二者常相须为用,治疗多种原因引起的痉挛抽搐。本品攻毒散结之力强,外敷为主,亦可内服,用于疮疡肿毒、瘰疬结核等。本品亦有与全蝎相似的搜风通络止痛作用,用于风湿顽痹,可与防风、独活、威灵仙等祛风除湿通络药物同用。

【用法用量】 煎服,3～5g。研末冲服,每次0.6～1g。外用适量。

【古籍药论】《本草纲目》:"小儿惊痫风搐,脐风口噤、丹毒、秃疮、瘰疬、便毒、痔漏、蛇瘕、蛇瘴、蛇伤。"《医学衷中参西录》:"蜈蚣……走窜主力最速,内而脏腑,外而经络,凡气血凝聚之处皆能开之。"

【现代研究】 蜈蚣含两种类似蜂毒的毒性成分,即组胺样物质和溶血性蛋白质。其脂溶性成分含多种不饱和脂肪酸,尚含游离氨基酸和水解氨基酸、糖类、蛋白质及多种微量元素。本品有抗惊厥及扩张血管、降压作用,水浸剂对结核杆菌及多种皮肤真菌有不同程度的抑制作用,并有促进免疫、抗肿瘤作用。

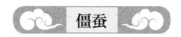

僵蚕

为蚕蛾科昆虫家蚕4~5龄的幼虫感染（或人工接种）白僵菌而致死的干燥体。

【性味归经】 咸、辛，平。归肝、肺、胃经。

【功效主治】 祛风定惊，化痰散结。

【临床应用】 僵蚕咸辛平，入肝、肺二经，既能息风止痉，又能化痰定惊，故对惊风、癫痫而挟痰热者尤为适宜。本品味辛行散，能祛风化痰通络，治中风后半身不遂，或风中经络，口眼㖞斜、面肌抽动或肢体麻木者，可与化痰通络、益气活血之品配伍。本品化痰而散结，治痰滞经络郁结化热之痰核、瘰疬，可与清热化痰散结之品，如贝母、夏枯草等同用。

【用法用量】 煎服，5~10g。研末吞服，每次1~1.5g。

【古籍药论】《本草纲目》："散风痰结核、瘰疬、头风、风虫齿痛，皮肤风疮，丹毒作痒……一切金疮，疗肿风痔。"《本草求真》："祛风散寒，燥湿化痰，温行血脉之品。故书载能入肝兼入肺胃，以治中风失音，头风齿痛，喉痹咽肿，是皆风寒内入，结而为痰。"

【现代研究】 僵蚕含蛋白质、脂肪、体表白粉中含草酸铵。此外，尚含白僵蚕黄色素、溶纤维蛋白酶等。僵蚕醇水浸出液有催眠、抗惊厥作用，僵蚕、僵蛹及草酸铵有抗癫痫作用，其提取物在体内外均有抗血凝作用。此外，本品对金黄色葡萄球菌、大肠埃希菌、铜绿假单胞菌等有轻度抑制作用。

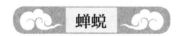

蝉蜕

为蝉科昆虫黑蚱的若虫羽化时脱落的皮壳。

【性味归经】 甘，寒。归肺、肝经。

【功效主治】 疏散风热，利咽开音，透疹，明目退翳，息风止痉。

【临床应用】 蝉蜕甘寒清热，质轻上浮，长于疏散肺经风热以宣肺利咽，开音疗哑，故风热感冒，温病初起，症见声音嘶哑或咽喉肿痛者，尤为适宜。本品甘寒，既能疏散肝经风热，又可凉肝息风止痉，故可用治小儿急慢惊风、破伤风，每与清热解毒、息风止痉药同用。

【用法用量】 煎服，3~6g，或单味研末冲服。

【古籍药论】《本草纲目》："主疗皆一切风热证，古人用身，后人用蜕。大抵治脏腑经络，当用蝉身；治皮肤疮疡风热，当用蝉蜕。"

【现代研究】 蝉蜕含大量甲壳质，并含异黄质蝶呤、赤蝶呤、蛋白质、氨基酸、有机酸、酚类化合物等成分。本品具有抗惊厥、镇静作用，抗惊厥作用蝉蜕身较头足强。此外，尚有解热作用，其中蝉蜕头足较身部的解热作用强。

第七节　温阳补气通络药

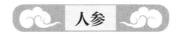

为五加科植物人参的根和根茎。

【性味归经】甘、微苦，微温。归心、肺、脾、肾经。

【功效主治】大补元气，补脾益肺，生津，安神益智。

【临床应用】人参能大补元气，复脉固脱，为拯危救脱要药。肾络病终末期患者出现元气虚极欲脱，气短神疲，脉微欲绝的危重证候，可单用人参15～30g顿服；若气虚欲脱兼见汗出，四肢逆冷者，应与回阳救逆之附子同用，如参附汤。本品补气功效显著，补脾肺气为主，又补心肾之气。肾络病表现为神疲嗜睡，乏力身倦，少气懒言，舌淡胖、边有齿痕，脉虚弱等气虚之征者，首选人参作为益气补虚之用。本品兼能生津，治消渴病及肾络病属气阴两虚者，多用参芪地黄汤以益气养阴兼以渗利。本品又能补气以生血，用于肾络病气血两虚者，常以人参、黄芪等药配入补血剂中，每收良效。此外，本品还常与解表药、攻下药等祛邪药配伍，用于肾络病气虚外感或里实热结而气血虚弱等邪实正虚之证，有扶正祛邪之效，如人参败毒散、黄龙汤等。

【用法用量】煎服，3～9g；挽救虚脱可用15～30g。宜文火另煎分次兑服。

【古籍药论】《神农本草经》："补五脏，安精神，定魂魄，止惊悸，除邪气，明目，开心益智。"《医学启源》引《主治秘要》："补元气，止渴，生津液。"《本草汇言》："补气生血，助精养神之药也。"

【现代研究】人参含多种人参皂苷、挥发油、氨基酸、微量元素及有机酸、糖类、维生素等成分。本品对中枢神经系统有兴奋和抑制双重作用，以兴奋作用更为明显；有益智作用，对学习与记忆障碍均有改善作用；能全面增强机体的免疫功能，其活性成分主要是皂苷和多糖；有强心、抗心肌缺血及扩张冠状动脉、脑血管等作用；能防止血液凝固，促进骨髓造血功能；适量人参能兴奋下丘脑-垂体-肾上腺皮质轴，使其功能加强；能增强性腺功能，有促性腺激素样作用。此外，尚能促进蛋白质、核酸代谢，降低血糖，抗休克、抗过敏、抗应激、抗肿瘤、抗疲劳。其药理活性常因机体功能状态不同呈双向作用，是具有"适应原样作用"的典型代表药。

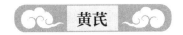

黄芪

为豆科植物蒙古黄芪或膜荚黄芪的根。

【性味归经】甘，微温。归脾、肺经。

【功效主治】健脾补中，升阳举陷，益卫固表，利尿，托毒生肌。

【临床应用】黄芪甘温，善入脾胃，为补中益气要药，益气之中兼具升提之力，故对气虚下陷之证用之颇宜。肾络病蛋白尿迁延不愈，证属脾虚气弱、升清无权者，常重用本品，与人参、升麻、柴胡等品同用，如补中益气汤。本品能补脾肺之气，益卫固表。肾络病表虚卫阳不振，不仅表疏自汗，且易感外邪，可重用黄芪，辅以白术，少佐防风，补散兼施，即玉屏风散。本品又能补气生血，治血虚证亦常与补血药配伍。肾络病血虚诸症常以黄芪为君，辅当归等补血之品，如当归补血汤。本品既能补脾益气，又能利尿消肿，标本兼治，为治气虚水肿之要药。肾络病水肿属气虚水停者，常选用防己黄芪汤、防己茯苓汤，均以本品与利湿健脾药相伍，每收良效。

【用法用量】煎服，9～30g。

【古籍药论】《汤液本草》："治气虚盗汗并自汗，即皮表之药，又治肤痛，则表药可知；又治咯血，柔脾胃，是为中州药也；又治伤寒尺脉不至，又补肾脏元气，为里药。是上中下内外三焦之药。"

【现代研究】黄芪主要含苷类、多糖、黄酮、氨基酸、微量元素等。本品能促进机体代谢、抗疲劳、促进血清和肝脏蛋白质的更新；有明显的利尿作用，能消除实验性肾炎尿蛋白；能改善贫血；能升高低血糖，降低高血糖；能兴奋呼吸；增强和调节机体免疫功能，可提高机体的抗病力；对流感病毒等多种病毒所致细胞病变有轻度抑制作用；有较广泛的抗菌作用；能增强心肌收缩力，保护心血管系统，抗心律失常，扩张冠状动脉和外周血管，降低血压，能降低血小板黏附力，减少血栓形成。此外，还有降血脂、抗缺氧、抗辐射、保肝等作用。

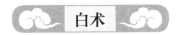

白术

为菊科植物白术的根茎。

【性味归经】甘、苦，温。归脾、胃经。

【功效主治】健脾益气，燥湿利水，固止汗，安胎。

【临床应用】白术甘苦性温，主归脾胃经，以健脾、燥湿为主要作用，被前人誉为"脾脏补气健脾第一要药"。本品既长于补气以复脾之健运，又能燥湿、利尿以除湿邪。治脾虚有湿，食少便溏或泄泻，常与人参、茯苓等品同用，如四君子汤；脾虚中阳不振，痰饮内停者，宜与温阳化气、利水渗湿之品配伍，如苓桂术甘汤；肾络病属脾阳虚水肿者，本品可与茯苓、桂枝等药同用。本品对于脾气虚弱，卫气不固，表虚自汗者，其作用与黄芪相似而力稍逊，亦能补脾益气，固表止汗。

【用法用量】煎服，6～12g。

【古籍药论】《本草通玄》："补脾胃之药，更无出其右者。土旺则能健运，故不能食者，食停滞者，有痞积者，皆用之也。土旺则能胜湿，故患痰饮者，肿满者，湿痹者，皆赖之也。土旺则清气善升，而精微上奉，浊气善除，而糟粕下输，故吐泻者，不可阙也。"

【现代研究】本品含挥发油，油中主要有苍术酮、苍术醇、苍术醚、杜松脑、苍术内酯等，并含有果糖、菊糖、白术多糖，多种氨基酸及维生素A类成分等。白术有降低血糖，促进胃肠分泌的作用；有明显而持久的利尿作用，且能促进电解质特别是钠的排出，其利尿作用可能是由于抑制肾小管重吸收功能。此外，还有保护肝脏，防止肝糖原减少的作用；其所含挥发油有抗肿瘤作用。

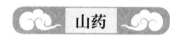

山药

为薯蓣科植物薯蓣的根茎。

【性味归经】甘，平。归肺、脾、肾经。

【功效主治】补脾养胃，生津益肺，补肾涩精。

【临床应用】山药性味甘平，能补脾益气，滋养脾阴，多用于脾气虚弱或气阴两虚，消瘦乏力，食少，便溏。唯其亦食亦药，"气轻性缓，非堪专任"，对气虚重证，用作人参、白术等药的辅助药，如参苓白术散。本品还能补肾气，兼能滋养肾阴，对肾脾俱虚者，其补后天亦有助于充养先天。对肾络病尿蛋白长期不愈，辨证属脾肾气虚、升清固精无权者，可重用山药，配伍健脾补肾固摄之品，可获良效。

【用法用量】煎服，15～30g。

【古籍药论】《本草正》："第其气轻性缓，非堪专任，故补脾肺必主参、术，补肾水必君茱、地，涩带浊须破故同研，固遗泄仗菟丝相济。"

【现代研究】山药含薯蓣皂苷元、黏液质、胆碱、淀粉、糖蛋白、游离氨基酸、维生素C、淀粉酶等。本品对实验大鼠脾虚模型有预防和治疗作用，对离体肠管运动有双向调节作用，有助消化作用，对小鼠细胞免疫功能和体液免疫有较强的促进作用，并有降血糖、抗氧化等作用。

淫羊藿

为小檗科植物淫羊藿、箭叶淫羊藿、柔毛淫羊藿或朝鲜淫羊藿的干燥叶。

【**性味归经**】辛、甘，温。归肝、肾经。

【**功效主治**】补肾壮阳，强筋健骨，祛风除湿。

【**临床应用**】淫羊藿辛甘性温燥烈，长于补肾壮阳，单用有效，亦可与肉苁蓉、巴戟天、杜仲等补肾壮阳药同用。肾络病并发阳痿的患者也可应用本品治疗。本品辛温散寒，祛风胜湿，入肝肾强筋骨。对某些结缔组织病累及肾络，同时具有痹证阳虚表现者，均可伍用本品治疗。此外，本品有降血压作用，肾络病并发高血压，辨证属阴阳失调者，可与仙茅相须为用，如二仙汤。

【**用法用量**】煎服，6～10g。

【**古籍药论**】《本草纲目》："淫羊藿味甘气香，性温不寒，能益精气……真阳不足者宜之。"《日华子本草》："治一切冷风劳气，补腰膝，强心力，丈夫绝阳不起，女子绝阴无子，筋骨挛急，四肢不任，老人昏耄，中年健忘。"

【**现代研究**】淫羊藿主要含淫羊藿苷等黄酮苷、甾醇、多糖、生物碱、挥发油、维生素E等成分。本品具有雄性激素样作用，能增强性腺功能；能抗心肌缺血、扩张血管、降血压、改善微循环；有免疫增强作用，促进阳虚动物的核酸、蛋白质合成，并有抗炎、抗过敏、降血糖等作用。

菟丝子

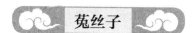

为旋花科植物菟丝子或南方菟丝子的成熟种子。

【**性味归经**】辛、甘，平。归肝、脾、肾经。

【**功效主治**】补肾益精，养肝明目，止泻安胎。

【**临床应用**】菟丝子辛以润燥，甘以补虚，为平补阴阳之品，可随证配伍广泛用于肾阳不足，肾精亏虚所致的多种证候。治阳痿遗精，与枸杞子、覆盆子、车前子同用，如五子衍宗丸。本品又兼具固涩作用，与桑螵蛸、肉苁蓉、鹿茸等同用，治小便过多或失禁。肾络病顽固性蛋白尿属肾气不固者，亦可伍用本品。此外，本品能补肾益脾止泻，用于脾肾两虚之便溏腹泻。

【**用法用量**】煎服，6～12g。

【**古籍药论**】《神农本草经疏》："五味之中，惟辛通四气，复兼四味。经曰，肾苦燥，急食辛以润之。菟丝子之属是也，与辛香燥热之辛，迥乎不同矣，学者不以辞害义可也。"《本经逢原》："菟丝子，祛风明目，肝肾气分也。其性味辛温质粘，与杜仲之壮筋暖腰膝无异。其功专于益精髓，坚筋骨，止遗泄，主茎寒精出，溺有余沥，去膝胫酸软。"

【现代研究】菟丝子含胆甾醇、菜油甾醇、β-谷甾醇、豆甾醇、三萜酸类、树脂及糖类等。本品有雌激素样作用，能促进造血功能，有抗脑缺血、抗骨质疏松、降血糖和血脂、增强免疫力、抗肝损伤、抑制白内障生成、抗遗尿等作用。

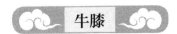

牛膝

为苋科植物牛膝的根。

【性味归经】苦、甘、酸，平。归肝、肾经。

【功效主治】活血通经，补肝肾，强筋骨，利水通淋，引血下行。

【临床应用】牛膝活血祛瘀力较强，性善下行，长于活血通经，其活血祛瘀作用有疏利降泄之特点。肾络病瘀血阻络，常配当归、桃仁、红花等活血化瘀通络药，如血府逐瘀汤。本品既能活血祛瘀，又能补益肝肾，强筋健骨，兼能祛除风湿。痹证日久，腰膝酸痛，常配伍独活、桑寄生等，如独活寄生汤。本品性善下行，既能利水通淋，又能活血祛瘀。治肾络病水肿、小便不利，常配地黄、泽泻、车前子等，如济生肾气丸。

【用法用量】煎服，5～12g。

【古籍药论】《本草纲目》："牛膝乃足厥阴、少阴之药，大抵得酒则能补肝肾，生用则能去恶血。"《医学衷中参西录》："原为补益之品，而善引气血下注，是以用药欲其下行者，恒以之为引经。故善治肾虚腰疼腿痿，或膝疼不能曲伸，或腿痿不能任地。兼治女子月经闭枯，催生下胎。又善治淋疼，通利小便。此皆其力善下行之效也。"

【现代研究】牛膝含蜕皮甾酮、牛膝甾酮、紫茎牛膝甾酮以及三萜皂苷、多糖、生物碱、香豆素类等成分。川牛膝提取物有抗生育和着床作用，对已孕及未孕子宫均显兴奋作用，有抗炎、镇痛作用。怀牛膝有降血脂、增强免疫、抗凝血及抗肿瘤作用。此外，本品具有降血糖作用，其机制与促进蛋白质合成有关。

第八节 滋阴养血通络药

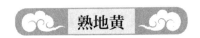

熟地黄

为玄参科植物地黄的块根，经加工炮制而成。

【性味归经】甘，微温。归肝、肾经。

【功效主治】补血养阴,填精益髓。

【临床应用】熟地黄甘温质润,补阴益精以生血,为养血补虚之要药。常与当归、白芍、川芎同用,治疗血虚萎黄,眩晕,心悸,失眠及月经不调、崩中漏下等,如四物汤。本品质润入肾,善滋补肾阴,填精益髓,为补肾阴之要药,古人谓之"大补五脏真阴""大补真水"。常与山药、山茱萸等同用,治疗肝肾阴虚,腰膝酸软、遗精、盗汗、耳鸣、耳聋及消渴等,可补肝肾,益精髓,如六味地黄丸。本品能补益肾精,适用于肾精亏虚所致小儿生长发育迟缓及成人早衰诸证。

【用法用量】煎服,9~15g。

【古籍药论】《本草纲目》:"填骨髓,长肌肉,生精血,补五脏内伤不足,通血脉,利耳目,黑须发,男子五劳七伤,女子伤中胞漏,经候不调,胎产百病。"《药品化义》:"熟地,藉酒蒸熟,味苦化甘,性凉变温,专入肝脏补血。因肝苦急,用甘缓之,兼主温胆,能益心血,更补肾水。"

【现代研究】地黄含梓醇、地黄素、甘露醇、维生素A类物质、糖类及氨基酸等,有强心、利尿、降血糖、增强免疫功能及升高外周白细胞等作用。本品具有对抗地塞米松对垂体-肾上腺皮质系统的抑制作用,并能促进肾上腺皮质激素的合成,并能防止肾上腺皮质萎缩。

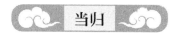

为伞形科植物当归的根。

【性味归经】甘、辛,温。归心、肝、脾经。

【功效主治】补血调经,活血止痛,润肠通便。

【临床应用】当归甘温质润,长于补血,为补血之圣药,适用于血虚诸证。单纯阴血不足者可配伍熟地黄、白芍、川芎等,如四物汤;气血两虚者可加黄芪、人参、白术、茯苓、炙甘草,如八珍汤、当归补血汤。本品又为活血化瘀要药,以其兼能止痛,又长于补血,故尤宜于伴有疼痛的瘀血证及瘀滞与血虚并存者。慢性肾脏病多有面色萎黄、唇爪无华、头晕心悸、舌淡脉细等血虚见证,且久病入络,易致脉络瘀滞,可应用本品补血活血通络,可收标本兼顾之效。此外,本品补血以润肠通便,用于治血虚肠燥便秘,常以本品与肉苁蓉、牛膝、升麻等同用,如济川煎。

【用法用量】煎服,6~12g。

【古籍药论】《日华子本草》:"主治一切风,一切血,补一切劳,破恶血,养新血及主癥癖。"《医学启源》:"当归,气温味甘,能和血补血,尾破血,身和血。"《本草备要》:"润燥滑肠。"

【现代研究】当归含 β-蒎烯、α-蒎烯、莰烯等中性油,对-甲基苯甲醇、5-甲氧基-2,3-二甲苯酚等酸性油、有机酸、糖类、维生素、氨基酸等。本品能抗血栓、抑制血小板聚集、促进造血功能,能扩张血管、降压、抗心肌缺血、缺氧、缺糖、能促进免疫功能,对子宫平滑肌有兴奋和抑制的双向作用,还有保肝、镇静、镇痛、抗炎、抗辐射损伤等作用。

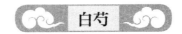

白芍

为毛茛科植物芍药的根。

【性味归经】苦、酸,微寒。归肝、脾经。

【功效主治】养血敛阴,柔肝止痛,平抑肝阳。

【临床应用】白芍味酸,收敛肝阴以养血。肾络病阴血亏虚,常以白芍、当归、地黄等药滋阴养血,如四物汤。本品酸敛肝阴,养血柔肝而止痛。肾络病阴血亏虚,筋脉失养而致手足挛急作痛,常配甘草缓急止痛,即芍药甘草汤。本品养血敛阴,平抑肝阳,治肾络病肾阴亏虚、肝阳上亢之头痛眩晕,常配牛膝、赭石、龙骨、牡蛎等,如镇肝息风汤。此外,本品敛阴,有止汗之功。若肾络病外感风寒,营卫不和之汗出恶风,可敛阴和营,与温经通阳的桂枝等同用,以调和营卫,如桂枝汤。

【用法用量】煎服,6～15g;大剂量15～30g。

【古籍药论】《神农本草经》:"主邪气腹痛,除血痹,破坚积,寒热疝瘕,止痛,利小便,益气。"《本草求真》:"赤芍药与白芍药主治略同,但白则有敛阴益营之力,赤则止有散邪行血之意;白则能于土中泻木,赤则能于血中活滞。"

【现代研究】白芍含有芍药苷、牡丹酚、芍药花苷,还含芍药内酯、苯甲酸等。此外,还含挥发油、脂肪油、树脂糖、淀粉、黏液质、蛋白质和三萜类成分。本品对胃肠及子宫平滑肌有解痉作用,有镇静、镇痛、抗惊厥、降压、扩张血管、抗菌、抗炎等作用。能增强单核巨噬细胞的吞噬功能。白芍总苷(TGP)有免疫调节及保肝作用。

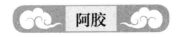

阿胶

为马科动物驴的皮经煎煮、浓缩制成的固体胶。

【性味归经】甘,平。归肺、肝、肾经。

【功效主治】补血止血,滋阴润燥。

【临床应用】阿胶为血肉有情之品，甘平质润，为补血要药，多用于治血虚诸证，尤以治疗出血而致血虚为佳。单用本品即效，亦常与熟地黄、当归、芍药等同用。本品又长于止血，适用于多种出血证。对出血而兼见阴虚、血虚者尤宜，单用即效，多入复方使用。本品养阴以滋肾水，常与黄连、白芍等同用，有交通心肾、水火既济之效。常用于肾络病见虚烦不眠、口疮舌糜而证属肾阴亏虚，水火失济，心肾不交者，如黄连阿胶汤。

【用法用量】入汤剂，烊化兑冲服，3～9g。

【古籍药论】《神农本草经》："主心腹内崩，劳极洒洒如疟状，腰腹痛，四肢酸痛，女子下血，安胎。"《本草纲目拾遗》："治内伤腰痛，强力伸筋，添精固肾。"

【现代研究】阿胶多由骨胶原组成，经水解后得到多种氨基酸，另含钙、硫等成分。能促进红细胞和血红蛋白的生成，预防和治疗进行性肌营养障碍，改善动物体内钙平衡，促进钙的吸收和在体内的停留，并可使血压升高而有抗休克作用。

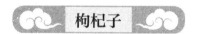

枸杞子

为茄科植物宁夏枸杞的干燥成熟果实。

【性味归经】甘，平。归肝、肾经。

【功效主治】滋补肝肾，益精明目。

【临床应用】枸杞子能滋肝肾之阴，为平补肾精肝血之品。对肾络病肝肾亏损者，常以本品配伍何首乌、当归、女贞子等；如属气阴两虚，用本品与人参、熟地黄、山萸肉、山药、杜仲、当归、炙甘草等为伍，如大补元煎。本品能益精补血，适用于精亏血虚所致诸症。肾络病患者因肝肾亏损，精血不充，目失所养，临床常现视物昏花、目涩羞明之症，用本品配伍菊花、生地黄、山萸肉、山药、牡丹皮、茯苓、泽泻等，即杞菊地黄丸。

【用法用量】煎服，6～12g。

【古籍药论】《神农本草经疏》："润而滋补，兼能退热，而专于补肾、润肺、生津、益气，为肝肾真阴不足，劳乏内热，补益之要药。"《本草正》："味重而纯，故能补阴，阴中有阳，故能补气。所以滋阴而不致阴衰，助阳而能使阳旺。"

【现代研究】枸杞子含甜菜碱、多糖、粗脂肪、粗蛋白、硫胺素、核黄素、烟酸、胡萝卜素、抗坏血酸、尼克酸、β-谷甾醇、亚油酸、微量元素及氨基酸等。本品能增强和调节免疫功能，促进骨髓造血，有保肝、降脂、降血糖、抗突变、抗肿瘤、抗疲劳等作用。

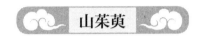

山茱萸

为山茱萸科植物山茱萸的干燥成熟果肉。

【性味归经】酸、涩,微温。归肝、肾经。

【功效主治】补益肝肾,收敛固涩。

【临床应用】山茱萸微温质润,其性温而不燥,补而不峻,既能益精,又可助阳,为平补阴阳之要药。治肝肾阴虚,头晕目眩、腰酸耳鸣者,常与熟地黄、山药等配伍,如六味地黄丸;治命门火衰,腰膝冷痛,小便不利者,常与肉桂、附子等同用,如肾气丸。本品既能补肾益精,又能固精缩尿,于补益之中又具封藏之功,为固精止遗之要药。治肾虚精关不固之遗精、滑精者,常与熟地黄、山药等同用;治肾虚膀胱失约之遗尿、尿频者,常与覆盆子、金樱子、桑螵蛸等药同用。本品酸涩,能收敛止汗,固涩滑脱,为防止元气虚脱之要药。治大汗欲脱或久病虚脱者,常与人参、附子、龙骨等同用。

【用法用量】煎服,6～12g。急救固脱 20～30g。

【古籍药论】《医学衷中参西录》:"大能收敛元气,振作精神,固涩滑脱……收涩之中兼具条畅之性,故又通利九窍,流通血脉,治肝虚自汗,肝虚胁疼腰疼,肝虚内风萌动,且敛正气而不敛邪气,与他酸敛之药不同,是以《本经》谓其逐寒湿痹也。"

【现代研究】山茱萸含山茱萸苷、皂苷、鞣质、糖苷、熊果酸、没食子酸、苹果酸、维生素 A 及挥发油等。本品对免疫功能有调节作用,并能抗菌、抗炎、降血糖、升高白细胞、抗失血性休克、抗实验性肝损害、抑制血小板聚集。其煎剂体外能杀灭小鼠腹水癌细胞。连续服用本品能明显增加血红蛋白含量,增强小鼠体力、抗疲劳、耐缺氧、增强记忆力。

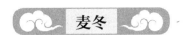

麦冬

为百合科植物麦冬的块根。

【性味归经】甘、微苦,微寒。归心、肺、胃经。

【功效主治】养阴清热,润肺清心。

【临床应用】麦冬味甘柔润,性偏苦寒,长于滋养胃阴,生津止渴,兼清胃热。用于胃阴虚有热之舌干口渴,胃脘疼痛,饥不欲食,呕逆,大便干结等症。本品又善养肺阴,清肺热,有润肺利咽之效。肾络病阴虚失养、热毒上壅者,以本品与玄参、桔梗、生甘草同用,名玄麦甘桔汤。本品归心经,还能养心阴,清心热,并略具除烦安神作用。慢性肾衰竭患者,当病变波及心,则出现心悸、气短、胸闷、汗出、脉弱等心气心阴两虚证，常以麦冬配伍人参、五味子，即生脉散。

【用法用量】 煎服，6～12g。

【古籍药论】《神农本草经》："主心腹结气……胃络脉绝，羸瘦短气。"《本草汇言》："主心气不足，惊悸怔忡，健忘恍惚，精神失守；或肺热肺燥，咳声连发，肺痿叶焦，短气虚喘，火伏肺中，咯血咳血；或虚劳客热，津液干少；或脾胃燥涸，虚秘便难。"

【现代研究】 麦冬含多种甾体皂苷、β-谷甾醇、豆甾醇、高异黄酮类化合物、多种氨基酸、各种类型的多聚糖、维生素A样物质、铜、锌、铁、钾等。本品能增强垂体肾上腺皮质系统功能，提高机体适应性，增强网状内皮系统吞噬能力，升高外周白细胞。有抗菌、抗缺氧、降血糖、抗心律失常及扩张外周血管等作用。

参考文献

[1] 曹留洋，余海源. 中医药防治糖尿病肾病肾脏纤维化的研究进展[J]. 临床肾脏病杂志，2021，21（8）：693-699.

[2] 陈俊利，杨康，杨洪涛，等. 藤类药在慢性肾脏病中的应用现状[J]. 中国中西医结合肾病杂志，2021，22（6）：550 553.

[3] 祁爱蓉，李顺民. 应用中药免疫抑制剂治疗慢性肾病经验[J]. 中医杂志，2013，54（20）：1788-1789.

[4] 何紫阳，蓝家荣，晏子友. 大黄治疗糖尿病肾病的研究近况[J]. 陕西中医，2015，36（4）：503-505.

[5] 高学敏. 中药学[M]. 北京：中国中医药出版社，2017：51-523.

[6] 李平，王国柱，余仁欢. 时振声中医肾脏病学[M]. 北京：中国医药科技出版社，2023：484-533.

[7] 吴昌国. 中医历代药论选[M]. 北京：中国医药科技出版社，2008：53-400.

第六章
肾络病常用方剂

第一节 活血化瘀通络方

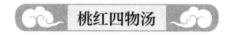
桃红四物汤

【来源】《玉机微义》引《医垒元戎》。
【组成】当归12g,白芍10g,熟地黄15g,川芎9g,桃仁6g,红花4g。
【用法】水煎服。
【功用】养血,活血,调经。
【主治】血虚兼血瘀证。经行量少,血多有块,色紫稠黏,腹痛,舌淡紫,苔白,脉细涩或弦涩。
【方论】本方所治之证,皆由营血虚滞,经隧不畅所致。"血虚多滞,每多经脉不畅",血海不盈则无血可下,冲任不畅则经血阻滞,故经来量少、色或淡或紫。舌淡,脉细为营血亏虚之征;舌紫暗、脉涩,乃瘀血内停之象。治宜养血活血并行,使活血不伤血,补血不滞血。

桃红四物汤以祛瘀为核心,辅以养血、行气。方中以破血之品桃仁、红花为主,力主活血化瘀;以甘温之熟地黄、当归滋阴补肝,养血调经;白芍养血和营,以增补血之力;川芎活血行气,调畅气血,以助活血之功。全方配伍得当,使瘀血祛、新血生、气机畅,化瘀生新是该方的显著特点。

【临床应用】现代药理研究证实，桃红四物汤中多种成分具有抗炎、降血脂、扩血管、抗疲劳及耐缺氧、抗休克、改善微循环等作用。临床主要用于治疗月经失调、痛经、腰腿痛、便秘、糖尿病周围神经病变、慢性肾炎、慢性肾功能衰竭等病症。本方不仅有养血活血之效，而且还能滋养肝肾，对肾络病阴血亏虚、瘀血阻络患者有较好疗效。

血府逐瘀汤

【来源】《医林改错》。

【组成】桃仁 12g，红花 9g，当归 9g，生地黄 9g，川芎 4.5g，赤芍 6g，牛膝 9g，桔梗 4.5g，柴胡 3g，枳壳 6g，甘草 6g。

【用法】水煎服。

【功用】活血化瘀，行气止痛。

【主治】胸中血瘀证。胸痛，头痛，日久不愈，痛如针刺而有定处，或呃逆日久不止，或饮水即呛，干呕，或内热瞀闷，或心悸怔忡，失眠多梦，急躁易怒，入暮潮热，唇暗或两目暗黑，舌质暗红，或舌有瘀斑、瘀点，脉涩或弦紧。

【方论】本方主治诸症皆为瘀血内阻胸部，气机郁滞所致。即王清任所称"胸中血府血瘀"之证。血瘀胸中，气机阻滞，清阳郁遏不升，则胸痛、头痛日久不愈，痛如针刺，且有定处；胸中血瘀，影响及胃，胃气上逆，故呃逆干呕，甚则水入即呛；瘀久化热，则内热瞀闷，入暮潮热；瘀热扰心，则心悸怔忡，失眠多梦；郁滞日久，肝失条达，故急躁易怒；至于唇、目、舌、脉所见，皆为瘀血征象。治宜活血化瘀，兼以行气止痛。

本方由桃红四物汤及四逆散等合化而成，在活血化瘀的基础上又增加了疏肝理气的作用。方中桃仁破血行滞而润燥，红花活血祛瘀以止痛，共为君药。赤芍、川芎助君药活血祛瘀；牛膝活血通经，祛瘀止痛，引血下行，共为臣药。生地黄、当归养血益阴，清热活血；桔梗、枳壳，一升一降，宽胸行气；柴胡疏肝解郁，升达清阳，与桔梗、枳壳同用，尤善理气行滞，使气行则血行，以上均为佐药。桔梗并能载药上行，兼有使药之用；甘草调和诸药，亦为使药。

【临床应用】现代药理研究证实，本方能改善血液流变性和微循环，舒张血管，增加缺血器官的血流量，明显减轻心肌缺血的程度，缩小心肌缺血范围和梗死面积，缓解心绞痛。临床主要用于冠心病心绞痛、风湿性心脏病、胸部挫伤及肋软骨炎之胸痛，以及脑血栓形成、高血压病、高脂血症、血栓闭塞性脉管炎、神经官能症、脑震荡后遗症等属瘀阻气滞者。肾络病过程中出现气滞血瘀兼有肾虚的证候，可以本方为主治疗。

桃核承气汤

【来源】《伤寒论》。

【组成】桃仁 12g，大黄 12g，桂枝 6g，炙甘草 12g，芒硝 6g。

【用法】水煎服。

【功用】逐瘀泻热。

【主治】下焦蓄血证。少腹急结，小便自利，神志如狂，甚则烦躁谵语，至夜发热，以及血瘀经闭，痛经，脉沉实而涩。

【方论】本方由调胃承气汤减芒硝之量，再加桃仁、桂枝而成。《伤寒论》原治邪在太阳不解，化热随经传腑，与血相搏结于下焦之蓄血证。瘀热互结于下焦少腹部位，故少腹急结；病在血分，与气分无涉，膀胱气化未受影响，故小便自利；夜属阴，热在血分，故至夜发热；心主血脉而藏神，瘀热上扰，心神不宁，故烦躁谵语、如狂。证属瘀热互结下焦，治当因势利导，逐瘀泻热，以祛除下焦之蓄血。

方中桃仁苦甘平，活血破瘀；大黄苦寒，下瘀泻热。二者合用，瘀热并治，共为君药。芒硝咸苦寒，泻热软坚，助大黄下瘀泻热；桂枝辛甘温，通行血脉，既助桃仁活血祛瘀，又防硝、黄寒凉凝血之弊，共为臣药。桂枝与硝、黄同用，相反相成，桂枝得硝、黄则温通而不助热；硝、黄得桂枝则寒下又不凉遏。炙甘草护胃安中，并缓诸药之峻烈，为佐使药。诸药合用，共奏破血下瘀泻热之功。

【临床应用】现代药理研究证实，桃核承气汤对提高盆腔炎大鼠局部免疫力有一定的作用，对其受损的组织结构可起到修复作用，具有抑制血栓形成和血小板聚集的作用，大黄酸为桃核承气汤在体内产生活血化瘀的重要药效成分之一。临床主要用于治疗急性盆腔炎、胎盘滞留、附件炎、肠梗阻、前列腺增生、急性脑出血、血管性痴呆等属瘀热互结下焦者。临床应用桃核承气汤治疗肾络病瘀热阻于下焦，证候未必悉具。若见到尿中红细胞阳性，或有少腹拘急、硬满、疼痛、不适感，或有排尿不畅，或有大便秘结，其脉弦紧或弦涩，均可应用桃核承气汤治之。

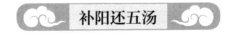

补阳还五汤

【来源】《医林改错》。

【组成】黄芪 120g，当归尾 6g，赤芍 5g，地龙 3g，川芎 3g，红花 3g，桃仁 3g。

【用法】水煎服。

【功用】补气，活血，通络。

【主治】气虚血瘀证。半身不遂，口眼㖞斜，语言謇涩，口角流涎，小便频数或遗尿失禁，舌暗淡，苔白，脉缓无力。

【方论】本方证为中风后，气虚血瘀，血行不畅，脉络瘀阻所致。由于正气亏虚，不能行血，以致脉络瘀阻，筋脉肌肉失养，故半身不遂，口眼㖞斜；气虚血瘀，舌本失养，约束无力，故语言謇涩，口角流涎；气虚不固，膀胱失约，故小便频数，遗尿不禁；苔白，脉缓为气虚之象。可见，本方是以气虚为本，血瘀为标，即王清任提出的"因虚致瘀"理论。治宜补气为主，活血通络为辅。

方中重用生黄芪大补元气为君药，意在使气旺血行，瘀去络通，使祛瘀而不伤正。当归尾长于活血养血，化瘀不伤血，为臣药。与黄芪同用为"当归补血汤"，能补气生血，既弥补经脉血瘀而致的血虚不足，又活血通络而不伤正。川芎、赤芍活血和营；桃仁、红花活血化瘀；地龙性善走窜，通经活络，行走全身，以行药力，共为佐药。

【临床应用】现代药理研究证实，补阳还五汤对脑微循环有改善，促进损伤后神经元的修复，有中枢性镇静、镇痛作用，能降低血压、改善微循环，有抗凝、抗动脉硬化、抗血栓作用，有免疫促进、免疫调节功能及抗炎、抗氧化作用。临床常用于治疗脑血管意外后遗症、小儿麻痹后遗症、冠心病、高血压、肺心病、闭塞性动脉硬化、血栓闭塞性脉管炎、下肢静脉曲张，以及慢性肾炎、糖尿病、前列腺增生等属气虚血瘀者。对肾络病气血失和，络脉瘀阻，尤以气虚血瘀为主者，可用本方化裁治疗，能使气血调和，并在扶正补虚的基础上，消散肾络之微癥瘕。

第二节 祛风除湿通络方

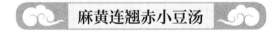

麻黄连翘赤小豆汤

【来源】《伤寒论》。

【组成】麻黄 6g，连翘 6g，杏仁 9g，赤小豆 30g，生梓白皮 30g，生姜 6g，大枣 4 枚，炙甘草 6g。

【用法】水煎服。

【功用】疏风解表，清热利水。

【主治】阳黄兼表证。发热恶寒，无汗身痒，周身黄染如橘色，脉浮滑。

【方论】伤寒太阳表邪不解，腠理闭塞，营卫郁滞，汗不得出，邪热不得外泄，湿浊不得下行，湿热遏郁蕴蒸肝胆，胆汁外溢肌肤，血脉阻滞，瘀热在里，波及血分则发黄。此外有风寒，内有湿热瘀阻，是阳黄兼表，表里同病，其证可伴发热恶寒、无汗、小便不利等症。治法单纯清热或解表，均非所宜，故用麻黄连翘赤小豆汤，既能解散在表之风寒，又能清热利湿以退黄。

方中麻黄、杏仁、生姜辛散表邪，宣发郁热，连翘、生梓白皮清热解毒，赤小豆清利湿热，大枣、甘草调和脾胃。诸药合用，使表里宣通，湿热得以清泄。本方应用宣、清、利等治法，寒温并施，苦辛并用，意在上开鬼门以发汗，下洁净府以利小便，既使湿热之邪上下分消，又使风邪从表而解。

【临床应用】现代药理研究证实，麻黄连翘赤小豆汤具有改善模型动物肝组织的损伤及代谢功能、预防和治疗肾炎、抗过敏及抗变态反应、抑制瘙痒反应等作用。临床常用于急性黄疸性肝炎、急性肾炎、荨麻疹、湿疹、带状疱疹、银屑病、肝肾综合征、妇女经期浮肿、周围血管病、血管神经性水肿、风湿病等外有表气郁闭、内有湿热蕴结者。肾络病初起，或缓解期因外感而诱发，症见恶寒、发热，一身尽肿，小便不利，并有咳嗽、咽痛，或有疖肿、痤疮等，证属风水湿热或热毒者，可用此方治疗。

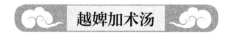

越婢加术汤

【来源】《金匮要略》。
【组成】麻黄12g，石膏24g，生姜9g，炙甘草6g，白术12g，大枣5枚。
【用法】水煎服。
【功用】疏风泄热，发汗利水。
【主治】水肿之皮水。一身面目悉肿，发热恶风，小便不利，苔白，脉沉。
【方论】本方所治皮水，乃脾气虚弱，不能运化水湿，复感外风，肺气不宣，通调水道失职，风水相搏，水湿泛滥于肌肤而成。临床以面目、肌肤水肿，小便不利为主症。初病，邪在表，其脉多浮；病进，水气盛，其脉多沉。对于皮水，治从太阴，以宣肺行水、健脾利湿为法。

本方重用麻黄，既取其发汗、利水之功，使肌表水湿随汗而去，内停之水湿从下而出；又取其开宣肺气之能，使肺的宣降功能正常，通调水道，有利于水湿消除。配生姜以宣散发越，石膏辛凉以清内郁之热，加白术以健脾渗利水湿，炙甘草、大枣补益中气以培土胜湿。诸药合用，表里双解，使表和里通，诸症得除。

【临床应用】现代药理研究证实，越婢加术汤具有利尿、解热、降温、抗菌、抗炎、抗过敏等作用。临床主要用于治疗类风湿关节炎、特发性水肿、急性肾炎、哮喘、外感高热、荨麻疹、急性支气管炎、肝硬化、甲状腺功能减退症等病证属风水郁热者。肾络病患者，面目及腰部以上浮肿，或一身尽肿，伴有恶风、微热、口渴，脉不浮而沉者，可用此方治疗。

防己黄芪汤

【来源】《金匮要略》。

【组成】防己 12g，黄芪 15g，甘草 6g，白术 9g，生姜 3g，大枣 1 枚。

【用法】水煎服。

【功用】益气祛风，健脾利水。

【主治】表虚不固之风水或风湿证。汗出恶风，身重微肿，或肢节疼痛，小便不利，舌淡苔白，脉浮。

【方论】本方所治风水或风湿，乃因表虚卫气不固，风湿之邪伤于肌表，水湿郁于肌腠所致。风性开泄，表虚不固，营阴外泄则汗出，卫外不密故恶风；湿性重浊，水湿郁于肌腠，则身体重着，或微有浮肿；内湿郁于肌肉、筋骨，则肢节疼痛。舌淡苔白，脉浮为风邪在表之象。风湿在表，当从汗解，表气不足，则又不可单行解表除湿，只宜益气固表与祛风行水并施。

方中防己祛风行水，黄芪益气固表，且能行水消肿，两药合用，祛风而不伤表，固表而不留邪，共为君药。白术补气健脾祛湿，为臣药，与防己相配则增祛湿行水之力，与黄芪相伍增益气固表之功。甘草培土和中，调和药性，为使药。加姜枣为佐，调和营卫。诸药合用，使肌表得固，脾气得健，风邪得除，水湿得运，则风水、风湿之证自愈。

【临床应用】现代药理研究证实，防己黄芪汤具有利尿、抗炎及抗过敏、解热、止痛、强心、降压及调节机体免疫功能等作用。临床常用于治疗慢性肾小球肾炎、心源性水肿、风湿性关节炎等属表虚湿盛者。肾络病患者，水肿较重，风水与里水并存，症见汗出恶风、水肿身重、小便不利、脉浮者，可用此方治疗。

独活寄生汤

【来源】《备急千金要方》。

【组成】独活 9g，桑寄生、杜仲、牛膝、细辛、秦艽、茯苓、肉桂心、防风、川芎、人参、甘草、当归、芍药、干地黄各 6g。

【用法】水煎服。

【功用】祛风湿，止痹痛，益肝肾，补气血。

【主治】痹证日久，肝肾两虚，气血不足证。腰膝疼痛、痿软，肢节屈伸不利，或麻木不仁，畏寒喜温，心悸气短，舌淡苔白，脉细弱。

【方论】本方为治疗久痹而肝肾两虚，气血不足之常用方。其证乃因感受风寒湿邪而患痹证，日久不愈，累及肝肾，耗伤气血所致。风寒湿邪客于肢体关节，气血运行不畅，故见腰膝疼痛，久则肢节屈伸不利，或麻木不仁，正如《素问·痹论》所言："痹在于骨则重……在于肉则不仁。"肾主骨，肝主筋，邪客筋骨，日久必致损伤肝肾，耗伤气血。又腰为肾之府，膝为筋之府，肝肾不足，则见腰膝痿软；气血耗伤，故心悸气短。证属正虚邪实，治宜扶正与祛邪兼顾，既应祛散风寒湿邪，又当补益肝肾气血。

方中重用独活为君，辛苦微温，善治伏风，除久痹，且性善下行，以祛下焦与筋骨间的风寒湿邪。臣以细辛、防风、秦艽、桂心，细辛入少阴肾经，长于搜剔阴经之风寒湿邪，又除经络留湿；秦艽祛风湿，舒筋络而利关节；桂心温经散寒，通利血脉；防风祛一身之风而胜湿，君臣相伍，共祛风寒湿邪。本证因痹证日久而见肝肾两虚，气血不足，遂佐入桑寄生、杜仲、牛膝以补益肝肾而强壮筋骨，且桑寄生兼可祛风湿，牛膝尚能活血以通利肢节筋脉；当归、川芎、地黄、白芍养血和血，人参、茯苓、甘草健脾益气。纵观全方，以祛风寒湿邪为主，辅以补肝肾、益气血之品，邪正兼顾，祛邪不伤正，扶正不留邪。

【临床应用】现代药理研究证实，独活寄生汤具有抗炎、抗氧化、抑凋亡、促再生、抗肿瘤等作用。临床常用于骨性关节炎、类风湿关节炎、风湿性多肌痛、强直性脊柱炎、骨质疏松症、风湿性坐骨神经痛、腰肌劳损、骨质增生症、小儿麻痹等属风寒湿痹日久，正气不足者。肾络病气血亏虚、肝肾不足，兼有风寒湿痹，腰膝、关节疼痛，舌淡苔白，脉细弱，可用本方加减治疗。

第三节　祛湿泄浊通络方

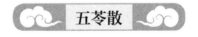

五苓散

【来源】《伤寒论》。
【组成】猪苓9g，泽泻15g，白术9g，茯苓9g，桂枝6g。
【用法】上药共为细末。每服6g，每日3次。服后多饮开水，汗出愈。
【功用】利水渗湿，温阳化气。
【主治】膀胱气化不利之蓄水证。小便不利，头痛微热，烦渴欲饮，甚则水入即吐，或脐下动悸，吐涎沫而头目眩晕，或短气而咳，或水肿、泄泻，舌苔白，脉浮或浮数。

【方论】本方原治太阳表邪不解，循经传腑，导致膀胱气化不利，而成太阳经腑同病。太阳表邪未解，故头痛微热；膀胱气化失司，故小便不利；水蓄不化，郁遏阳气，气不化津，津液不得上承于口，故渴欲饮水；其人本有水蓄下焦，饮入之水不得输布而上逆，致水入即吐，故此又称"水逆证"。水湿内盛，泛溢肌肤，则为水肿；水湿之邪，下注大肠，则为泄泻；水饮停于下焦，水气内动，则脐下动悸；水饮上犯，阻遏清阳，则吐涎沫而头眩；水饮凌肺，肺气不利，则短气而咳。本方主治病症虽多，但其均为水湿内盛，膀胱气化不利所致。治以利水渗湿为主，兼以温阳化气之法。

方中重用泽泻为君，以其甘淡，直达肾与膀胱，利水渗湿。臣以茯苓、猪苓之淡渗，增强其利水渗湿之力。佐以白术、茯苓健脾以运化水湿，桂枝温阳化气以助利水，解表散邪以祛表邪。《伤寒论》示人服后当饮暖水，以助发汗，使表邪从汗而解。诸药相伍，甘淡渗利为主，佐以温阳化气，使水湿之邪从小便而去。

【临床应用】现代药理研究证实，五苓散具有利尿、降压、调节代谢、保护肾脏、止泻等作用。临床常用于治疗肾炎、心脏病、肝硬化引起的水肿，以及急性肠炎、尿潴留、脑积水等属水湿内盛者。肾络病表现为全身浮肿、小便不利、脉濡、苔白腻等，辨证为三焦不畅、膀胱气化不利者，均可运用本方治疗。

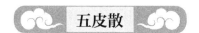

五皮散

【来源】《中藏经》。

【组成】桑白皮、陈橘皮、生姜皮、大腹皮、茯苓皮各等份。

【用法】上药共研粗末。每用 9g，水煎，不拘时温服。

【功用】利水消肿，行气健脾。

【主治】脾虚湿盛、气滞水泛之皮水证。一身悉肿，肢体沉重，心腹胀满，上气喘急，小便不利，以及妊娠水肿，苔白腻，脉沉缓。

【方论】本方所治之皮水证，系由脾湿壅盛，泛溢肌肤而致。水湿泛溢，故一身悉肿；湿性重浊，则肢体沉重；湿邪最易阻碍气机，气机壅滞则心腹胀满；肺气不降，则上气喘急。治宜利水消肿，理气健脾。

方中以茯苓皮为君，甘淡性平，功专行皮肤水湿，奏利水消肿之功。臣以大腹皮，行气消胀，利水消肿；橘皮理气和胃，醒脾化湿。佐以生姜皮，和脾散水消肿，桑白皮清降肺气，通调水道以利水消肿。

【临床应用】现代药理研究证实，五皮散具有利尿、增强免疫力、促进消化、调节血糖等作用。临床常用于治疗特发性水肿、肝硬化难治性腹水、骨折术后肢体肿胀、肾病综合征、急性感染性腹泻等病症。肾络病水肿，表现为一身悉肿，心腹胀满，小便不利，苔白腻，脉沉缓，证属脾虚受湿、气滞水停者，可用本方治疗。如水肿较重，也可配合五苓散同用，以增强化湿利水之功。

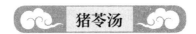

猪苓汤

【来源】《伤寒论》。

【组成】猪苓12g，茯苓12g，泽泻10g，阿胶10g，滑石10g。

【用法】水煎服。

【功用】利水，清热，养阴。

【主治】水热互结证。小便不利，发热，口渴欲饮，或心烦不寐，或兼有咳嗽、呕恶、下利，舌红苔白或微黄，脉细数。

【方论】伤寒之邪传入于里，化而为热，与水相搏，遂成水热互结、热伤阴津之证。水热互结，气化不利，热灼阴津，津不上承，故小便不利、发热、口渴欲饮；阴虚生热，内扰心神，则心烦不寐；水气上逆于肺则为咳嗽，流于胃脘则为呕恶，注于大肠则为下利；舌红苔白或微黄、脉细数为里热阴虚之征。治宜利水清热养阴。

方中以猪苓为君，取其归肾、膀胱经，专以淡渗利水。臣以泽泻、茯苓之甘淡，益猪苓利水渗湿之力，且泽泻性寒兼可泄热，茯苓尚可健脾以助运湿。佐入滑石之甘寒，利水、清热两彰其功；阿胶滋阴润燥，既益已伤之阴，又防诸药渗利重伤阴血。诸药合用，利水渗湿为主，清热养阴为辅，体现了利水而不伤阴、滋阴而不碍湿的配伍特点。

【临床应用】现代药理研究证实，猪苓汤对泌尿系统具有利尿、抗菌、改善肾脏局部炎症、改善肾功能、抑制肾结石形成等作用。临床常用于治疗急、慢性肾炎、肾病综合征、肾积水、肾结石、乳糜尿、膀胱过度活动症、膀胱炎、前列腺炎、尿道炎、糖尿病肾病等属水热互结伤阴者。肾络病表现为水肿、小便不利、口渴、身热、舌红、脉细数，多有阴虚血亏内热，可用本方加减治疗。

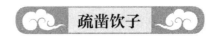

疏凿饮子

【来源】《济生方》。

【组成】泽泻12g，赤小豆15g，商陆6g，羌活9g，大腹皮15g，椒目9g，木通12g，秦艽9g，槟榔9g，茯苓皮30g，生姜5片。

【用法】水煎服。

【功用】泻下逐水，疏风发表。

【主治】水湿壅盛证。遍身浮肿，喘息，口渴，小便不利，大便秘结，脉沉迟。

【方论】本方所治之证，多为水湿壅盛，泛溢表里的阳水实证。水湿内停外溢，故全身水肿；湿浊壅结，三焦气机闭阻，故二便不利；水邪侵肺，导致肺气不利，故呼吸喘促；水壅气结，津液不布，故口渴；脉沉迟为水湿壅盛、气机阻遏之征。治宜表里分消之法。

方中商陆通利二便，使在里之水从下而走；槟榔、椒目、赤小豆去胀攻坚，行水于腹里；木通泻心肺之水，达于小肠；泽泻泻脾肾之水，通于膀胱。羌活、秦艽疏风透表，使在表之水从汗而泄；大腹皮、茯苓皮、生姜辛散淡渗，宣开在表之水气。诸药配伍，通里与疏表互为促进，相得益彰，用于水气弥漫，充斥内外之水肿重证者，诚有良效。

【临床应用】现代药理研究证实，疏凿饮子具有利尿、导泻、抗感染、抗炎、调节免疫功能、强心、降血压、改善血液流变学等作用。临床常用于治疗急性肾炎水肿、原发性肾病综合征、血管神经性水肿、腱鞘积液、恶性腹腔积液、痛风性关节炎等属水湿壅盛者。对肾络病患者出现遍身水肿、二便不利，且胸、腹水较重者，可以试用本方。

程氏萆薢分清饮

【来源】《医学心悟》。

【组成】萆薢30g，黄柏9g，石菖蒲9g，茯苓15g，白术9g，莲子心15g，丹参15g，车前子15g。

【用法】水煎服。

【功用】清热利湿，分清化浊。

【主治】下焦湿热之膏淋、白浊。小便混浊不清，小腹胀痛不适，小便不利，淋涩热痛，舌苔黄腻，脉濡数。

【方论】本方所治膏淋、尿浊，为湿热阻滞下焦之实证。主要由饮食不慎，嗜食肥甘厚味之物，致脾失健运，酿生湿热；或病后，湿热不除，蕴结于下焦，清浊不分，而致小便混浊不清。湿热阻滞气机，则小腹胀痛不适、小便不利、淋涩热痛。舌苔黄腻、脉濡数为湿热之象。治宜清热利湿，分清化浊。

方中萆薢既能除湿，又有固精功效，为君药。车前子、茯苓淡渗利湿，导泄已停之湿浊，疏通堵塞之窍隧；以石菖蒲芳香化浊，白术运脾除湿，杜绝脾湿下流，即土坚凝则水自澄清之意；黄柏苦寒坚阴，清泻相火，莲心味苦入心，清其心火，与萆薢配合，使君相之火不炽，阴精得以蛰藏。佐以丹参活血祛瘀通络。燥湿导浊、活血行滞、清泻相火三者兼顾，是其配方特点。

【临床应用】现代药理研究证实，程氏萆薢分清饮有利尿、抗炎、杀菌、止痛、降尿酸等作用。临床常用于治疗慢性前列腺炎、前列腺增生、肾盂肾炎、肾病综合征、痛风、盆腔炎、淋病、乳糜尿等属下焦湿热者。肾络病下焦湿热，出现口苦口黏、胸闷肢沉、尿少黄赤、舌苔黄腻、脉濡数，可用本方治疗。

第四节　清热解毒通络方

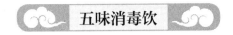

五味消毒饮

【来源】《医宗金鉴》。

【组成】金银花20g，野菊花、蒲公英、紫花地丁、紫背天葵各15g。

【用法】水煎服。

【功用】清热解毒，消散疔疮。

【主治】火毒结聚之痈疮疔肿。各种疔毒初起，红肿热痛或发热恶寒，疮形如粟，坚硬根深，状如铁钉，舌红苔黄，脉数。

【方论】本方所治之证，多由外感热毒，壅滞于肌肤，气血凝滞所致，治疗以清热解毒，消散疔疮为主。方中金银花、野菊花，功擅清热解毒散结。金银花入肺胃，可解中上焦之热毒，野菊花入肝经，专清肝胆之火，二药相配，善清气分热结。蒲公英、紫花地丁均具清热解毒之功，为痈疮疔毒之要药。蒲公英兼能利水通淋，泻下焦之湿热，与紫花地丁相配，善清血分之热结。紫背天葵能入三焦，善除三焦之火。五药合用，气血同清，三焦同治，兼能开三焦热结，利湿消肿。方中少加酒，且煎后热服，乃通血脉、行药势，利于消散痈肿疔疮。

【临床应用】现代药理研究证实，五味消毒饮具有抗炎、消肿作用，可直接抑制金黄色葡萄球菌，提高体液免疫、细胞免疫以及巨噬细胞吞噬功能。临床常用于治疗急性乳腺炎、蜂窝织炎等外科急性感染，糜烂性胃炎、前列腺炎、前庭大腺炎、带状疱疹、湿疹、葡萄膜炎、附睾炎、扁桃体炎、阑尾炎、尿路感染、肛窦炎、癌性发热、下肢网状淋巴管炎等具有热毒证候者。肾络病患者应用激素治疗，出现热毒炽盛的表现，可用本方清热解毒，对合并痤疮感染、丹毒、腹膜炎者均可用之。

四妙勇安汤

【来源】《验方新编》。

【组成】金银花、玄参各90g,当归60g,甘草15g。

【用法】水煎服。

【功用】清热解毒,活血止痛。

【主治】热毒炽盛、血脉瘀阻之脱疽。患肢疼痛剧烈,暗红微肿灼热,趾节溃烂腐臭,或见发热口渴,舌红脉数。

【方论】本方所治的脱疽,属于感受寒邪,郁结化热,血脉瘀阻所致。感受寒邪,四肢末端血运不利,血络瘀阻不通,遂致疼痛剧烈;日久化热,遂呈患部暗红微肿;脉络不通,肢端失去濡养,热郁血腐,遂见趾节溃烂腐臭;舌红脉数,是热毒炽盛之象。治宜清热解毒,活血止痛。

方中金银花甘寒入心,善于清热解毒,故重用为君药;当归活血散瘀,流通血脉,以濡养四末;玄参泻火解毒,养阴散结;甘草清解百毒,配金银花加强清热解毒之力,合当归、玄参养阴生津,调和诸药。四药合用,清热解毒,活血化瘀,为治疗脱疽的良方。本方药仅四味,功效绝妙,且量大力专,服药之后,勇猛迅速,能使邪祛病除。

【临床应用】现代药理研究证实,四妙勇安汤具有改善血液流变学性质、降低纤维蛋白原含量、增加血浆中纤溶酶活性、促进纤溶系统和溶解血栓以及抗炎、保护血管的作用。临床常用于治疗血栓闭塞性脉管炎、静脉炎、下肢溃疡、坐骨神经痛、下肢深静脉栓塞等属热毒炽盛、血脉瘀阻者。肾络病患者,症见皮肤红斑、肢体关节疼痛、发热口干、舌红脉细数,属阴虚火旺、热毒瘀阻者,可用本方加减治疗。

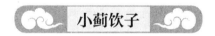

小蓟饮子

【来源】《济生方》。

【组成】小蓟9g,生地黄9g,滑石15g,木通6g,蒲黄6g,藕节6g,淡竹叶6g,当归6g,栀子9g,炙甘草6g。

【用法】水煎服。

【功用】凉血止血,利水通淋。

【主治】热结下焦之血淋、尿血。尿中带血,小便频数,赤涩热痛,舌红,脉数。

【方论】本方证因下焦瘀热,损伤膀胱血络,气化失司所致。热聚膀胱,损伤血络，血随尿出，故尿中带血，其痛者为血淋，若不痛者为尿血；由于瘀热蕴结下焦，膀胱气化失司，故见小便频数、赤涩热痛；舌红脉数，亦为热结之征。治宜凉血止血，利水通淋。

方中小蓟甘凉入血分，功擅清热凉血止血，又可利尿通淋，尤宜于尿血、血淋之症，为君药。生地黄甘苦性寒，凉血止血，养阴清热；蒲黄、藕节助君药凉血止血，并能消瘀，共为臣药。君臣相配，使血止而不留瘀。热在下焦，宜因势利导，故以滑石、淡竹叶、木通清热利水通淋；栀子清泄三焦之火，导热从下而出；当归养血和血，引血归经，尚有防诸药寒凉滞血之功，合而为佐。使以炙甘草缓急止痛，和中调药。诸药合用，共成凉血止血为主、利水通淋为辅之方。

【临床应用】现代药理研究证实，小蓟饮子具有抗病原微生物、抗炎、抗过敏、抗氧化损伤及免疫促进作用，对血液系统既有抗凝、抗血栓形成，又有促凝、局部止血作用，对肾功能具有保护作用，还有显著的利尿作用。临床常用于急性尿路感染、急性肾小球肾炎、肾盂肾炎、蛋白尿、乳糜尿、精囊炎等属热结下焦者。肾络病以血尿、小便赤涩热痛、舌红脉数为主要表现，辨证属下焦湿热、迫血妄行者，可以本方加减治之。

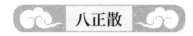

八正散

【来源】《太平惠民和剂局方》。

【组成】瞿麦6g，萹蓄9g，滑石9g，车前子9g，木通6g，栀子6g，大黄3g，甘草6g，灯心草3g。

【用法】水煎服。

【功用】清热泻火，利水通淋。

【主治】湿热淋证。尿频尿急，溺时涩痛，淋沥不畅，甚则癃闭不通，小腹胀急，口燥咽干，舌苔黄腻，脉滑数。

【方论】本方证为湿热下注，蕴结膀胱所致。湿热蕴结膀胱，水道不利，故尿频尿急，溺时涩痛，淋沥不畅，甚则癃闭不通，小腹胀急；邪热伤津，故口燥咽干；舌苔黄腻，脉沉数，均为湿热之征。治宜清热泻火，利水通淋。

方中萹蓄、瞿麦苦寒，善清利膀胱湿热，引湿热下行，为君药。滑石、木通、车前子均能清热利尿，通淋利窍，为臣药。栀子通泻三焦之火，大黄通腑泻热，使湿热之邪从二便分消，为佐药。甘草调和诸药，缓急止痛，加少量灯心草导热下行，为使药。

【临床应用】现代药理研究证实，八正散具有利尿、抑菌、抗炎、镇痛、促凝止血的作用。此外，还能降血脂、降血压。临床常用于膀胱炎、尿道炎、急性前列腺炎、泌尿系结石、肾盂肾炎等属下焦湿热者。肾络病出现下焦湿热，尿频尿急、溺时涩痛、少腹胀满，甚则癃闭不通，可用本方治疗。

第五节 消癥散结通络方

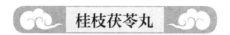
桂枝茯苓丸

【来源】《金匮要略》。

【组成】桂枝、茯苓、牡丹皮、桃仁、芍药各 9g。

【用法】上药共研细末，炼蜜为丸。每服 6～9g，每日 1～3 次，食前服。

【功用】活血，化瘀，消癥。

【主治】瘀阻胞宫证。妇人素有癥块，妊娠漏下不止，或胎动不安，血色紫黑晦暗，腹痛拒按，或经闭腹痛，或产后恶露不尽而腹痛拒按者，舌质紫暗或有瘀点，脉沉涩。

【方论】本方原治妇人素有癥块，致妊娠胎动不安或漏下不止之证。证由瘀阻胞宫所致。瘀血癥块，停留于胞宫，冲任失调，胎元不固，则胎动不安；瘀阻胞宫，阻遏经脉，以致血溢脉外，故见漏下不止、血色紫黑晦暗；瘀血内阻胞宫，血行不畅，不通则痛，故腹痛拒按等。治宜活血化瘀，缓消癥块。

方中桂枝辛甘而温，温通血脉，以行瘀滞，为君药。桃仁味苦甘平，活血祛瘀，助君药以化瘀消癥，用之为臣；牡丹皮、芍药味苦而微寒，既可活血以散瘀，又能凉血以清退瘀久所化之热，芍药并能缓急止痛；茯苓甘淡平，渗湿祛痰，以助消癥之功，健脾益胃，扶助正气，均为佐药。丸以白蜜，甘缓而润，以缓诸药破泄之力，是以为使。诸药合用，共奏活血化瘀、缓消癥块之功，使瘀化癥消，诸症皆愈。

【临床应用】现代药理研究证实，桂枝茯苓丸具有改善微循环、降低血液黏度、扩张血管、降血压、抗炎、改善肾功能、保护缺血性脑损伤、调节免疫和内分泌等作用。临床常用于子宫肌瘤、子宫内膜异位症、卵巢囊肿、附件炎、慢性盆腔炎、乳腺增生、前列腺增生、前列腺炎、附睾炎、视网膜静脉闭塞、心绞痛、高脂血症、慢性肾功能不全等属瘀血留滞者。慢性肾脏病患者瘀阻肾络，微癥瘕形成，尿中蛋白量多，兼有面色晦暗、倦怠乏力、舌质紫暗、脉涩，可用本方治疗。

海藻玉壶汤

【来源】《外科正宗》。

【组成】海藻、贝母、陈皮、昆布、青皮、川芎、当归、连翘、半夏、甘草、独活各3g,海带1.5g。

【用法】水煎服。

【功用】化痰行气,消瘿散结。

【主治】痰瘀气结证。瘿瘤初起,或肿或硬,或赤或不赤,但未破者,苔薄白,脉弦滑。

【方论】本方所治之证,多成于气滞痰凝,由气及血,以致气血结聚而见瘿瘤,或肿或硬,或赤不赤。治当化痰软坚,散结消瘿。

方中海藻、昆布、海带化痰软坚,散结消瘿,为治瘿瘤之要药,共为君药。青皮、陈皮行气解郁,使气顺则痰消;当归、川芎活血调营。四味相合,活血理气,调畅气血以助散结消瘿,共为臣药。佐以半夏、贝母化痰散结,合君药则化痰散结消瘿之力著;连翘清热散结,独活辛散通络。甘草与海藻相反,取其相反相成,以激发药力,且调和诸药,用为佐使。诸药配伍,化痰、散结、行气、活血并施,以渐消瘿。

【临床应用】现代药理研究证实,海藻玉壶汤含有大量的碘,能促进代谢功能,并能改善微循环、抗凝、强心,还具有抗炎、抗氧化、调节免疫功能和抗肿瘤作用。临床常用于单纯性甲状腺肿、甲状腺腺瘤、囊肿性痤疮、乳腺增生症、冠心病、高脂血症、声带小结、急性淋巴结炎、非酒精性脂肪肝、类风湿关节炎等属痰瘀气结者。慢性肾脏病日久,"痰、郁、热、瘀"充斥肾络,逐渐形成"微型癥瘕",出现顽固性蛋白尿,可用本方化裁以清热化痰,散结消癥。

第六节 虫类搜剔通络方

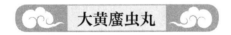

大黄䗪虫丸

【来源】《金匮要略》。

【组成】大黄(蒸)75g,甘草90g,黄芩、桃仁、杏仁、水蛭、虻虫、蛴螬各60g,芍药120g,干地黄300g,干漆、䗪虫各30g。

【用法】上为末,炼蜜为丸,如小豆大。每服5丸,酒送下,每日3次。

【功用】活血通络,祛瘀生新。

【主治】五劳虚极，干血内停证。形体羸瘦，腹满不能饮食，食伤、忧伤、饮伤、房室伤、饥伤、劳伤、经络营卫气伤，内有干血，肌肤甲错，两目暗黑。

【方论】本方原治"五劳虚极羸瘦"，由于劳伤日久，经络营卫气伤，"干血"瘀阻络脉，阻滞化机而致虚劳诸证。正气极度虚弱，故肌肉消瘦；瘀血久积，故腹部胀满，不能饮食；瘀阻化机，新血不生，久瘀化热，耗伤阴血，肌肤失于濡养，故见肌肤干枯粗糙，如鱼鳞交错，两眼目眶周围青紫发黑。治宜破血消癥，祛瘀生新。

方中䗪虫破瘀血，消肿块，通经脉，合大黄通达三焦以逐干血；桃仁、干漆、水蛭、虻虫、蛴螬活血通络，消散积聚，攻逐瘀血；黄芩配大黄，清上泻下，共逐瘀热；黄芩配杏仁清宣肺气而解郁热；桃仁配杏仁降肺气，开大肠，祛瘀血；地黄、甘草、芍药滋阴补肾，养血濡脉，和中缓急；用酒送服，以行药势。诸药合用，共奏祛瘀血、清瘀热、滋阴血、润燥结之效。

【临床应用】现代药理研究证实，大黄䗪虫丸有保肝利胆、增强免疫、改善微循环、增加心肌血流量、降低血液黏度、抑制血栓形成和血小板聚集、增加纤维蛋白溶解酶活性、降脂、抗动脉粥样硬化作用，并有显著的镇静、镇痛、抗惊厥作用。临床常用于治疗慢性肝炎、肝硬化、高脂血症、黄褐斑、银屑病、结节性红斑、盆腔炎性包块、乳腺增生、子宫肌瘤、慢性前列腺炎、慢性肾功能衰竭、脑动脉硬化症等属干血内停者。肾络病患者由于脾肾功能长期失调，气血亏损，顽固性水肿、蛋白尿，伴见形体羸瘦、面色黧黑、舌紫暗、脉结代，此为干血内停，可用本方扶正祛瘀生新。

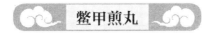

鳖甲煎丸

【来源】《金匮要略》。

【组成】炙鳖甲、赤硝各90g，蟅螂45g，芍药、牡丹皮、土鳖虫各37g，蜂房30g，炒乌扇、柴胡、黄芩、鼠妇、干姜、大黄、桂枝、厚朴、石韦、紫葳、阿胶各22.5g，瞿麦、桃仁各15g，葶苈子、半夏、人参各7.5g。

【用法】上为末，炼蜜为丸，如梧桐子大。每服7丸，每日3次。

【功用】活血通络，祛湿化痰，化积消癥。

【主治】疟母，并治一切痞积。胁下癥块，触之硬痛，推之不移，舌淡紫，苔白，脉弦细涩。

【方论】本方原治疟母结于胁下。疟母之成，每因疟疾久踞少阳，进而深伏经隧，以致正气日衰，气血运行不畅，营血涩滞而成瘀，津液不布而成痰，疟邪"假血依痰"聚而成形，留于胁下所致。现常用于治腹中癥积。癥积一病，乃气滞日久，痰瘀阻络，息而成积，故治法宜行气活血，祛痰通络，化积消癥。

方中重用鳖甲软坚散结，通络开痹；大黄、牡丹皮、桃仁、土鳖虫破血攻瘀，疏通经络；蜣螂、蜂房、鼠妇、赤硝活血破瘀，攻毒祛风，活络止痛；柴胡、厚朴行气开郁，调达郁结；半夏、茯苓、葶苈子、瞿麦、石韦祛痰除湿；干姜、黄芩协调阴阳；桂枝、芍药调和营卫；人参、阿胶益气养血。诸药合用，共奏破血通络、理气祛痰、益气养血、燮理阴阳、调和营卫之功。

【临床应用】现代药理研究证实，鳖甲煎丸有抑制肝脏结缔组织增生、抑制肾脏系膜细胞增殖、减少细胞外基质积聚、提高血浆蛋白、调节免疫、抑制肿瘤增生等作用。临床常用于治疗肝硬化、肝恶性肿瘤、心绞痛、痴呆、血吸虫病、面部黄斑、子宫肌瘤、肾病综合征、肾纤维化、慢性肾功能衰竭等属络息成积者。肾络病患者肾脏萎缩，肾功能严重受损，伴见精神萎靡、面色无华、肌肤甲错、下肢浮肿、舌淡紫、脉弦细涩，可用本方加减治疗。

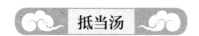

抵当汤

【来源】《伤寒论》。

【组成】水蛭、虻虫各6g，桃仁9g，大黄9g。

【用法】水煎服。

【功用】破血逐瘀。

【主治】下焦蓄血证。少腹硬满疼痛，小便自利，喜忘发狂，大便色黑，脉微而沉。

【方论】本方原治"太阳蓄血证"。太阳病六七日，表证不解，外邪循经化热入里，与瘀血互结于下焦而形成太阳蓄血证。太阳蓄血，邪热与瘀血结于下焦，故见少腹硬满疼痛、大便色黑；瘀热之邪上扰心神，故见喜忘发狂；"小便自利"，为膀胱气化功能正常，而非蓄水之证；脉微而沉为血蓄于里、气血受阻之象。本证属表邪不解，里证已成，然而其脉象不浮反沉，表证已属强弩之末，证情以里为急重，当急治其里，故用抵当汤破血逐瘀。方中水蛭、虻虫直入血络，破血逐瘀；桃仁活血化瘀；更配大黄荡涤瘀热，因势利导，使瘀血从下而出。本方为攻逐瘀血峻剂，使用时应中病即止。年老体弱、孕妇及溃疡病等应慎用本方。

【临床应用】现代药理研究证实，抵当汤可保护血管内皮细胞，抑制肾上腺素和组胺诱导的主动脉环血管收缩反应，降低最大收缩力，并具有降脂、抗血小板聚集和黏附的作用。临床常用于缺血性脑血管病、血管性痴呆、脑动脉硬化、冠心病、慢性肾功能衰竭、前列腺增生、高黏血症、痛经、精神分裂症、丹毒等属瘀热互结者。肾络病瘀血重症，伴见便秘、腹痛胀满、烦躁、舌淡紫苔白、脉沉迟或弦细涩，可用本方加减治疗。

升降散

【来源】《伤寒瘟疫条辨》。

【组成】白僵蚕 6g，蝉蜕 3g，大黄 12g，姜黄 9g。

【用法】上药共研细末，和匀。每服 10～15g，用黄酒、蜂蜜调匀冷服，每日 2 次。

【功用】升清降浊，散风清热。

【主治】温病表里三焦大热，其证不可名状者。憎寒壮热，或头痛如破，或烦渴引饮，或咽喉肿痛，或身面红肿，或斑疹杂出，或胸膈胀闷，或上吐下泻，或吐衄便血，或神昏谵语，或舌卷囊缩。

【方论】

方以僵蚕为君，蝉蜕为臣，姜黄为佐，大黄为使，米酒为引，蜂蜜为导。僵蚕、蝉蜕祛风解痉，散风热，宣肺气，宣阳中之清阳；大黄、姜黄荡积行瘀，清邪热，解温毒，降阴中之浊阴；酒引之使上行，蜂蜜润之使下导。本方两两相伍，一升一降，可使阳升阴降，内外通和，而温病表里三焦之热全清。

【临床应用】现代药理研究证实，升降散具有抗炎、解热、镇静、镇痛、抗过敏、止咳、祛痰、抑菌、抗病毒的作用，对非特异性免疫、体液免疫及细胞免疫都有一定的抑制作用，同时还能降低血液黏稠度，抑制肾小球系膜细胞与基质增生。临床常用于治疗流行性感冒、流行性腮腺炎、咽炎、扁桃体炎、荨麻疹、带状疱疹、疱疹性口炎、肠易激综合征、胆囊炎、过敏性紫癜性肾炎、慢性肾功能不全、类风湿关节炎、小儿肠系膜淋巴结炎、急性胰腺炎等属郁热内伏、升降失常者。肾络病火郁三焦，外有憎寒、内有壮热、口苦咽干、水肿、小便不利、大便干结、舌红苔黄燥者，可用本方治疗。

第七节　温阳补气通络方

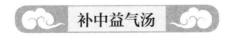

补中益气汤

【来源】《脾胃论》。

【组成】黄芪 18g，人参 6g，当归 3g，陈皮 6g，升麻 6g，柴胡 6g，白术 9g，炙甘草 9g。

【用法】水煎服。

【功用】补中益气，升阳举陷。

【主治】脾胃气虚、中气下陷证。饮食减少，体倦肢软，少气懒言，面色萎黄，大便稀溏，或身热自汗、渴喜热饮，或脱肛、子宫脱垂、久泻久痢、崩漏，舌淡，脉虚大。

【方论】本方所治之证，系因饮食劳倦，损伤脾胃，以致脾胃气虚，清阳下陷。脾胃为营卫气血生化之源，脾胃气虚，纳运乏力，故饮食减少、少气懒言、大便稀薄；脾主升清，脾虚则清阳不升，中气下陷，故见脱肛、子宫下垂等；清阳陷于下焦，郁遏不达则发热，因非实火，故其热不甚，病程较长，时发时止；气虚腠理不固，阴液外泄则自汗。治宜补益脾胃中气，升阳举陷。

方中重用黄芪补中益气，升阳举陷，固表止汗，为君药；配伍人参、炙甘草、白术补气健脾为臣，与黄芪合用，以增强其补益中气之功；当归养血和营，协人参、黄芪以补气养血，陈皮理气和胃，使诸药补而不滞，共为佐药；并以少量升麻、柴胡升阳举陷，协助君药以升提下陷之中气，炙甘草调和诸药，亦为使药。诸药合用，使气虚得补，气陷得升，诸症自愈。气虚发热者，亦借甘温益气而除之。

【临床应用】现代药理研究证实，补中益气汤具有调节免疫、保护脏器功能、改善胃肠动力、防止贫血发展、改善蛋白代谢、抗疲劳以及改善骨代谢等作用。临床常用于治疗内脏下垂、久泻、久痢、脱肛、重症肌无力、乳糜尿、慢性肝炎等；妇科之子宫脱垂、妊娠及产后癃闭、胎动不安、月经过多；眼科之眼睑下垂、麻痹性斜视等属脾胃气虚或中气下陷者。肾络病素体脾虚卫表不固，表现为易感冒、身倦发热、自汗气短等，或过用下法所致的泄泻不止、中气下陷者，可用本方治疗。

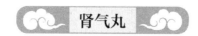

肾气丸

【来源】《金匮要略》。

【组成】干地黄 240g，山药、山茱萸各 120g，泽泻、茯苓、牡丹皮各 90g，桂枝、炮附子各 30g。

【用法】上为细末，炼蜜和丸，如梧桐子大。每服 15 丸，可加至 25 丸，酒送下，每日 2 次。

【功用】补肾助阳。

【主治】肾阳不足证。腰痛脚软，身半以下常有冷感，少腹拘急，小便不利，或小便反多，入夜尤甚，阳痿早泄，舌淡而胖，脉虚弱，尺脉沉细，以及痰饮、水肿、消渴、脚气、转胞等。

【方论】本方所治之证，皆由肾阳不足所致。腰为肾府，肾阳不足，故腰痛脚软、身半以下常有冷感、少腹拘急；肾阳虚弱，不能化气利水，水停于内，则小便不利、少腹拘急，甚或转胞；肾阳亏虚，水液直趋下焦，津不上承，故消渴、小便反多；肾主水，肾阳虚弱，气化失常，水液失调，留滞为患，可发为水肿、痰饮、脚气等。病症虽多，病机均为肾阳亏虚，所以异病同治，治宜补肾助阳为法。方中附子大辛大热，温阳补火；桂枝辛甘而温，温通阳气，二药相合，补肾阳，助气化，共为君药。重用干地黄滋阴补肾生精，配伍山茱萸、山药补肝养脾益精，阴生则阳长，同为臣药。泽泻、茯苓利水渗湿，配桂枝又善温化痰饮；牡丹皮活血散瘀，伍桂枝则可调血分之滞，此三味寓泻于补，俾邪去而补药得力，并制诸滋阴药碍湿之虞，俱为佐药。诸药合用，助阳之弱以化水，滋阴之虚以生气，使肾阳振奋，气化复常，则诸症自除。

【临床应用】现代药理研究证实，肾气丸具有调节免疫、降糖、降脂、改善记忆、利尿、升高或降低血压、强心、改善骨代谢、促进生殖发育、修复神经系统损伤、恢复损伤骨髓造血功能、调节内分泌等作用。临床常用于慢性肾炎、糖尿病、醛固酮增多症、甲状腺功能低下、神经衰弱、肾上腺皮质功能减退、慢性支气管哮喘、更年期综合征等属肾阳不足者。肾络病凡属肾气衰惫，或肾气亏乏，或阴阳两虚，而致水肿、腰膝酸痛、小便不利等症，均可以本方为主化裁治疗。

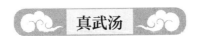

真武汤

【来源】《伤寒论》。

【组成】炮附子 9g，白术 6g，茯苓 9g，白芍 9g，生姜 9g。

【用法】水煎服。

【功用】温阳利水。

【主治】脾肾阳虚水肿。全身浮肿，四肢沉重，小便不利，恶寒肢冷，腹痛下利，舌质淡胖，舌苔白滑，脉沉细。

【方论】本方证为脾肾阳虚，气化不行，水湿内停所致。脾肾阳虚，水气不化，下无出路，则小便不利；水湿泛滥肌肤，轻者四肢沉重，重者则全身浮肿，阳虚不能温煦，故恶寒肢冷；脾虚湿盛，阴寒凝结，故腹痛下利；舌质淡胖，舌苔白滑，脉沉细，均为阳虚水湿内停之征。治宜温补脾肾阳气，利水消肿。

方用炮附子为君，温肾助阳，以化气行水，兼暖脾土，以温运水湿。白术、茯苓健脾益气，利水渗湿，使水邪从小便而去，共为臣药。生姜宣肺暖胃，既助附子温阳化气以行水，又助白术、茯苓健脾以化湿；白芍酸甘缓急以治腹痛，并能监制附子、生姜辛热伤阴之弊，共为佐药。诸药合用，有温阳利水之功。

【临床应用】现代药理研究证实，真武汤具有强心利尿、降血脂、抗动脉硬化、改善肾脏功能、调节肾上腺皮质醇等作用。临床常用于心源性水肿、慢性肠炎、梅尼埃病、非血性腹腔积液、慢性肾小球肾炎、糖尿病肾病、慢性肾功能衰竭、慢性肺源性心脏病、甲状腺功能减退症等属肾阳衰微，水气内停者。肾络病全身浮肿，伴见小便不利、肢体沉重、苔白、脉沉，证属肾阳不足，寒水内停，可以本方为主化裁治疗。

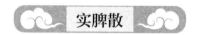

实脾散

【来源】《济生方》。

【组成】厚朴、白术、木瓜、木香、草果仁、槟榔、炮附子、茯苓、干姜各30g，炙甘草15g。

【用法】上药为粗末。每用12g，加生姜5片、大枣1枚，水煎服。

【功用】温阳健脾，行气利水。

【主治】脾阳不足，累及肾阳之水肿。全身浮肿，身半以下肿甚，胸腹胀满，或腹大身重，体倦食少，手足不温，口中不渴，大便溏薄，小便短少，舌苔白腻，脉沉弦而迟。

【方论】本方所治之水肿，亦谓阴水，乃由脾肾阳虚，阳不化水，水气内停所致。水湿内盛，泛溢肌肤，则肢体浮肿；水为阴邪，其性下趋，故身半以下肿甚；脾肾阳虚，失于温煦，则手足不温；水气内阻，气机不畅，则胸腹胀满；脾阳不足，腐熟无权则便溏；口中不渴，舌苔白腻，脉沉弦而迟为阳虚水停之征。治以温阳健脾，行气利水。

方中以附子、干姜为君，附子善于温肾阳而助气化以行水，干姜偏于温脾阳而助运化以制水，二药相合，温肾暖脾，扶阳抑阴。臣以茯苓、白术渗湿健脾，使水湿从小便去。佐以木瓜除湿醒脾和中，厚朴、木香、槟榔、草果行气导滞，令气化则湿化，气顺则胀消，且草果、厚朴兼可燥湿，槟榔且能利水。甘草、生姜、大枣益脾和中，生姜兼能温散水气，甘草还可调和诸药，同为佐使之用。诸药相伍，脾肾同治，而以温脾阳为主，寓行气于温利之中，令气行则湿化。

【临床应用】现代药理研究证实，实脾散具有抗炎、抗氧化、改善肾功能、调节免疫功能和神经、内分泌系统作用，有改善心功能、扩张外周血管及利尿作用，对多种病原微生物有广谱抑制作用。临床常用于肺心病顽固性水肿、慢性心衰、顽固性腹水、狼疮性肾炎、老年特发性水肿、慢性肾炎、复发性口腔溃疡、慢性荨麻疹、病态窦房结综合征等属脾肾阳虚、水气内停者。肾络病水肿，腰以下为甚，兼有胸腹胀满、舌淡苔腻、脉沉迟，属脾肾阳虚，或脾湿偏重者，可用本方治疗。

第八节　滋阴养血通络方

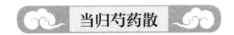

【来源】《金匮要略》。

【组成】当归 9g，芍药 30g，泽泻 15g，川芎 15g，茯苓 12g，白术 12g。

【用法】水煎服。

【功用】养血调肝，健脾利湿。

【主治】肝脾失调，血滞湿阻证。腹中拘急，绵绵作痛，头晕心悸，或下肢浮肿，小便不利，舌质淡，苔白腻，脉弦细。

【方论】本方所治系肝血不足，脾虚湿停而致。素体气血虚弱，或因劳倦思虑，饮食失节，内伤脾土，以致化源匮乏，络脉失养，不荣而痛，故腹中急痛，或下腹绵绵作痛；血虚不能上荣，故头晕；心神失养，则心悸；肝体失柔，则肝郁不达，木郁乘土，脾失健运，水湿内生，故下肢浮肿、小便不利、苔白腻。舌质淡，脉弦细为血虚之征。治宜养血调肝，健脾利湿。

方中以用量多于他药数倍之芍药为君，一以养血柔肝，二以缓急止痛。当归养血补肝，既助白芍养血止痛，其活血之能又可使补而不滞；白术味苦而甘，健脾燥湿，不仅于脾虚湿蕴榫卯相合，而且能资气血之化源，共为臣药。君臣相配，养肝扶脾。川芎行气活血调肝，配白芍一散一收，与肝体阴用阳相符；茯苓渗湿健脾宁心，泽泻淡渗利湿消肿，二药共协白术健脾祛湿，同为佐药。本方养血调肝，健脾渗湿，体现了肝脾两调，血水同治的特点。

【临床应用】现代药理研究证实，当归芍药散主要有调节下丘脑-垂体-卵巢轴功能、改变血液流变性、抑制血小板聚集、改善微循环、抗炎等作用。临床主要用于妇女功能性水肿、慢性盆腔炎、功能性子宫出血、痛经、妊娠阑尾炎，以及慢性肾炎、肝硬化腹水、脾功能亢进等属脾虚肝郁者。肾络病水肿，湿瘀互结者，可用本方合五苓散治之；肾络病高血压属脾虚湿停者，可用本方合防己黄芪汤加减治疗。

大补元煎

【来源】《景岳全书》。

【组成】人参 6g,山药 9g,熟地黄 9g,杜仲 9g,当归 9g,山茱萸 9g,枸杞子 9g,炙甘草 6g。

【用法】水煎服。

【功用】滋补肝肾,益气养血。

【主治】肝肾不足,气血两亏证。精神委顿,腰酸耳鸣,汗出肢冷,心悸气短,脉微细。

【方论】本方所治,为元气不足、气血大败、精神失守之证。元气不足、脑髓失养则精神委顿,肝肾之阴血不足则腰酸耳鸣,心肺之阳气不足则心悸气短,气血大亏则汗出肢冷,脉微细。治宜培本固元,滋补肝肾,益气养血。

方中人参大补元气为主药,气生则血长;甘草、山药补脾气,助人参以济生化之源;熟地黄、枸杞子、当归、山茱萸滋肝肾,益精血,补天一之真水,乃补血贵在滋水之意;杜仲益肝肾。诸药合用,共奏培元固本、气血双补、肝肾共养之效。

【临床应用】现代药理研究证实,大补元煎具有调节肝脏能量代谢和蛋白质合成的作用,保护下丘脑的神经分泌和垂体前叶细胞的分泌功能,并能调节甲状腺的组织化学成分,延缓卵巢、子宫、睾丸的衰老,能促进机体核酸、蛋白质代谢,增强免疫功能。临床常用于肾病综合征、紫癜性肾炎、哮喘、肺结核、慢性支气管炎、月经不调、带下病、不孕不育症、鼻衄、癫痫等属肝肾不足、气血两亏者。肾络病肝肾两虚、元气不足,表现为神疲气短、腰酸耳鸣、脉微细,可用本方加减治疗。

六味地黄丸

【来源】《小儿药证直诀》。

【组成】熟地黄 240g,山茱肉 120g,山药 120g,泽泻 90g,牡丹皮 90g,茯苓 90g。

【用法】上为末,炼蜜为丸,如梧桐子大。每服 3 丸,空腹温水化下。

【功用】滋补肝肾。

【主治】肝肾阴虚证。腰膝酸软,头晕目眩,耳鸣耳聋,盗汗,遗精,消渴,骨蒸潮热,手足心热,口燥咽干,牙齿动摇,足跟作痛,小便淋沥,以及小儿囟门不合,舌红少苔,脉沉细数。

【方论】腰为肾之府,膝为筋之府,肾主骨生髓,齿为骨之余,肾阴不足则骨髓不充,故腰膝酸软无力、牙齿动摇、小儿囟门不合;脑为髓海,肾阴不足,不能生髓充脑，肝血不足，不能上荣头目，故头晕目眩；肾开窍于耳，肾阴不足，津不上承，或阴虚生内热，甚者虚火上炎，故骨蒸潮热、消渴、盗汗、小便淋沥、舌红少苔、脉沉细数。治宜滋补肝肾为主，适当配伍清虚热、泻湿浊之品。

方中重用熟地黄，滋阴补肾，填精益髓，为君药。山萸肉补养肝肾，并能涩精；山药补益脾阴，亦能固精，共为臣药。三药相配，滋养肝脾肾，称为"三补"。配伍泽泻利湿泄浊，并防熟地黄之滋腻；牡丹皮清泄相火，并制山萸肉之温涩；茯苓淡渗脾湿，并助山药之健运。三药相配，渗湿浊清虚热，称为"三泻"，均为佐药。诸药合用，补中有泻，寓泻于补，肝脾肾三阴并补，以补肾阴为主。

【临床应用】现代药理研究证实，六味地黄丸具有兴奋下丘脑-垂体-肾上腺系统、增强性功能、降血压、降血脂、降血糖、调节钙磷代谢、促肾上腺皮质激素样作用，能拮抗肾上腺皮质激素类药物的副作用；能增强免疫、抑制肿瘤生长，抗炎、抗衰老、抗疲劳；对肝脏和听神经有保护作用，能调节肾功能，促进尿素排泄。临床常用于慢性肾炎、高血压病、糖尿病、肺结核、肾结核、甲状腺功能亢进、中心性视网膜炎及无排卵性功能性子宫出血、更年期综合征等属肝肾阴虚者。肾络病肾阴亏虚为主的虚实夹杂证，或水肿消退后蛋白尿长期不消，伴见腰膝酸软、头晕目眩、口燥咽干、舌红少苔、脉沉细数，可用本方化裁治疗。

参考文献

[1] 张正升，彭代银.桃红四物汤临床应用研究进展[J].安徽医药，2011，15（9）：1162-1165.

[2] 金一顺，严晓华，黄昉萌，等.运用桃核承气汤治疗肾脏病临床浅谈[J].中医临床研究，2016，8（25）：60-61.

[3] 张保国，刘庆芳.麻黄连翘赤小豆汤的药理研究与临床应用[J].中成药，2013，35（11）：2495-2498.

[4] 左田，周卓宁.基于网络药理学探讨桂枝茯苓丸治疗糖尿病肾病的作用机制[J].中医临床研究，2023，15（6）：40-47.

[5] 高亚斌，郭敬，苗润培，等.王耀献清热消癥法治疗糖尿病肾病经验[J].北京中医药，2020，39（2）：152-154.

[6] 何泽云，齐亮.试述对大黄䗪虫丸"缓中补虚"的理解及用于肾病综合征的治疗[J].光明中医，2008，23（12）：1918-1921.

[7] 刘玉芳，阳国彬，王文龙.《金匮要略》当归芍药散之临证心悟[J].湖北中医杂志，2023，45（6）：47-51.

[8] 邓中甲.方剂学[M].北京：中国中医药出版社，2017：29-340.

[9] 李平，王国柱，余仁欢.时振声中医肾脏病学[M].北京：中国医药科技出版社，2023：457-484.

[10] 陈潮祖.中医治法与方剂[M].北京：人民卫生出版社，2009：133-806.

临床篇

第一章
慢性肾小球肾炎

慢性肾小球肾炎（chronic glomerulonephritis，CGN）简称慢性肾炎，是指由一种或者多种病因引起的，不同病理类型组成的原发于肾小球的一组免疫性炎症性疾病。该组疾病起病方式各异、病情迁延、病变缓慢进展、病程绵长，并以蛋白尿、血尿、水肿及高血压为其基本临床表现，常伴有不同程度的肾功能损害。本病可发生于不同年龄、性别，但以青壮年男性居多。

本病与中医学的"石水"相似，可归属于"水肿""虚劳""腰痛""尿血"等范畴。中医学对本病的认识源远流长。《素问·水热穴论》云："勇而劳甚，则肾汗出；肾汗出逢于风，内不得入于脏腑，外不得越于皮肤，客于玄府，行于皮里，传为胕肿，本之于肾，名曰风水。"此与慢性肾炎隐匿起病的表现相似。《素问·水热穴论》云："……水病下为胕肿大腹，上为喘呼，不得卧者，标本俱病。"颇与慢性肾炎水肿相似。《金匮要略》云："肾水者，其腹大，脐肿腰痛，不得溺。"与慢性肾炎腰痛类似。慢性肾炎后期全身功能衰退，出现气血阴阳虚衰现象，则极似中医学的"虚劳"症状。

清代叶天士提出"久病入络"的观点，认为络病起病缓慢，缠绵反复，感邪之初，邪气郁结于气，日久由气及血伤及血络，发为络病。此揭示了络病由浅入深，由气及血的传变规律。慢性肾炎虽以蛋白尿、血尿、高血压、水肿为基本表现，但疾病早期患者仅有乏力、腰酸、夜尿增多等不适，随着病情进展才逐渐出现上述症状，这个过程符合络病由浅入深的发展规律，且现代医学认为肾脏肾小球中含有丰富的毛细血管网，这与络脉网状分布的结构一致。因此，近来提出

"从络论治"慢性肾炎的新思路，在目前现代医学对此病尚缺乏理想治疗手段的情况下，显示出其独特的优越性。

第一节 西医病因病理

本病病因与发病机制尚不明确，急性肾炎迁延不愈可转为慢性肾炎，但是大部分并非由急性转化而来，更多的被认为是免疫反应介导的肾小球损伤，可由循环免疫复合物沉积于肾小球，或由肾小球原位的抗原（内源或外源）与抗体形成原位免疫复合物，并激活补体，引起组织损伤。沉积于肾小球的细菌毒素、代谢产物等通过旁路系统激活补体，而导致肾炎。

在慢性肾炎人群中，其发病机制主要与免疫炎症损伤有关，在此基础上炎症介质（如补体、细胞因子等）的参与及大量蛋白尿、高血压、高血糖等非免疫因素也会造成肾损伤。肾脏局部自由基产生增多或者清除减少及内皮细胞受损后，释放抗凝物质、抗炎因子和表达细胞黏附分子，进而趋化血小板与炎性细胞而引起的肾小球硬化以及凝血机制的紊乱、血流动力学的改变等皆为非免疫介导的肾损害因素。

慢性肾炎病理改变是双肾一致性的肾小球改变。由于病因、病程及发病机制不同，其病理改变也不同。常见的病理类型有系膜增生性肾小球肾炎（包括 IgA 和非 IgA 系膜增生性肾小球肾炎）、膜增生性肾小球肾炎、膜性肾病及局灶性节段性肾小球硬化。慢性肾炎进展至后期，上述不同病理类型改变均可转化为程度不等的肾小球硬化，相应肾单位的肾小管萎缩，肾间质纤维化。晚期肾体积缩小肾皮质变薄，各病理类型均可转化为硬化性肾小球肾炎。

第二节 中医病因病机

从肾脏结构学上来看，肾小球毛细血管的结构与中医所谓络脉结构特点十分相似，符合络病学说中脉络的概念。慢性肾小球肾炎的病位在肾络，肾虚络损是慢性肾小球肾炎发生发展的基础。肾气亏虚为发病之本，脾肾不足为病机之要。脾肾不足，影响肺的宣发肃降，使其不能正常通调水道，导致水肿等症。另外，慢性肾炎病程日久，正气耗损，易于感受外邪，邪气易犯少阳，正邪交争，枢机不利，影响三焦决渎，水液代谢失调，导致水肿反复发作。风邪、水湿、湿浊、湿热、瘀血等病理因素为病变之标。湿浊黏腻胶固，袭于肾络，瘀血深伏久留，阻滞肾络，是慢性肾炎顽固反复的关键并贯穿疾病始终。

慢性肾炎蛋白尿、血尿的产生有内因、外因及诱因三个方面：外因为感受风湿热等邪气，内因为脾肾虚损，诱因为情志、酒色、劳累等。病机为肾络郁滞，肺脾肾功能失调，与湿热、瘀血、风邪等标实相互影响而致病。湿热久蕴，邪毒下迫，深入下焦，伤及血络，使血热炽盛，病程迁延，湿热郁阻与下焦血热血瘀相互胶结，致使肾中清浊不分，混浊而下，可见蛋白尿、血尿缠绵不愈。

慢性肾炎晚期，肾元亏虚，"肾络癥瘕"形成，导致肾用失司。根据病情严重程度，分为虚损、虚劳、虚衰三期，病机特点有所区别：虚损期微型癥瘕形成，肾气虚弱；虚劳期为小、中型癥瘕形成，肾虚进一步发展累及肾阴、肾阳；虚衰期则为大型癥瘕形成，虚损进一步加剧，致多脏腑虚衰。

第三节　西医临床诊断与治疗

一、西医诊断

对于慢性肾小球肾炎的诊断并无具体的金标准，主要依据临床表现进行诊断。当患者尿检异常（蛋白尿、血尿）、伴或不伴水肿及高血压达 3 个月以上，无论有无肾功能损害，在排除继发性肾小球肾炎及遗传性肾小球肾炎后，临床上可诊断为慢性肾小球肾炎。

1. 临床表现

（1）非特异性表现：早期患者可无特殊表现，仅出现乏力、疲倦或者腰痛等非特异性症状。

（2）血尿、蛋白尿：尿常规检查报告多为轻至中度的尿检异常，比如尿蛋白常在 1~3g/24h，红细胞可增多，或出现管型。

（3）血压升高：血压可正常或轻度升高，部分患者血压持续性升高，甚至出现恶性高血压。而血压控制不好，往往会导致肾功能急骤恶化，预后较差。

（4）肾脏缩小：泌尿系彩超检查早期肾脏大小正常，晚期可出现双肾对称性缩小、皮质变薄。

慢性肾小球肾炎临床表现差异较大，病情可持续数年甚至数十年，期间肾功能逐渐恶化并出现贫血等临床表现，晚期发展至尿毒症。

2. 实验室及其他检查

（1）尿液检查：尿异常是慢性肾炎的基本标志。蛋白尿是诊断慢性肾炎的主要依据，尿蛋白一般在 1~3g/24h，尿沉渣可见颗粒管型和透明管型。血尿一般较轻或完全没有，但在急性发作期，可出现镜下血尿甚至肉眼血尿。

（2）肾功能检查：慢性肾炎早期没有肾功能的改变，当出现肾功能不全时，主要表现为肾小球滤过率（GFR）下降，肌酐清除率（Ccr）降低。由于肾脏代偿功能很强，当 Ccr 降至正常值的 50% 以下时，血清肌酐和尿素氮才会升高，部分患者在血清肌酐升高之前可能出现尿素氮的升高，也可继而出现肾小管功能不全，如尿浓缩功能减退等。在除外继发性肾小球肾炎及遗传性肾小球肾炎后，临床上可诊断为慢性肾炎。如需进一步明确病理类型首选肾穿刺活检。

3. 鉴别诊断

（1）继发性肾小球肾炎　如狼疮肾炎、过敏性紫癜肾炎等，依据相应的系统表现及特异性实验室检查可以鉴别。

（2）Alport 综合征　常起病于青少年，患者有眼（球形晶状体）、耳（神经性耳聋）、肾异常，并有阳性家族史（多为性连锁显性遗传）。

（3）其他原发性肾小球病

① 隐匿型肾小球肾炎，主要表现为无症状性血尿和（或）蛋白尿，无水肿、高血压和肾功能减退。

② 感染后急性肾炎，有前驱感染并以急性发作起病的慢性肾炎需与此病相鉴别。二者的潜伏期不同，血清 C3 的动态变化有助鉴别；疾病的转归不同，慢性肾炎无自愈倾向，呈慢性进展。

（4）原发性高血压肾损害　先有较长期高血压，其后再出现肾损害，临床上远端肾小管功能损伤较肾小球功能损伤早，尿改变轻微，仅少量蛋白、RBC 管型，常有高血压的其他靶器官并发症。

二、西医治疗

慢性肾炎的治疗应以防止及延缓肾功能进行性减退，改善或缓解临床症状及防治严重合并症为主要目的。临床中对于慢性肾炎的药物治疗主要包括限制应用糖皮质激素、细胞毒类药物、免疫抑制剂、血管紧张素转换酶抑制剂及利尿、抗凝等对症治疗。糖皮质激素、细胞毒类药物及免疫抑制剂因其副作用较大（如库欣综合征、骨质疏松、消化系统的并发症），一般不主张积极应用。

1. 一般治疗

患者无明显水肿、高血压、血尿，蛋白尿不严重，无肾功能不全表现，可以自理生活，甚至可以从事轻微劳动，但要防止呼吸道感染，切忌劳累，勿使用对肾脏有毒性作用的药物。有明显高血压、水肿者或短期内有肾功能减退者，应卧床休息，并限制食盐的摄入量至 2～3g。对尿中丢失蛋白质较多，肾功能尚可者，宜补充生物效价高的动物蛋白，如鸡蛋、牛奶、鱼类和瘦肉等，已有肾功能减退者（内生肌酐清除率在30mL/min左右），应适量限制蛋白质在30g左右，必要时再口服适量必需氨基酸。

2. 控制高血压

慢性肾炎氮质血症和肾实质性高血压常提示预后不良，持续或重度肾性高血压又可加重氮质血症。用一般降压药虽可降低外周血管阻力但不一定就降低肾小球内血管阻力。肾小球入球和出球小动脉阻力增强使肾小球滤过功能降低。钙通道阻断剂如硝苯地平等能否降低肾小球内压力保护肾功能尚有异议。现已公认血管紧张素转换酶抑制剂不仅降低外周血管阻力，尚可抑制组织中肾素-血管紧张素系统，降低肾小球出球小动脉张力，改善肾小球内血流动力学，不仅可降压、减少蛋白尿，还可减缓肾脏病进展。

肾素-血管紧张素系统（RAS）阻断剂ACEI和ARB都可以阻断血管紧张素系统从而减轻尿蛋白症状，有效延缓疾病进展。ACEI类药物通过阻断Ang Ⅱ的经典途径发挥作用，但无法阻断Ang Ⅱ的非经典途径合成，且引起肾小球出球小动脉张力降低，有时可使GFR下降，故在氮质血症时使用ACEI剂量不宜过大，且应密切观察肾功能，更不宜使用保钾利尿剂，以免发生高钾血症。ARB则通过直接阻断Ang Ⅱ与相应受体的结合，对Ang Ⅱ拮抗作用更强，且副作用较小。常用药物为依那普利片5~15mg一次，每日2次；福辛普利片10~40mg，每日1次；氯沙坦钾片50mg，每日1次；缬沙坦胶囊80mg，每日1次；厄贝沙坦片150mg，每日1次。若未能控制高血压可加用氨氯地平缓释片（络活喜）5~10mg，每日1次。

3. 激素和免疫抑制剂

由于慢性肾炎是包括多种疾病在内的临床综合征，其病因、病理类型及其程度、临床表现和肾功能等差异较大，且有反复性及较大的副作用，故是否应用激素和免疫抑制剂应根据病因及病理类型确定。

4. 氮质血症处理

慢性肾炎肾病型水肿期和水肿消退期GFR常有不同程度降低。它与下列因素有关：① 病理活动性病变程度；② 肾间质水肿；③ 肾小球超滤系数减少；④ 血容量减少（7%~38%病例）；⑤ 较大量激素应用引起体内高分解代谢；⑥ 对肾脏有损害药物的应用；⑦ 间质性肾炎；⑧ 肾静脉血栓形成。临床上及时判断原因常不容易，除①、⑥和⑦项须及时处理外，其他若无感染情况，有时需耐心等待，不能过分积极；合并急性间质性肾炎，无论是疾病本身免疫反应还是药物过敏反应，使用短程偏大剂量激素常可降低氮质血症，应及时处理。

短期内出现氮质血症或第一次出现,或在近期有进行性升高者均应卧床休息、限制过多活动。对无明显水肿和高血压者不必限制水分和钠盐摄入,适当增加水分以增加尿量十分重要。对轻、中度氮质血症患者不限制蛋白质摄入,以维持体内正氮平衡,特别是每日丢失蛋白质量较多的患者更应重视。对大量蛋白尿伴轻度氮质血症时可增加植物蛋白如大豆等。重度氮质血症或近期内进行性氮质血症者适当限制蛋白质摄入。一般慢性肾炎氮质血症患者尿渗透浓度常在400mOsm/L 或以下,若每日尿量仅 1L,则不足排出含氮溶质,故应要求尿量在1.5L 或以上,适当饮水或喝淡茶可达到此目的,必要时可间断服用利尿剂。

第四节 中医辨证治疗

一、辨证要点

1. 辨外感内伤

外感为感受外邪,包括风寒湿热毒邪,尤以风热毒为主。风邪伤肺,肺气不得宣降,滞涩成瘀;寒邪侵袭,血失温煦则凝涩成瘀;湿性黏滞,阻碍血行而成瘀。热毒致瘀主要有三方面,其一是热与血结,搏结气机,气滞血涩而成瘀;其二津液为火灼竭,则血行瘀滞;其三热伤血络,或血溢阴络为瘀。慢性肾炎患者大多病程长,反复迁延,加之低蛋白血症、贫血及营养不良等因素,使机体免疫功能低下,卫外不固,极易遭致外邪侵袭,临床常可见到咽喉红肿疼痛,咽痒而干,扁桃体肿大,或伴发热、咳嗽等症。此乃风邪热毒蕴结于肺,是慢性肾炎反复及蛋白尿、血尿增多的重要因素,并可导致肾功能损害的进一步加重。

内伤为肺、脾、肾三脏功能失调。肺气不利则血行艰涩而成瘀;脾虚则内生水湿,湿阻脉道而成瘀;气虚则无力运行而成瘀;肾虚则阳虚血失温煦而成瘀,或阴虚血热而瘀滞。其中以脾肾两脏亏虚最为关键,主要包括脾阳(气)虚、肾阴虚、肾阳虚以及阴阳两虚。脾阳(气)虚主要表现为气短乏力、纳呆、精神不振、腹胀便溏等;肾阴虚则主要表现为腰膝酸软、盗汗、五心烦热等;肾阳虚则表现为腰膝酸冷、畏冷肢寒等。

2. 辨标本虚实

慢性肾小球肾炎的病位在肾络。脾肾两亏,气化失司,湿浊血瘀内生,阻滞肾络,正气日虚,更易感外邪,缠绵反复,瘀滞益甚,故病程多较长,迁延难愈。湿浊和瘀血既是脾肾两虚,肾络受损,运化失司的病理产物,也是耗伤正气,加重肾络损伤的主要因素。故慢性肾炎的病机关键为脾肾两虚,肾络亏损,湿瘀互结。

肾虚络损是慢性肾小球肾炎发生发展的基础。脾肾两虚，脾失固摄，肾失封藏，精微外泄，则见蛋白尿；脾失运化，肾失蒸腾，气化失司，水液内停，则见水肿、尿少；肾阳亏虚，失于温养，则见腰酸痛、畏寒；肾阴不足，虚火内炽，或湿热、热毒，灼伤脉络，血溢脉外，则见尿血；脾虚失于固摄亦可见尿血；肾水不足，水不涵木，肝阳上亢，则见头晕目眩。

瘀血和湿浊往往夹杂在一起，互为因果，主要以水湿致瘀、湿热致瘀和湿浊致瘀为主。瘀血阻滞肾络者，可见腰痛、面色黧黑、肉眼或镜下血尿、舌质暗、脉细涩等。水湿引起者还可见面浮肢肿、周身乏困、胸腹胀闷、纳差、舌苔白腻，湿热引起者多表现为口干口苦，皮肤紫癜，小便赤涩，大便秘结，心烦不寐，舌苔黄腻等；湿浊引起者还可见食纳欠佳，呕恶时作，神昏烦躁，小便量少，大便不通，舌苔灰腻等。

二、治则治法

慢性肾炎起病缓慢、隐匿，临床表现复杂，病位在肾络，往往涉及多脏多腑，形成虚实夹杂之证。其中肺、脾、肾虚为本；风寒湿热浊毒侵袭，瘀血交阻为标。脏腑虚损与外邪侵袭为本病的中心环节，故慢性肾小球肾炎的治疗，以扶正治本和祛邪治标相兼为原则。脏腑虚损以脾肾两脏气虚为主，故以培补脾肾、温阳化气为基础，兼以活血化瘀通络、清热利湿通络、祛湿泄浊通络为法。

慢性肾炎瘀血与水湿是其病理因素中不可分离的两个方面，古人已认识到"血与水本不相离""血不利则为水"，治疗中应注重活血化瘀通络，特别是久病患者强调"久病必治络"。活血化瘀通络法对机体局部具有调整作用，可抑制或减少变态反应性损害，使肾小球毛细血管通透性降低，调整肾血液循环，促进纤维组织的吸收。此外，虫类药物搜风定惊、活血通络，能抗炎、降压、抗组胺、消除蛋白尿，适用于慢性肾炎兼有扁桃体炎、咽炎或顽固性蛋白尿的患者。

三、辨证治疗

1. 肺肾气虚，肾络失养

证候：面浮肢肿，少气乏力，易患感冒，腰脊酸痛，小便量少，舌质淡、有齿痕，舌苔白润，脉细弱。

治法：补肺益肾养络。

方药：益气补肾汤加减。

党参15g，黄芪30g，白术10g，茯苓20g，山药20g，山茱萸10g，炙甘草

6g，防风 10g，当归 10g，益母草 15g。

加减：兼有外感表证者，宜先解表，兼风寒者可用麻黄汤加减，兼风热者可用银翘散加减；若头面肿甚，咽干咽痛者，可用麻黄连翘赤小豆汤；若水气壅滞，遍及三焦，水肿甚，尿少，大便干结者，可用己椒苈黄丸合五苓散加减；尿蛋白多者可加芡实、金樱子；尿中红细胞多加墨旱莲、白茅根、茜草。

2. 脾肾阳虚，肾络失煦

证候：全身浮肿，面色㿠白，腰酸乏力，畏寒肢冷，大便溏稀，小便清长，舌质嫩淡胖，有齿痕，苔白，脉沉细无力。

治法：温脾补肾煦络。

方药：附子理中丸或济生肾气丸加减。

附子 10g，炙桂枝 5g，党参 15g，白术 10g，黄芪 30g，茯苓 20g，车前子（包）20g，当归 10g，益母草 15g，干姜 6g，炙甘草 6g。

加减：若肾阳虚甚，形寒肢冷、大便溏薄明显者，可加肉桂、补骨脂以助温补脾肾之力；水肿明显者，可用实脾饮合真武汤以温阳利水；伴有胸水而咳逆上气，不能平卧者，可加用葶苈大枣泻肺汤泻肺行水，下气平喘；若伴腹水者，可加用五皮饮以利其水。

3. 肝肾阴虚，肾络失荣

证候：目睛干涩，视物模糊，头晕耳鸣，五心烦热，口干咽燥，腰酸腿软，遗精，或女子月经不调，肢体轻度浮肿，舌红少苔，脉弦细或细数。

治法：补肝滋肾润络。

方药：杞菊地黄丸加减。

熟地黄 12g，山茱萸 12g，山药 12g，泽泻 9g，牡丹皮 9g，茯苓 9g，枸杞子 20g，菊花 10g，丹参 15g，地龙 15g。

加减：肝阴虚甚者，可加当归、白芍以加强养肝阴之力；兼心阴虚者，可加柏子仁、炒枣仁、五味子以养心安神；兼肺阴虚者，可加天冬、麦冬、五味子以养肺阴；兼有肝阳上亢者，可加天麻、钩藤、僵蚕以平肝潜阳；兼有下焦湿热者，可加知母、黄柏、石韦以清热利湿；伴血尿者，可去熟地黄，加生地黄、大蓟、小蓟、白茅根以清热凉血止血。

4. 气阴两虚，肾络失充

证候：面色无华，少气乏力或易感冒，午后低热或手足心热，口干咽燥或长期咽痛，咽部暗红，舌质偏红，少苔，脉细或弱。

治法：益气养阴充络。

方药：参芪地黄汤加减。

太子参 15g，黄芪 30g，生地黄 12g，山药 20g，山茱萸 10g，牡丹皮 10g，泽泻 10g，茯苓 20g，女贞子 15g，墨旱莲 15g，丹参 15g，地龙 15g。

加减：若大便干者，可加玄参、柏子仁、生大黄以清热润肠通便；若咽痛日久，咽喉暗红者，可加沙参、麦冬、桃仁、赤芍以活血养阴；若兼见纳呆腹胀者，可加砂仁、木香以理气和胃；若兼心气虚者，可加麦冬、五味子以养心气；若肾气虚甚者，可加菟丝子、覆盆子以养肾气。

5. 水湿泛滥，肾络壅滞

证候：面浮肢肿，周身乏困，胸腹胀闷，纳差，舌苔白或白腻，脉细或沉细。

治法：活血利水消肿。

方药：五皮饮加减。

生姜皮 6g，桑白皮 15g，陈皮 10g，大腹皮 15g，茯苓皮 30g，益母草 15g，地龙 15g。

加减：若腰以上肿甚兼风邪者，当加防风、羌活以散风除湿；腰以下肿其为水湿下注者，加防己、生薏苡仁以利水消肿；兼寒者，酌加制附子、干姜以温阳行水；兼热者，酌加通草、滑石以利湿清热。

6. 肾络瘀阻

证候：颜面或肢体浮肿，面色黧黑或晦暗，腰痛固定或呈刺痛，肌肤甲错或肢体麻木，舌色紫暗或有瘀点、瘀斑，脉象细涩。尿纤维蛋白降解产物（FDP）含量升高，血液流变学检测全血、血浆黏度升高。

治法：活血化瘀通络。

方药：血府逐瘀汤加减。

柴胡 10g，当归 10g，生地黄 10g，川芎 5g，赤芍 6g，牛膝 10g，桔梗 5g，枳壳 6g，甘草 3g，桃仁 6g，红花 6g，泽兰 10g，水蛭 10g。

加减：气虚加黄芪、白术、太子参等补气化瘀，或改用桂枝茯苓丸加味，以益气活血；气滞加佛手、香橼、绿萼梅等疏肝理气化瘀；因热致瘀加石膏、知母、黄芩等清热化瘀；因寒致瘀加生姜、吴茱萸、肉桂、桂枝、葱白等温里或解表散寒。

7. 肾络湿热

证候：面浮肢肿，咽喉肿痛，或皮肤疖肿、疮疡，小便黄赤、灼热或涩痛不利，口苦或口干、口黏，脘闷纳呆，舌暗红，苔黄腻，脉濡数或滑数。

治法：清热利湿通络。

方药：龙胆泻肝汤加减。

龙胆 6g，柴胡 6g，泽泻 12g，车前子 9g，通草 9g，生地黄 9g，当归 9g，炒栀子 9g，炒黄芩 9g，白花蛇舌草 15g，半枝莲 15g，益母草 15g，龙葵 15g，甘草 6g。

加减：湿热蕴积上焦，见咯吐黄痰甚者，可用杏仁滑石汤加减；湿热中阻，以痞满腹胀为主者，可用黄连温胆汤加减；湿热蕴结下焦者，可用八正散加减；热结咽喉，咽喉肿痛明显者，可用银翘散合玄麦甘桔汤加减。

8.肾络湿浊

证候：纳呆，恶心或呕吐，口中黏腻，脘胀或腹胀，身重困倦，精神萎靡，舌苔灰腻，脉弦数或弦滑。血尿素氮、肌酐偏高。

治法：化湿泄浊通络。

方药：胃苓汤加减。

制苍术 10g，白术 10g，茯苓 10g，泽泻 10g，猪苓 10g，车前子（包）20g，姜半夏 10g，陈皮 10g，制大黄 10g，六月雪 15g。

加减：若恶心呕吐较甚者，可加紫苏梗、姜竹茹以和胃降逆；若血肌酐、尿素氮升高明显者，可配合生大黄、蒲公英、六月雪、煅牡蛎保留灌肠；肾络瘀滞日久，络息成积，加水蛭、玄参、夏枯草、三棱、莪术等以化癥散结通络。

四、典型医案

患者，女，50岁。小便颜色红，反复发作两年余。患者两年前发现小便发红，查尿常规：潜血（++），镜检红细胞 30～35/HP；尿红细胞形态：非均一性红细胞 80%；肾功能：肌酐 70μmol/L。西医诊断为肾小球肾炎。刻下症状：患者尿血色淡，乏力，腰酸腿软，食少便溏，无食欲，耳中蝉鸣，怕冷，小便数，夜尿 4～5 次、带下清稀量多，舌淡、苔白、脉无力。查尿常规：潜血（++）、镜检红细胞 20～30/HP；尿红细胞形态：非均一性红细胞 85%；双肾彩超未见异常。西医诊断：肾小球肾炎；中医诊断：尿血，脾肾两虚证。药用：小蓟、白茅根各 50g，黄芪 35g，枸杞子、狗脊、白术、山茱萸、菟丝子各 20g，僵蚕、丹参、金樱子、巴戟天、太子参、杜仲各 15g，泽兰 10g。7 剂，每日 1 剂，水煎服。

二诊：患者腰酸乏力减轻，手脚热，口中黏腻苦涩，舌淡红、苔黄腻，脉数。尿常规：潜血（+），镜检红细胞 3～5/HP，镜检白细胞 10～15/HP；尿红细胞形态：畸形率 80%。初诊方去巴戟天，加蒲黄 30g，冬葵子 15g，土茯苓 20g。14 剂。

三诊：诸症减轻，舌淡、苔白、脉细。尿常规：尿蛋白（+-），潜血（+-），镜检红细胞 1～2/HP，镜检白细胞 7～10/HP；尿红细胞形态：畸形率 50%。二诊方加柴胡、芡实、僵蚕各 15g，蝉蜕 10g。14 剂。

按：肾络气血充盈，出入有序，是保证肾脏封藏精气，调控水液的基础。本例患者劳损脾肾，肾气不固、脾气失摄而致肾络失于开阖引发尿血。肾络气血不足，加之后天之脾胃不能充养，腰府失养则腰酸；气虚肾脏失于封藏、统摄，则见小便频数、带下量多清稀；肾气不足可见乏力、耳鸣，气损及阳则怕冷；舌淡、苔白，脉细为脾肾阳虚之象。故初诊以健脾补肾为主，侧重补气固络止血，予玉肾露加减。慢性肾小球肾炎迁延不愈，多由邪气从经入络，或与痰湿、热毒、瘀血等致病因素相胶结，导致人体免疫反应启动，肾脏处于微炎症状态，故方中加丹参、泽兰化瘀利水通络，僵蚕散结通络，并重用小蓟、白茅根清热凉血通络。二诊患者血尿有所减轻，症见手脚热、口中黏腻苦涩、舌淡红、苔黄腻、脉数。此乃湿瘀化热灼伤肾络，治疗侧重凉血化瘀通络止血。故去助火之巴戟天，加冬葵子、土茯苓清热利湿，蒲黄凉血化瘀止血，活血不留瘀，化瘀不伤正。三诊患者出现蛋白尿，在虫类药通络基础上加一味柴胡，乃患病日久，情志不舒，多有肝气郁结，治以疏利肝胆，顺肝木调达之性，升发经络之气。

第五节　预后与调护

慢性肾炎病程较长，一般从首次发现尿异常到发展至慢性肾功能衰竭，可历时 10～30 年或更长时间。可因慢性肾小球肾炎的病理损害的性质及有无并发症等的不同，预后有明显的差异。慢性肾炎患者的抵抗力与免疫功能均低下，体力也较差，尤其是伴有高血压、大量蛋白尿、贫血、低蛋白血症的患者，常因合并感染、血容量不足、使用肾毒性药物等因素导致慢性肾炎反复发作，引起肾功能减退或发展成慢性肾功能衰竭。因此，慢性肾炎的康复首先应防止病情反复发作。

导致慢性肾炎反复发作的原因很多，首先与肾炎本身的病理类型有关，如某些病理类型本身是不可逆的，例如局灶节段性肾小球硬化症等；其次，与用药合理与否有关，尤其合理应用激素和细胞毒性药物、降压药至为重要。住院患者在这方面往往能够较好地处理，但门诊患者比较容易忽略，尤其病情表现较轻者，患者往往不遵循医嘱，自行增减甚至停用药物，导致反跳现象的出现。第三，某些药物的疗效本身就不肯定，如双嘧达莫（潘生丁）等降低尿蛋白的作用，往往停药之后又反复如初。第四，慢性肾炎患者的免疫功能较低，尤其伴有贫血及低蛋白血症者，本身体质与抵抗力均低，不耐疲劳，易受感染，一旦生活与工作无规律，即因感染尤其是上呼吸道感染、劳累等因素而诱发加重，甚至表现为慢性肾炎急性发作，或导致肾功能恶化。第五，误用肾毒性药物，最多误用的是氨基糖苷类抗生素如庆大霉素等，如果导致肾功能的恶化，可引起尿毒症。此外，当病情不稳定时，妊娠、长途旅游、体育运动也常导致病情反复或加重。

肾功能受损者，也可因不适当的饮食而加重肾功能不全。宜给予优质低蛋白、低磷、高维生素饮食。增加糖的摄入，以保证足够的热量，减少自体蛋白质的分解，如患者有水肿和（或）高血压则应限制钠盐的摄入，采用科学合理饮食。

（1）水、钠摄入　钠的摄入应低于 3g/d，水肿严重者则应低于 2g/d；水的摄入量，可按前一天的总尿量 +500mL 计算。

（2）蛋白质的摄入　控制蛋白质的摄入量，也可达到低磷目的，一般每天 0.6g/kg，其中一半为优质蛋白质（富含必需氨基酸的动物蛋白质）、如鸡蛋、瘦肉、牛奶等。

（3）能量的摄入　每天摄入能量 30～35kcal/kg（1kcal ≈ 4.2kJ），其中脂肪供能在 30% 以下，其余除蛋白质外，由糖提供。

预防慢性肾炎的复发，还应积极治疗外感等诱发因素，并注重清利湿热，调节免疫功能。中医认为，"邪不去正不安""祛邪可以匡正"，这对肾小球肾炎的康复具有重要的临床意义。

参考文献

[1] 闫梦苗，宣瑞红. 慢性原发性肾小球肾炎发病机制研究进展 [J]. 世界最新医学信息文摘，2018，18（80）：57-60.

[2] 任静，邓德强. 慢性肾小球肾炎中西医研究进展 [J]. 新疆中医药，2021，39（4）：113-116.

[3] 赵秋实，吕静，郭恩绵. 郭恩绵从络论治慢性肾小球肾炎经验初探 [J]. 山西中医，2021，37（11）：9-11.

[4] 刘坚，王静巍，宋卫国，等. 赵纪生治疗慢性肾炎经验 [J]. 湖南中医杂志，2020，36（10）：15-17.

[5] 郭建红，蒋春波，金伟民，等. 慢性肾小球肾炎从"瘀"论治新思路 [J]. 吉林中医药，2019，39（11）：1430-1432.

[6] 魏华娟，潘莉. 赵玉庸教授治疗慢性肾小球肾炎的经验 [J]. 中国中医药现代远程教育，2015，13（16）：48-51.

[7] 刘宝厚，丁建文，许筠. 刘宝厚肾脏病诊断与治疗 [M]. 北京：人民卫生出版社，2021：117-124.

[8] 王刚，陈以平，邹燕勤. 现代中医肾脏病学 [M]. 北京：人民卫生出版社，2003：197-214.

[9] 李平，王国柱，余仁欢. 时振声中医肾脏病学 [M]. 北京：中国医药科技出版社，2023：75-80.

第二章
肾病综合征

肾病综合征（nephrotic syndrome，NS），是由不同病因所导致的肾小球基膜损伤、肾小球滤过屏障破坏而引起血浆蛋白从尿中丢失所产生的病理状态，临床上以大量蛋白尿（尿蛋白≥3.5g/d）、低蛋白血症（血浆白蛋白≤30g/L），伴水肿、高脂血症为特征。肾病综合征是由多种疾病所引起的一组临床综合征，其临床表现、发病机制和防治措施等方面各有特点，故肾病综合征不作为疾病的最后诊断。肾病综合征根据病因可分为原发性和继发性两大类，前者原发于肾小球疾病，如急性肾小球肾炎、慢性肾小球肾炎、急进性肾小球肾炎和IgA肾病；后者则是由全身性疾病损伤肾小球所致，如糖尿病肾病、狼疮性肾炎、乙型肝炎相关性肾小球肾炎、肾淀粉样变性及感染引起的肾病综合征。

肾病综合征的发病率较高，呈逐年上升趋势，难治性水肿和顽固性蛋白尿已成为当今临床治疗中的一大难题。中医学根据本病的临床特征和发病不同阶段的特点将其归属于"水肿""尿浊""水气病""虚劳"等范畴。早在《黄帝内经》中即论述了水肿病的临床特点。《灵枢·水胀》曰："水始起也，目窠上微肿，如新卧起之状，其颈脉动，时咳，阴股间寒，足胫肿，腹乃大，其水已成矣；以手按其腹，随手而起，如裹水之状，此其候也。"水肿病的发病与肺脾肾三脏虚损有关。《景岳全书》云："凡水肿等证，乃脾肺肾三脏相干之病，盖水为至阴，故其本在肾；水化于气，故其标在肺；水惟畏土，故其制在脾。今肺虚则气不化精而化水，脾虚则土不制水而反克，肾虚则水无所主而妄行。"水肿病发展过程则与瘀血密切相关。《素问·调经论》阐述了瘀血与水肿的关系，"血有余则怒，不足则恐，血气未并，五脏安定，孙络水溢，则经有留血"，并提出从络论治血病，

"病在脉，调之血；病在血，调之络"。故基于络病理论的内涵与外延，从肾络论治原发性肾病综合征，为临床治疗提供了新的思路和方法。

第一节 西医病因病理

许多疾病可引起肾小球毛细血管滤过膜的损伤，导致肾病综合征。成人的2/3和大部分儿童的肾病综合征为原发性，包括原发性肾小球肾病，急、慢性肾小球肾炎和急进性肾炎等。继发性肾病综合征的原因为：感染、药物（汞、有机金、青霉胺和海洛因等）、毒素及过敏、肿瘤（肺、胃、结肠、乳腺实体瘤和淋巴瘤等）、系统性红斑狼疮、过敏性紫癜淀粉样变及糖尿病等。成人肾病综合征的1/3和儿童的10%可由继发性因素引起。

原发性肾病综合征的病理类型主要有微小病变型肾病、膜性肾病、局灶节段性肾小球硬化、系膜增生性肾小球肾炎及系膜毛细血管增生性肾小球肾炎5种。成人微小病变型肾病不足20%，但完全缓解率可达80%，并有10%患者可达到部分缓解。系膜增生性肾病，完全缓解率约为50%。局灶节段性肾小球硬化和膜性肾病则不足20%。

（1）微小病变型肾病　光镜下突出的特征是肾小球无明显病变或呈微小病变，毛细血管壁薄而精致。系膜细胞可轻微增生，上皮细胞可增大。如出现系膜基质增生改变者，往往有对GC依赖或抵抗的倾向。免疫荧光所见肾小球中无免疫球蛋白和补体沉积。电镜的特征性改变是肾小球毛细血管上皮细胞的足突融合和裂孔闭塞。

（2）膜性肾病　是一种免疫复合物相关性肾小球疾病。光镜下表现为肾小球基底膜弥漫性增厚。免疫荧光是免疫球蛋白和补体沿毛细血管襻或基底膜，呈细颗粒样沉积，以IgG强度最高，也可有IgA和IgM的沉积。电镜可见基底膜上皮下电子致密物沉积，上皮细胞广泛足突融合。

（3）局灶节段性肾小球硬化　光镜下肾小球病理形态学特点是部分肾小球毛细血管襻受累，节段病变表现为不同程度的硬化和瘢痕，细胞增多，透明滴形成。免疫病理检查可见IgM和C3在肾小球内呈局灶节段性分布，多位于节段硬化区域及透明滴部位。电镜下可见系膜基质增多，电子致密物沉积，肾小球上皮细胞广泛足突融合。

（4）系膜增生性肾小球肾炎　是以弥漫性肾小球系膜细胞增生及不同程度系膜基质增多为主要病理特征。光镜下可见肾小球系膜细胞增生伴基质增多为其特征。免疫病理检查可将本组疾病分为IgA肾病和非IgA系膜增生性肾小球肾炎。前者以IgA沉积为主，后者以IgG及C3沉积为主，占非IgA系膜增生性肾小球肾炎的57%～60%。电镜下可见肾小球系膜细胞数增加及基质增多，肾小球基底膜正常。肾小球系膜区可见到电子致密物沉积。

（5）膜增生性肾小球肾炎　又称系膜毛细血管增生性肾小球肾炎，占肾小球肾炎的7%～10%。光镜下可见系膜细胞和系膜基质增生，使毛细血管壁重塑形成"双轨征"。免疫荧光显示补体C3沉积。电镜下系膜区和内皮下可见电子致密物沉积。

第二节　中医病因病机

肾病综合征多由于正气不足、年老肾衰、他病日久、六淫外邪、药毒等内外因相互作用，导致肺脾肾功能障碍，精微外泄、水毒内蕴，出现蛋白尿、水肿等症。病久气机郁滞、血行不畅、津液凝聚等痹阻络脉，肾络失和，形成肾络微型癥瘕，清阳不升，浊阴不降，复损于肾，终致尿毒内生，肾精衰竭。

脾肺肾三脏的功能失调是肾病综合征发病的基础。脾为中土，斡旋中州，主生化气血，运化水湿，肾主藏精，有封存和贮藏人体之精气的作用，如脾失健运不能升清，肾虚失于封藏，水谷精微下泄，产生蛋白尿。精微外泄加之脾失生化，气血乏源，可产生低蛋白血症。脾主运化水液，若脾运失常，水谷不化，水液不循常道，土不制水，则水湿内停，若湿浊中阻，脾阳受困，则运化无权，致水肿发生，甚者出现胸水、腹水。肾为水脏，主水液，肾通过气化作用调节水液代谢，肾气虚，主水功能失职而出现水肿。肺主宣发肃降，通调水道，为水之上源，肺脏功能失调亦发为水肿。脾虚不运，聚湿生痰，脾虚还可致气虚，气不行血可致瘀滞，痰瘀互结，产生高脂血症。

"肾络空虚"是肾病综合征进展的基础。病久不愈，精微持续外泄，气血耗损，脏腑之络空虚，五脏所伤穷必及肾，先后天并损，真元之气颓废，造成肾络空虚；"邪之所凑，其气必虚"，六淫外袭、七情内伤、药毒（激素、免疫抑制剂等），内外之邪犯人，滞留肾络，可直接损伤相应部位，导致气机失调，精气失常，机体因邪而致病，正气受邪气所伤，故而肾络失和。肾络空虚，肾府失于濡养，因虚则可致实，即"最虚之处，便是容邪之处"，络虚可致络中津液涩渗，化为痰浊、血瘀等病理因素，邪气久聚脉络，稽留不去，肾络瘀滞受损，形成肾络微型癥瘕，从而使病情缠绵难愈。

"肾络瘀痹"为肾病综合征的主要病理改变。络脉作为津液气血互换的场所，代谢失常则为痰饮水湿，血液运行涩滞化为瘀血。瘀水互结贯穿疾病始终，络脉作为津液气血互换的场所，邪气久聚络脉，稽留不去；湿、痰凝聚成形，日久化瘀，且"湿浊"久留，易发为"内生热毒"，阻于肾络，造成脉络瘀阻或瘀塞，形成络息成积之证。气机失调为疾病的始动因素，痰湿、瘀血入络化毒是疾病进展的关键环节，结聚成形化积是疾病的终末阶段。病变后期湿浊瘀血，蕴结难消，耗伤气血，复损于肾，因实致虚，二者相互影响，内外相召，终致尿毒内生，肾精衰竭。

第三节 西医临床诊断与治疗

一、西医诊断

肾病综合征诊断应包括三个方面：确诊肾病综合征；确认病因，进行肾活检，做出病理诊断；判断有无并发症。临床上凡具有大量蛋白尿（24小时尿蛋白定量≥3.5g）、低白蛋白血症（血浆白蛋白≤30g/L）、水肿、高脂血症者即可诊断为肾病综合征。其中，大量蛋白尿和低白蛋白血症为本病诊断的必备条件。

1. 临床表现

（1）大量蛋白尿 正常成人每天尿蛋白质排泄量不超过150mg，24小时尿蛋白定量≥3.5g，即为大量蛋白尿。大量蛋白尿是肾病综合征最主要的临床特征。其主要成分为白蛋白，亦可包括其他血浆蛋白成分，肾小球基底膜通透性的变化是肾病综合征出现蛋白尿的基本原因。由于肾小球损伤，不能有效阻止大部分血浆蛋白从肾小球滤过，当滤过膜对大分子量蛋白质和中分子量清蛋白滤过基底膜增多，远远超过近曲小管重吸收量时，形成大量蛋白尿。

（2）低白蛋白血症 低白蛋白血症见于大部分肾病综合征患者，即血清白蛋白水平在30g/L以下，主要原因是自尿中丢失白蛋白。① 肾病综合征时肝脏对白蛋白的合成轻度增加，但增加的程度常不足以代偿尿中的丢失。② 严重水肿时，胃肠道吸收能力下降。患者呈负氮平衡状态，但在高蛋白负荷时，可转为正氮平衡。肾病综合征时，机体多呈蛋白质营养不良状态。

（3）高脂血症 肾病综合征时脂代谢异常的特点为血浆中几乎各种脂蛋白成分均增加，血浆总胆固醇（TC）和低密度脂蛋白胆固醇（LDL-C）明显升高，甘油三酯（TG）和极低密度脂蛋白胆固醇（VLDL-C）升高。高密度脂蛋白胆固醇（HDL-C）浓度可以升高、正常或降低。血浆白蛋白下降引起脂蛋白代谢紊乱的机制尚不清楚，可能与刺激肝脏合成脂蛋白增多，但是分解和外周利用减少有关。

（4）水肿 水肿的出现及其严重程度与低蛋白血症的程度呈正相关。肾病综合征时水肿发生的机制主要与血浆白蛋白下降所致胶体渗透压下降，水分自血管内溢出，肾脏对水、电解质调节紊乱而继发钠、水潴留有关。

2. 并发症

（1）感染　主要表现为肺炎球菌性肺炎或腹膜炎，或败血症。与患本病时蛋白质营养不良、IgG 低下、补体蛋白质成分水平低下有关。

（2）肾损伤

① 有效循环血容量降低所致循环衰竭或急性肾功能衰竭：胶体渗透压下降所致有效循环血容量下降，以及由此引起反射性神经-内分泌性血管收缩反应，进一步减少有效循环血容量，降低肾小球滤过率，以致急性肾功能衰竭。② 肾小管功能异常：大量蛋白尿的患者可出现近端肾曲管功能紊乱，葡萄糖尿、高磷尿症、氨基酸尿及近端肾小管性酸中毒。

（3）血栓及栓塞性并发症

① 血栓形成：本病患者血栓、栓塞性合并症的发生率高于正常人，常见并发症有肾静脉血栓、肺动脉或静脉血栓、肺栓塞、周围静脉的血栓性静脉炎等。② 加速发展的心血管系统疾病：长时期的高脂血症，特别是低密度脂蛋白血浆浓度升高，可促进冠状动脉硬化、心脏合并症的发生。

（4）营养不良　除蛋白质营养不良之外，尚有由此而引起的维生素 D 缺乏，钙、磷代谢障碍，继发性甲状旁腺功能亢进；小细胞性贫血等多方面的营养不良表现。

3. 实验室及其他检查

（1）尿常规及肾功能检查　尿蛋白定量＞3.5g/d，可有红细胞及管型尿出现。肾功能可正常或肾小球滤过功能减退。

（2）血清蛋白测定　原发性肾病综合征血清白蛋白降低，α_2 及 β-球蛋白增高，γ-球蛋白正常或降低。继发性肾病综合征血清白蛋白降低，α_2 及 β-球蛋白增高不明显，而 γ-球蛋白增高。同时，原发性肾病综合征的血清 IgG 也偏低。

（3）血清补体成分测定　肾病综合征补体经典途径激活者，C1q、C4、C2 及 C3 活性可降低，旁路途径激活者仅 C3 降低。

（4）选择性蛋白尿指数（SPI）　对肾小球病变严重性的判断及指导制订治疗方案有一定意义。SPI≤0.1 者对皮质类固醇治疗反应良好，SPI≥0.2 则对皮质类固醇治疗多无效应。

（5）尿蛋白聚丙烯胺凝胶电泳　微小病变型以中分子蛋白尿为主；滤过膜损害较严重的往往以高分子蛋白尿为主；混合性蛋白尿提示肾小球滤过膜损害较严重，并伴有肾小管-间质损害。

（6）尿 C3 测定　含量增加主要见于增殖性及硬化性病例，可代替蛋白尿选择指数。

（7）尿纤维蛋白降解产物（FDP）测定　微小病变型时尿 FDP＜1.25μg/mL 者为多数，而增殖性肾炎多数＞1.25μg/mL。如果 FDP 持续＞3μg/mL，提示病变活动性较强。

（8）尿酶测定　尿 N-乙酰-β-氨基葡萄糖苷酶（NAG）与尿蛋白浓度之比值 NAG（mU/mL）/尿蛋白（mg/mL）在 10 以上多数为肾炎性肾病综合征，在 10 以下者多为微小病变型肾病综合征。当肾病综合征的病变影响到肾小管及间质时尿溶菌酶增高。

（9）肾穿刺活检　应尽可能进行肾活检以明确肾病综合征的病理及超微结构，对制订治疗方案及估计预后有重要意义。

4. 鉴别诊断

（1）糖尿病肾病　多合并视网膜病变，常伴有高血压和肾功能不全，病程多大于 10 年。

（2）肾淀粉样变性　淀粉样变性是一种全身性代谢性疾病，分为原发性和继发性。多见于中老年人，有舌、心脏、消化道改变，肝、脾、骨髓也常受累。最终诊断需肾穿刺活检。

（3）狼疮性肾炎　多见于年轻女性，伴有多系统病变，特别是发热、关节炎、皮疹、血沉显著增快、贫血、血小板减少及球蛋白明显增高，血抗核抗体阳性率可达 95%，补体测定可见 C4、C1q 与 C3 一致显著下降。

（4）过敏性紫癜肾炎　多发生在 6 岁以上儿童。可有上呼吸道感染或食物、药物过敏因素。特征性过敏性紫癜、关节及胃肠症状都可帮助诊断。

二、西医治疗

（一）引起肾病综合征的原发疾病治疗

1. 糖皮质激素治疗

糖皮质激素用于肾脏疾病，主要是用其抗炎作用。它能减轻急性炎症时的渗出，稳定溶酶体膜，减少纤维蛋白的沉着，降低毛细血管通透性而减少尿蛋白漏出；此外，尚可抑制慢性炎症中的增生反应，降低成纤维细胞活性，减轻组织修复所致的纤维化。糖皮质激素对肾病综合征的疗效反应在很大程度上取决于其病理类型，一般认为对微小病变肾病的疗效最为肯定。

激素可经胃肠道迅速吸收，故片剂为最常用的剂型。首治剂量一般为泼尼松 1mg/（kg·d），儿童 1.5～2mg/（kg·d）。经治疗 8 周后，有效者应维持应用，然后逐渐减量，一般每 1～2 周减原剂量的 10%～20%，剂量越少递减的量越少，速度越慢。激素的维持量和维持时间因病例不同而异，以不出现临床症状而采用的最小剂量为度，以低于 15mg/d 为满意。在维持阶段有体重变化、感染、手术和妊娠等情况时调整激素用量。经 8 周以上正规治疗无效病例，需排除影响疗效的因素，如感染、水肿所致的体重增加和肾静脉血栓形成等，应尽可能及时诊断与处理。

对口服激素治疗效果不佳，高度水肿影响胃肠道对激素的吸收，全身性疾病（如系统性红斑狼疮）引起的严重肾病综合征；病理上有明显的肾间质病变、小球弥漫性增生、新月体形成和血管纤维素样坏死等改变的患者，可予以静脉激素冲击治疗。冲击疗法的剂量为甲泼尼松龙 0.5～1g/d，疗程 3～5 天，但根据临床经验，一般选用中小剂量治疗，即泼尼松龙 240～480mg/d，疗程 3～5 天，1 周后改为口服剂量。这样可减少因大剂量激素冲击而引起的感染等副作用，临床效果也不受影响。

2. 细胞毒性药物

激素治疗无效，或激素依赖型或反复发作型，因不能耐受激素的副作用而难以继续用药的肾病综合征可以试用细胞毒药物治疗。由于此类药物多有性腺毒性、降低人体抵抗力及诱发肿瘤的危险，因此，在用药指征及疗程上应慎重掌握。如局灶节段性肾小球肾炎对细胞毒药物反应很差，故不应选用。

目前临床上常用的此类药物中，环磷酰胺（CTX）和苯丁酸氮芥（CB1348）疗效最可靠。CTX 的剂量为 2～3mg/（kg·d），疗程 8 周，当累积总量超过 300mg/kg 时易发生性腺毒性。苯丁酸氮芥 0.1mg/（kg·d），分 3 次口服，疗程 8 周，累积总量达 7～8mg/kg 则易发生毒性副作用。对用药后缓解又重新复发者多不主张进行第二次用药，以免中毒。对狼疮性肾炎、膜性肾炎引起的肾病综合征，有人主张选用 CTX 冲击治疗，剂量为 12mg～20mg/（kg·次），每周一次，连用 5～6 次，以后按患者的耐受情况延长用药间隙期，总用药剂量可达 9～12g。冲击治疗的目的为减少激素用量，降低感染并发症并提高疗效，但应根据肾小球滤过功能选择剂量或忌用。

3. 环孢霉素 A（CyA）

CyA 是一种有效的细胞免疫抑制剂，近年已试用于各种自身免疫性疾病的治疗。目前临床上其对微小病变、膜性肾病和膜增生性肾炎疗效较肯定。与激素和细胞毒药物相比，应用 CyA 的最大优点是其减少蛋白尿及改善低蛋白血症疗效可靠，不影响生长发育和抑制造血细胞功能。但此药亦有多种副作用，最严重的副作用为肾、肝毒性。其肾毒性发生率为 20%～40%，长期应用可导致间质纤维化。个别病例在停药后易复发。故不宜长期用此药治疗肾病综合征，更不宜轻易将此药作为首选药物。CyA 的治疗剂量为 3～5mg/（kg·d），使药物血浓度的谷值在 75～200μg/mL（全血，HPLC 法），一般在用药后 2～8 周起效，但个体差异很大，个别患者则需更长的时间才有效，见效后应逐渐减量。用药过程中出现血肌酐升高应警惕 CyA 中毒的可能。疗程一般为 3～6 个月，复发者再用仍可有效。

（二）对症治疗

1. 低白蛋白血症治疗

（1）饮食疗法　肾病综合征患者通常是负氮平衡，如能摄入高蛋白饮食，则有可能转为正氮平衡。但肾病综合征患者摄入高蛋白会导致尿蛋白增加，加重肾小球损害，而血浆白蛋白水平没有增加。因此，建议每日蛋白摄入量为 1g/kg，再加上每日尿内丢失的蛋白质量，每摄入 1g 蛋白质，必须同时摄入非蛋白热量 138kJ（33kcal）。供给的蛋白质应为优质蛋白，如牛奶、鸡蛋和鱼、肉类。

（2）静脉滴注白蛋白　由于静脉输入白蛋白在 1～2 天内即经肾脏从尿中丢失，而且费用昂贵。另外大量静脉应用白蛋白有免疫抑制、丙型肝炎、诱发心衰、延迟缓解和增加复发率等副作用，故在应用静脉白蛋白时应严格掌握适应证。① 严重的全身水肿，而静脉注射呋塞米（速尿）不能达到利尿效果的患者，在静脉滴注白蛋白以后，紧接着静脉滴注速尿（速尿 120mg，加入葡萄糖溶液 100～250mL 中，缓慢滴注 1 小时），常可使原先对速尿无效者仍能获得良好的利尿效果。② 使用速尿利尿后，出现血浆容量不足的临床表现者。③ 因肾间质水肿引起急性肾功能衰竭者。

2. 水肿的治疗

（1）限钠饮食　水肿本身提示体内钠过多，所以肾病综合征患者限制食盐摄入有重要意义。正常人每日食盐的摄入量为 10g（含 3.9g 钠），但由于限钠后患者常因饮食无味而食欲不振，影响了蛋白质和热量的摄入。因此，限钠饮食应以患者能耐受，不影响其食欲为度，低盐饮食的食盐含量为 3～5g/d。慢性病患者，由于长期限钠饮食，可导致细胞内缺钠，应引起注意。

（2）利尿剂的应用　肾病综合征患者的利尿药物首选速尿，但剂量个体差异很大；静脉用药效果较好，方法为将 100mg 速尿加入 100mL 葡萄糖溶液或 100mL 甘露醇中，缓慢静滴 1 小时；速尿为排钾利尿剂，故常与安体舒通合用。速尿长期（7～10 天）应用后，利尿作用减弱，有时需加剂量，最好改为间隙用药，即停药 3 天后再用。建议对严重水肿者选择不同作用部位的利尿剂联合交替使用。

3. 高凝状态治疗

肾病综合征患者由于凝血因子改变处于血液高凝状态，尤其当血浆白蛋白低于20g/L时，即有静脉血栓形成的可能。目前临床常用的抗凝药物有：

（1）肝素　主要通过激活抗凝血酶Ⅲ（ATⅢ）活性起效。常用剂量为50~75mg/d，静滴，使ATⅢ活力单位在90%以上。有文献报道肝素可减少肾病综合征的蛋白尿和改善肾功能，但其作用机制不清楚。值得注意的是肝素可引起血小板聚集。目前尚有小分子量肝素皮下注射，每日一次。

（2）尿激酶（UK）　直接激活纤溶酶原，导致纤溶。常用剂量为2万~8万U/d，使用时从小剂量开始，并可与肝素同时静滴。监测优球蛋白溶解时间，使其在90~120分钟。UK的主要副作用为过敏和出血。

（3）华法林　抑制肝细胞内维生素K依赖因子Ⅱ、Ⅶ、Ⅸ、Ⅹ的合成，常用剂量2.5mg/d，口服，监测凝血酶原时间，使其在正常人的50%~70%。

（4）潘生丁　为血小板拮抗剂，常用剂量为100~200mg/d。一般高凝状态的静脉抗凝时间为2~8周，以后改为华法林或潘生丁口服。

有静脉血栓形成者治疗方法如下。① 手术移去血栓。② 介入溶栓。经介入放射在肾动脉端一次性注入UK24万U来溶解肾静脉血栓，此方法可重复应用。③ 全身静脉抗凝。即肝素加尿激酶，疗程2~3个月。④ 口服华法林至肾病综合征缓解以防血栓再形成。

第四节　中医辨证治疗

一、辨证要点

肾病综合征病位在肾络，在整个病变过程中，以脾肾功能失调为中心，以络中阴阳气血不足为病变之本，以水湿、湿热、瘀血阻滞肾络为病变之标，表现为本虚标实、虚实夹杂之证。故其辨证首先要明确标本虚实之主次。病变早期水肿较甚，以标实为主，需辨风热、湿热、湿毒、气滞、水停之偏盛；疾病后期水邪退后，尿蛋白持续不消，病变重在肺脾肾三脏的虚损，临床辨证要注意气虚、阳虚和阴虚之不同。

1. 辨阳水和阴水

阳水起病急骤，水肿较重，常以面目先肿，然后发展到全身，皮色光亮而薄，按之凹陷易于恢复；阴水起病缓慢，水肿较轻，常以晨起面浮，入暮肿重，皮色㿠白、萎黄，甚则灰暗，按之凹陷不易起。

2. 辨病因和病位

水肿头面为主，恶风头痛者，多属风；水肿下肢为主，纳呆身重者，多属湿；水肿而伴有咽痛溲赤者，多属热；因疮疡、猩红赤斑而致水肿者，多有湿毒。若水肿较甚，咳喘气急，不能平卧者病变部位多在肺；水肿日久，纳食不佳，乏力身重者，病变部位多在脾；水肿反复，腰膝酸软，耳鸣神疲者，病变部位多在肾；水肿不甚，头晕眼花，烦躁易怒者，病变部位多在肝。

3. 辨实证和虚证

实证以邪实为主，由于肾病综合征每因外感而急性发作，常伴有风、湿、热等六淫症状。本病用激素后每多见湿热症状，如面红痤疮、舌苔黄腻等。部分患者曾用激素而水肿不消，或水肿反复发生以致气滞水停，故高度水肿亦多见。虚证以本虚为主，常伴有肺、脾、肾虚损症状。脾肾气虚者，常表现为面肢浮肿、倦怠乏力、纳少便溏；脾肾阳虚者，常表现为一身尽肿、畏寒怕冷、面色苍白或黧黑；应用激素、免疫抑制剂、利尿剂日久，可致气阴两虚，常表现为咽燥口干、手足心热、头目眩晕。

二、治则治法

肾病综合征的病机总属"本虚标实"，治疗以扶正祛邪、标本兼顾为原则。虚者补益——养荣通络是基础。"大凡络虚，通补最宜"，以"补益气血、滋阴温阳，填精之法"养荣通络。实则清利——祛瘀通络是基础。络瘀成积为病变的核心，以"理气开郁、清热化痰、解毒泄浊、搜风剔邪、温通之法"祛邪通络。

针对肾病综合征"肾虚络瘀"的发病机制，以补肾通络作为治疗大法贯穿于肾病综合征治疗的始终。风水泛滥证兼以宣畅肺络，通调水道；湿热蕴结证兼以清热利湿，权衡肾络；脾肾阳虚证兼以温阳通络，湿去肿消；肝肾亏虚证兼以调肝养血，血足络荣。

针对难退性水肿和顽固性蛋白尿当注意攻补适宜，根据本虚标实的病理特点和肾虚络瘀的病机，或先攻后补，或先补后攻，或攻补兼施，或寓攻于补，或寓补于攻，做到补虚不忘其实，攻实宜顾气阴。健脾补肾益气为补，活血化瘀通络为攻，健脾补肾的同时予以活血化瘀通络治疗。

三、辨证治疗

1. 表虚不固，风水泛滥

证候：患者平素少气乏力，易患感冒，多因外感后突然出现眼睑及面部浮肿，继则四肢及全身高度浮肿，多兼外感表证，舌质淡胖而润，边有齿痕，苔白滑，脉沉紧或沉数。

治法：益气固表，宣畅肺络。

方药：防己黄芪汤合越婢汤加减。

防己 12g，黄芪 30g，白术 9g，麻黄 6g，生石膏 24g（先煎），生姜 6g，大枣 12g，赤芍 15g，防风 10g，甘草 6g。

加减：若风寒束肺所致者，可加麻黄汤以疏风散寒；若风热袭肺所致者，可加银翘散以疏风清热；若水肿较甚者，可加五皮饮以利水消肿；若见胸腹胀满者，可加陈皮、枳壳、大腹皮以行气宽中；兼有咽喉肿痛者，可加金银花、牛蒡子、鱼腥草以清热解毒。

2. 脾肾阳虚，水湿泛滥

证候：高度水肿，按之凹陷，以下肢及腰背为主，或伴胸水、腹水，小便不利，纳差便溏，面色㿠白，形寒肢冷，舌质淡润或舌体胖大质嫩而润，边有齿痕，舌苔白腻水滑，脉沉弱。

治法：温补脾肾，利水通络。

方药：真武汤合五皮饮加减。

炮附子 9g（先煎），茯苓皮 30g，白芍 9g，赤芍 9g，白术 6g，生姜 9g，桑白皮 15g，生姜皮 10g，大腹皮 10g，陈皮 10g。

加减：若气虚甚者，加党参、黄芪以补气；脾虚明显者，加山药、炒谷麦芽、生薏苡仁以健脾；若兼风邪者，加防风、羌活以散风除湿；腰以下肿甚者，加防己、薏苡仁以利水消肿；胸腹胀满甚者，加木香、莱菔子、枳实以理气消胀；尿蛋白长期不消者，加金樱子、芡实以固摄精微；咳者加五味子以敛肺气，加细辛以散寒饮。

3. 肝肾阴虚，湿热壅盛

证候：面部及下肢浮肿，腰膝酸软，头晕耳鸣，心烦少寐，咽喉疼痛，咽干口燥，小便短涩，大便秘结不畅，舌红少津苔黄腻，脉沉细数或滑数。

治法：滋补肝肾，清利通络。

方药：知柏地黄汤加味。

知母 12g，黄柏 12g，生地黄 12g，山茱萸 12g，牡丹皮 9g，山药 15g，茯苓 20g，泽泻 9g，焦栀子 15g，凤尾草 30g，益母草 15g，车前子 30g（包煎），牛膝 15g。

加减：若兼皮肤疮痍疖肿，合五味消毒饮以清热解毒；咽痛明显，热毒较甚者，可加板蓝根、玄参、赤芍以凉血解毒；大便秘结不畅者，可加生大黄以泄热通便；兼有尿频尿急尿痛及血尿者，可加蒲公英、白茅根、大蓟、小蓟以清利湿热，凉血止血。

4. 肾阳虚衰，瘀水互结

证候：尿少水肿，畏寒肢冷，面色黧黑或萎黄，口唇及肌肤有瘀斑瘀点，常伴见腰痛如针刺，痛处固定不移，血尿，皮肤粗糙或肌肤甲错，舌质暗红或淡暗，或有瘀斑瘀点，舌苔薄腻，脉弦细或沉涩。

治法：补肾温阳，活血利水。

方药：金匮肾气丸合桂枝茯苓丸加减。

生地12g，山药15g，山萸肉10g，炮附子9g（先煎），桂枝10g，茯苓20g，牡丹皮12g，桃仁10g，赤芍15g，泽兰10g，水蛭10g。

加减：若兼气虚者，加生黄芪、太子参以补气；阳虚甚者加仙茅、淫羊藿以温阳；伴阴虚者加生地黄、龟甲、鳖甲以养阴；伴血虚者，加当归、何首乌以养血；血尿明显者加白茅根、蒲黄、小蓟以止血；水肿明显者可合五皮饮以利水消肿。

四、典型医案

患者，女，55岁。既往高血压病史2年，予以氯沙坦钾片（科索亚）100mg/d降压，血压控制可。6个月前患者无明显诱因出现双下肢浮肿，伴有乏力，于当地医院就诊，尿蛋白（++++），尿隐血（++++），予西药治疗后症状改善，近半年尿蛋白稳定于（++）。10天前患者双下肢自觉浮肿明显，神疲乏力，伴有腰酸，遂至当地医院就诊，尿隐血（+），尿蛋白（+++），血红蛋白100g/L，白蛋白25.1g/L，肌酐43μmol/L，尿素氮4.40mmol/L，总胆固醇6.28mmol/L，抗磷脂酶A2受体（M-type phospholipase A2 receptor，PLA2R）测定：41.59RU/mL（阳性），诊断为肾病综合征、膜性肾病，予利尿及降蛋白对症处理。现患者双下肢中度凹陷性浮肿，按之不易恢复，神疲乏力，腰疼隐隐，偶有腹部胀满感，夜寐欠安，夜尿2次，大便调。查体：血压122/68mmHg（1mmHg=0.013kPa），形体肥胖，面色晦暗，贫血貌，双下肢中度凹陷性水肿，舌体胖大，舌淡暗红苔薄黄腻，脉沉细。西医诊断：膜性肾病，肾病综合征。中医诊断：水肿。辨证：肾络阳虚，瘀阻成积。治以温补络道，祛瘀通络，方用附子白术汤化裁：附子9g，干姜6g，党参30g，茯苓30g，麸炒白术30g，黄芪40g，桂枝12g，土鳖虫10g，玉米须20g，白茅根20g，忍冬藤30g，泽泻30g，甘遂10g，木香10g，芡实30g，金樱子20g，续断15g，盐杜仲15g。共14剂。

二诊：患者仍有双下肢浮肿，神疲乏力，大便溏2次/d。舌淡暗红，苔黄腻，脉沉细。血压 130/78mmHg。原方加菟丝子 15g，补骨脂 15g。共 14 剂。

三诊：尿常规：尿隐血（+），尿蛋白（++）。患者诉近几日外感风寒，出现咳嗽咳痰，痰白，无鼻塞流清，偶有咽部疼痛，双下肢乏力，凹陷性水肿，自诉泡沫尿较前减少，大便日解 2~3 次，便中常带有未消化完全食物，胃纳可，舌淡暗红，苔黄腻，脉细。血压 140/80mmHg。先予双解散 4 剂，原方甘遂减量至 5g，加陈皮 12g，干姜加至 10g。共 14 剂。

四诊：患者乏力改善明显，偶有牙龈肿痛，咽喉疼痛。原方去甘遂、干姜，附子减量至 6g，黄芪加至 40g，加甘草 10g。共 14 剂。

五诊：患者水肿明显减轻，乏力较前改善，自诉泡沫尿减少，舌淡红，苔黄腻，脉细。血压 124/76mmHg，尿隐血（-），尿蛋白（±），血红蛋白 104g/L，白蛋白 29.5g/L，肌酐 60mmol/L，胆固醇 5.74mmol/L。继予原方去芡实、金樱子、木香、陈皮，加柴胡 15g、半夏 12g、黄柏 10g、天龙（壁虎）1g。

按：患者就诊时以水肿、腰酸疼痛、神疲乏力为主诉，结合发病早期的实验室指标（PLA2R：41.59RU/mL）及病情情况，中医辨证为肾阳虚衰，肾府失养，兼有湿热、浊毒阻络，其病理核心属于肾虚络瘀。患者为中老年女性，年老体衰，加之肾病病程绵长，"经年宿病，病必在络"，且其形体肥胖，为痰湿体质，内虚夹之外邪，伏于肾络，胶滞交结，络息成积。湿浊瘀毒潴留，影响脏腑功能，损伤精微元气，故而神疲乏力；肾络阻滞，气血精液不能荣养，腰为肾之府，故腰酸隐隐作痛；肾络瘀阻化积，不能鼓舞气血运行于面部，故面色晦暗，呈贫血貌；瘀浊在内故而舌质偏暗，舌体胖大，舌淡均提示阳虚瘀阻。拟方附子白术汤，温补络道，祛瘀通络。加桂枝温阳通络；土鳖虫入络搜剔，清除宿邪；干姜振奋肾络阳气以祛邪；玉米须、茅根利尿消肿；忍冬藤、泽泻利湿清热解毒。患者腰酸疼痛，湿热邪毒留于肾络，反损肾之精气，加用续断、杜仲补肾气，使肾脏恢复其蒸腾气化之司，芡实、金樱子补益肾络，收敛固涩，木香调节气机，使塞者通之。二诊患者病情稳定，予加菟丝子、补骨脂温补肾阳。三诊尿蛋白指标下降，但有外感，先以双解散疏散风寒，内清肺热。因甘遂性猛攻烈，极易伤正，减量至 5g，且患者大便次数偏多，出现胃肠道症状，予陈皮健脾护胃，另干姜加至 10g 温阳以健运。四诊患者牙龈肿痛，原方去甘遂，考虑到药性偏热，去干姜，附子减量至 6g，另加大黄芪用量，增强其降蛋白功效。五诊时患者尿蛋白降至（±），予调整为柴芍六君子汤疏利肾络气机。

第五节　预后与调护

肾病综合征如无持续性高血压、离心尿红细胞<10 个 / 高倍视野，无持久性

肾功能不全，尿蛋白为高度选择性蛋白尿，尿FDP及C3值正常，一般对皮质激素治疗有效，预后较好；如有高血压、血尿、肾功能不全，蛋白尿为非选择性，尿FDP及C3阳性，一般对皮质激素治疗反应较差。肾病综合征的转归与其病理类型有关。微小病变型对皮质激素敏感者，肾功能基本正常，一般不会发生慢性肾功能不全。局灶节段性肾小球硬化往往存在肌酐清除率降低，在10年内进展至肾功能衰竭者约占40%。膜性肾病肾功能缓慢减退，15年发展到肾功能衰竭者，成人占50%，儿童为10%～15%。膜增生性肾炎多数在发病时即有肾功能减退，有半数在10～15年内发展到肾功能衰竭。

本病的预防要注意以下几点：① 避免受冷、受湿、过度疲劳，以免诱发本病；② 要预防感染，以减少病情恶化的诱因；③ 除非病情严重，一般可以适当活动，以免体力减弱，免疫力减退；④ 避免使用对肾脏有害的药物；⑤ 克服悲观情绪，树立与疾病做长期斗争的信心；⑥ 恢复期要预防反复，防止外感。

由于本病会出现不同程度的水肿、大量蛋白尿、高脂血症、低蛋白血症，故饮食调护至关重要。

（1）钠盐摄入　中医对水肿患者忌盐要求比较严格。水肿时应进低盐饮食，以免加重水肿，一般以每日食盐量不超过3g为宜，禁用腌制食品，少用味精及食碱，浮肿消退、血浆蛋白接近正常时，可恢复普通饮食。

（2）蛋白质摄入　肾病综合征时，大量血浆蛋白从尿中排出，人体蛋白降低而处于蛋白质营养不良状态，低蛋白血症使血浆胶体渗透压下降，致使水肿顽固难消，机体抵抗力也随之下降。古人亦重视补充高蛋白饮食，促使水肿消退。如《沈氏尊生书》有用青蛙、海蛤、白螺、鲤鱼、鲫鱼、白鱼、鲈鱼、绿头鸭等，以治疗水肿。因此，本病早期应给予较高的高质量蛋白质饮食[$1\sim1.5g/(kg \cdot d)$]，如鱼和肉类等，此有助于缓解低蛋白血症及随之引起的一些合并症。但高蛋白饮食可使肾血流量及肾小球滤过率增高，使肾小球毛细血管处于高压状态，同时摄入大量蛋白质也使尿蛋白增加，可以加速肾小球的硬化。因此，对于慢性、非极期的患者应摄入较少量高质量的蛋白质[$0.7\sim1g/(kg \cdot d)$]，出现慢性肾功能损害时，则应低蛋白饮食[$0.65g/(kg \cdot d)$]。

（3）脂肪摄入　肾病综合征患者常有高脂血症，此可引起动脉硬化及肾小球损伤、硬化等，因此应限制动物内脏、肥肉、某些海产品等富含胆固醇及脂肪的食物摄入。

（4）微量元素的补充　由于肾病综合征患者肾小球基底膜的通透性增加，尿中除丢失大量蛋白质外，还同时丢失与蛋白结合的某些微量元素及激素，致使人体钙、镁、锌、铁等元素缺乏，应给予适当补充。一般可进食含维生素及微量元素丰富的蔬菜、水果、杂粮、海产品等予以补充。

参考文献

[1] 张剑，刘淼，庞立健，等.从络论治原发性肾病综合征临证体会[J].中华中医药学刊，2019，37（6）：1365-1367.

[2] 王峰，程锦国.基于"络病"理论治疗膜性肾病的学术思想探析[J].中国现代医生，2023，61（6）：84-86.

[3] 赵政，丁英钧，董绍英，等.赵玉庸教授治疗肾病综合征经验研究[J].河北中医药学报，2018，33（1）：54-56.

[4] 易岚，周恩超，仲昱，等.国医大师邹燕勤教授治疗肾病综合征经验撷要[J].四川中医，2018，36（12）：11-14.

[5] 刘宝厚，丁建文，许筠.刘宝厚肾脏病诊断与治疗[M].北京：人民卫生出版社，2021：134-143.

[6] 王刚，陈以平，邹燕勤.现代中医肾脏病学[M].北京：人民卫生出版社，2003：240-254.

[7] 李平，王国柱，余仁欢.时振声中医肾脏病学[M].北京：中国医药科技出版社，2023：87-93.

第三章 IgA 肾病

IgA 肾病（IgA nephropathy，IgAN）是一组以肾小球系膜区 IgA 沉积为特征的原发性肾小球疾病，临床特征为反复发作的肉眼血尿、持续性镜下血尿，伴或不伴轻度蛋白尿。IgA 肾病占原发性肾小球疾病的 25%～50%，好发于青壮年，30%～40% 的患者 10～20 年进入终末期肾病（ESRD），其是导致尿毒症的主要原因。

本病属中医学"尿血""溲血""腰痛""水肿""肾风""虚劳""关格"等病证范畴。《金匮要略》曰："热在下焦者，则尿血。"中医病证的尿血是指小便中混有血液或夹有血丝、血块。"溺血""溲血"最早见于《黄帝内经》。《素问·痿论》曰："悲哀太甚，则胞络绝，胞络绝则阳气内动，发则心下崩，数溲血也。"《素问·四时刺逆从论》谓："少阴……涩则病积，溲血。"《素问·至真要大论》曰："火淫所胜，则焰明郊野，寒热更至。民病注泄赤白，少腹痛，溺赤，甚则血便。"《诸病源候论》曰："心主于血，与小肠合，若心家有热，结于小肠，故小便血。"这些文献记载与 IgA 肾病的临床表现是高度相关的。目前对 IgA 肾病尚无特殊有效治疗方法。随着对 IgA 肾病研究的不断深入，中医临床从"络病"理论出发，提出 IgA 肾病属"肾络病"范畴，并依照"肾络病"理论辨证论治，取得了较好疗效。

第一节 西医病因病理

IgA 肾病的发病机制尚未完全阐明，其发病可能与多种因素相关：黏膜免疫反应与异常 IgA 产生；免疫复合物形成与异常 IgA 的致病性；受体缺陷与异常 IgA 清除障碍；多种途径级联反应致肾脏损伤。目前较为公认的发病机制为 Suzuki 等提出的"多重打击"（"HITS"）假说。由于本病之关键在于 IgA 在肾小球系膜区的淤积，并引发肾小球系膜细胞的分化增殖及系膜基质增生沉积，故多量的半乳糖缺陷 IgA1（galactose-deficient IgA1，Gd-IgA1）的合成是 IgAN 免疫复合物构成的物质基础，且可能由于 IgA1 分子结构的异常导致了血中 IgA1 升高并容易淤积于肾小球系膜区。另外还有研究表明遗传因素一定程度上影响着 IgA 肾病发生。IgA 肾病的病理特点总结如下。

（1）免疫荧光（或免疫组化）表现　免疫病理检查可发现明显的 IgA 和 C3 于系膜区或系膜及毛细血管壁沉积，也可合并较弱的 IgG 或（和）IgM 沉积，但 C1q 和 C4 的沉积少见。有时小血管壁可以见到 C3 颗粒沉积，此多见于合并高血压的患者。

（2）光学显微镜表现　光镜下 IgA 肾病最常见的病理改变是局灶或弥漫性系膜细胞增生及系膜基质增多，因此最常见的病理类型是局灶增生性肾炎及系膜增生性肾炎，有时也能见到新月体肾炎或膜增生性肾炎，可以伴或不伴节段性肾小球硬化。肾小球病变重者常伴肾小管间质病变，包括不同程度的肾间质炎症细胞浸润，肾间质纤维化及肾小管萎缩。IgA 肾病的肾脏小动脉壁常增厚（不伴高血压也增厚）。

（3）电子显微镜表现　电镜下可见不同程度的系膜细胞增生和系膜基质增多，常见大块高密度电子致密物于系膜区或系膜区及内皮下沉积。这些电子致密物的沉积部位与免疫荧光下免疫沉积物的沉积部位一致。肾小球基底膜正常。

1982 年 IgA 肾病 Lee 分级，目前仍为临床常用的病理分型之一。将 IgA 肾病分为 5 级。Ⅰ级：肾小球基本正常；Ⅱ级：病变肾小球<50%，主要为系膜细胞及基质增生；Ⅲ级：50% 以上肾小球呈增生性病变，系膜细胞>3~5 个，硬化肾小球<20%，间质少量炎细胞浸润；Ⅳ级：在Ⅱ级病变基础上并有 20%~50% 的肾小球硬化及局灶间质纤维化和小管萎缩；Ⅴ级：50% 以上的肾小球节段或球性硬化，伴相应的间质纤维化和小管萎缩。2009 年提出 IgA 肾病牛津分型，并于 2016 年进行了重新修订。肾脏病理报告的主要内容为系膜细胞增生（M0/1），局灶节段性肾小球硬化（S0/1），毛细血管内细胞增生（E0/1），小管萎缩/间质纤维化（T0/1/2），新月体（C0/1）。

第二节　中医病因病机

IgA 肾病有其基本的病因病机。感受外邪（风热多见）或饮食不节，湿热内蕴，可致热伤血络，迫血妄行，出现血尿；IgA 肾病病程较长，久病必虚，虚不运血，导致血瘀，瘀血阻络，血不循经，以致血尿经久不愈。禀赋不足或劳倦过度，脏腑功能失调，尤其脾肾虚弱，脾虚失其统摄，肾虚失其封藏，或瘀血阻于肾络，均可导致精微物质下泄出现蛋白尿、血尿。IgA 肾病反复发作，缠绵难愈，日久致肺、脾、肾三脏虚损，气化失司，不能分清泌浊，湿浊内蕴成毒。由于水湿泛滥，气机阻滞，水道运行不利，血行缓慢而成瘀；浊毒入络亦可致瘀；浊毒与血相搏，血因邪毒遏滞而为瘀。瘀血既成，往往是疾病发展深入的标志。热毒、血瘀、气滞、痰湿互相胶着，形成"肾络微型癥瘕"，最终致络脉气滞血瘀，浊毒内蕴，发展为关格之证。肾络瘀阻是贯穿 IgA 肾病始终的基本病机。

IgA 肾病在肾脏的微观辨证上，早期可表现为不同程度的肾小球系膜基质增殖，肾络血行不畅，但血络尚通。若病情进一步发展，络道受压，可导致血行瘀滞；重则出现络息成积，日久出现肾小球硬化、肾功能衰竭之危重证候。络脉绌急瘀滞、络体损伤失荣以及络息成积之肾脏络脉病的病理学机制，揭示了肾病血尿形成的病理学基础。尤其是络息成积之说，与本病细胞外基质增生以及肾小球硬化等微观病理改变颇为一致。纵观 IgA 肾病血尿的发生和发展，先天禀赋薄弱、阴虚气少是疾病发生的始动因素；湿热毒瘀是疾病发生，更是病情恶变的主要病理因素。络息成积是贯穿疾病始终的病理学改变。

第三节 西医临床诊断与治疗

一、西医诊断

IgA 肾病的确诊依赖于肾活检尤其是免疫荧光检查，如有 IgA 或 IgA 为主的免疫球蛋白伴补体呈颗粒状于肾小球系膜区或系膜及毛细血管壁沉积，而患者无肾外体征，临床排除继发性 IgA 肾病，则可做出诊断。

1. 临床表现

IgA 肾病临床表现多种多样，可为无症状性血尿伴或不伴轻度蛋白尿，反复发作肉眼血尿，慢性肾炎综合征，肾病综合征，急性肾损伤。

（1）无症状性血尿伴或不伴轻度蛋白尿 患者表现为无症状性血尿，伴或不伴轻度蛋白尿（<1g/d），肾功能正常。长期随访发现，IgA 肾病患者 14% 的镜下血尿消失，但是约 1/3 患者出现蛋白尿（>1g/d）或者肾小球滤过率（GFR）下降，提示部分患者出现病变进展。

（2）反复发作肉眼血尿 多于上呼吸道感染（细菌性扁桃体炎或病毒性上呼

吸道感染）后 3 天内发病，出现全程肉眼血尿，儿童和青少年（80%~90%）较成人（30%~40%）多见，多无伴随症状，少数患者有排尿不适或胁腹痛等。一般认为肉眼血尿程度与疾病严重程度无关。患者在肉眼血尿消失后，常遗留下无症状性血尿，伴或不伴轻度蛋白尿。

（3）慢性肾炎综合征　常表现为镜下血尿、不同程度的蛋白尿（常>1.0g/d，但少于大量蛋白尿），而且随病情进展常出现高血压、轻度水肿及肾功能损害。这类 IgA 肾病患者的疾病具有慢性进展性质。

（4）肾病综合征　表现为肾病综合征的 IgA 肾病患者并不少见。对这类患者首先要做肾组织的电镜检查，看 IgA 肾病是否合并微小病变病。如果是，则疾病治疗及转归均与微小病变病相似。但是，另一部分肾病综合征患者，常伴高血压和（或）肾功能减退，肾脏病理常为 Lee 分级Ⅲ~Ⅴ级，这类 IgA 肾病治疗较困难，预后较差。

（5）急性肾损伤　IgA 肾病在如下几种情况下可以出现急性肾损害（AKI）。① 急进性肾炎：临床呈现血尿、蛋白尿、水肿及高血压等表现，肾功能迅速恶化，很快出现少尿或无尿，肾组织病理检查为新月体肾炎。IgA 肾病导致的急进性肾炎还经常伴随肾病综合征。② 急性肾小管损害：往往由肉眼血尿引起，可能与红细胞管型阻塞肾小管及红细胞破裂释放二价铁离子致氧化应激反应损伤肾小管相关。常为一过性轻度 AKI。③ 恶性高血压：IgA 肾病患者的高血压控制不佳时，较容易转换成恶性高血压，伴随出现 AKI，严重时出现急性肾衰竭（ARF）。

2. 实验室及其他检查

（1）尿常规示血尿和（或）蛋白尿，尿相差显微镜检查示异形红细胞增多。

（2）部分 IgA 肾病患者血清 IgA 增高。血清中 IgA 纤维连结蛋白（IgA-FN）和 IgA 免疫复合物（IgA-IC）均可升高。

（3）部分患者可有不同程度的肾功能减退，表现为血肌酐、尿素氮逐渐升高，血 β_2- 微球蛋白升高，肌酐清除率降低。

3. 鉴别诊断

由于肾小球系膜区 IgA 沉积可见于其他许多疾病，故临床应除外下列疾病，并与之鉴别。

（1）急性感染后肾小球肾炎　急性感染后肾小球肾炎与 IgA 肾病均可于上呼吸道感染、急性扁桃体炎或咽炎后出现血尿，并可表现为蛋白尿、水肿及高血压。但 IgA 肾病在感染后 1~3 天出现血尿，而急性肾小球肾炎在感染后 1~2 周出现急性肾炎综合征症状表现，血清补体降低，IgA 正常可予以鉴别。可伴有血清 IgA 升高。

（2）过敏性紫癜肾炎　本病与 IgA 肾病均可表现为镜下血尿或肉眼血尿，肾穿刺两者同样有肾小球系膜区 IgA 沉积，但过敏性紫癜肾炎为继发性肾小球疾病，起病多为急性，常有皮肤紫癜、腹痛、黑便、关节痛及全身血管炎改变等，可予以鉴别。

（3）遗传性肾小球疾病　以血尿为主要表现的单基因遗传性肾小球疾病主要有薄基底膜肾病和 Alport 综合征。前者主要表现为持续性镜下血尿，肾脏是唯一受累器官，通常血压正常，肾功能长期维持在正常范围，病程为良性过程；后者是以血尿、进行性肾功能减退直至终末期肾脏病、感音神经性耳聋及眼部病变为临床特点的遗传性疾病综合征。

二、西医治疗

目前 IgA 肾病缺乏特异性治疗手段。西医主要以优化支持治疗为主，包括血压管理、使用最大耐受剂量的 ACEI/ARB、生活方式干预、评估心血管风险并适时干预，激素及免疫抑制剂治疗为主要治疗手段。

1. 拮抗血管紧张素Ⅱ药物

目前血管紧张素转化酶抑制剂（ACEI）或血管紧张素 AT₁ 受体阻滞剂（ARB）已被用作治疗 IgA 肾病的第一线药物。研究表明，ACEI/ARB 不仅具有降血压作用，而且还有减少蛋白尿及延缓肾损害进展的肾脏保护效应。由于 ACEI/ARB 类药物的肾脏保护效应并不完全依赖于血压降低，因此 ACEI/ARB 类药物也能用于血压正常的 IgAN 蛋白尿患者治疗。2021 年改善全球肾脏病预后组织（Kidney Disease：Improving Global Outcomes，KDIGO）指南建议对蛋白质＞0.5g/24h 的 IgA 肾病患者，无论是否患有高血压，初始治疗使用血管紧张素转化酶抑制剂（ACEI）/血管紧张素受体拮抗剂（ARB），但两类药不能同时使用。

2. 免疫抑制治疗

肾上腺皮质激素和免疫抑制剂治疗 IgA 肾病的疗效获益以及安全问题仍有争论。2021 年 KDIGO 肾小球疾病管理指南建议对已给予优化支持治疗（至少 90 天）但进展风险仍较高的 IgA 肾病患者，考虑予 6 个月的类固醇皮质激素治疗。因缺乏证据，2021 年 KDIGO 指南不推荐 IgA 肾病患者使用包括硫唑嘌呤、环磷酰胺、钙调神经磷酸酶抑制剂、利妥昔单抗等免疫抑制剂。对 eGFR 低于 30mL/（min·1.73m²）的 IgA 肾病患者，类固醇皮质激素的使用应谨慎或完全避免，对正在考虑使用皮质类固醇的 IgA 肾病患者，吗替麦考酚酯可与激素合用。

3. 扁桃体切除

扁桃体是产生异常 IgA 的主要部位之一。很多 IgA 肾病患者都伴有慢性扁桃体炎，而且扁桃体感染可导致肉眼血尿发作，所以择机进行扁桃体切除就被某些学者推荐作为治疗 IgA 肾病的一个手段。扁桃体切除可以降低患者血清 IgA 水平和循环免疫复合物水平，使肉眼血尿发作及尿蛋白排泄减少，甚至对肾功能可能具有长期保护作用。

4. 抗血小板药物

许多抗血小板治疗都联用了激素和免疫抑制治疗，故其确切作用难以判断。

第四节　中医辨证治疗

一、辨证要点

IgA 肾病病性多属本虚标实，虚实夹杂。病位主要在脾肾，与肺、肝等关系密切。其中，本虚是 IgA 肾病发病的根本原因，在疾病发展过程中，往往可因虚致实，形成热毒、痰湿、血瘀等病理因素，使病情迁延难愈。IgA 肾病前期多责之于邪实，以风、热、火、毒为主，随病情发展，可因实致虚，与湿热、热毒、血瘀、气滞、痰湿等病理因素相合，形成虚实夹杂之证。邪毒深入，尤可伤及血分，耗伤阴精，故气阴两虚证为临床最常见虚证。

1. 辨急性、慢性

IgA 肾病的辨证，首先应辨清急性发作期与慢性进展期。一般说来，急性发作期多与外邪侵袭有关，风热或湿热是主要原因，病机重点以邪实为主。慢性进展期以脏腑功能失调为主，病机重点以正虚为主，且往往本虚标实，虚实夹杂，虚证多为气阴两虚、脾肾亏虚、肝肾阴虚，标实多为瘀血、湿热、水邪。

2. 辨寒热虚实

出血急骤，病程较短，血色鲜红，且伴有热象、瘀血等，即为实证热证。出血隐匿，病程较长，血色暗红，时发时止，或遇劳则发，且伴有虚证寒象，即为虚证寒证。火热之证中，又有虚证实证之不同，初病多实，久病多虚，虚久多瘀。由实火、瘀血所致者属实，由阴虚火旺、气虚不摄及阳气虚衰所致者属虚。虚证者如原来病情进展缓慢，现急骤恶化，多有邪实因素参与。

二、治则治法

IgA 肾病以肾络失和，络体亏虚为本；湿热瘀毒，肾络不通为标。根据本病的病机病程演变规律，结合叶天士"络以通为用"，治疗上应分病情、分病期，总体以调畅肾络为大法。

急性发作期邪盛鸱张，实证突出，呈现邪实正虚之征，以祛邪通络为主，及时调整络脉的病理状态，使络中之邪得祛，络之正气得复，达到"通"之目的。临床应根据邪实情况进行辨证，如祛风清热宁肺络、清热利湿通脾络、清热解毒畅肾络。慢性进展期正气渐衰而邪气渐缓，呈现正虚邪恋之征，当以扶正通络为主，气足则血流通畅，血足则络脉得荣，肾体得滋荣温养，既可祛邪外出又可培元固本。临床应根据脏腑虚损进行辨证，如补肺健脾荣络、健脾补肾固络、益气滋阴养络、滋肾养肝柔络。

三、辨证治疗

（一）急性发作期

1. 上焦风热，肺络不宁

证候：发热（高热或轻微发热），咽痛，咳嗽，或伴乳蛾红肿疼痛，或皮肤疖肿，腰酸腰痛，血尿（肉眼血尿或镜下血尿）和（或）蛋白尿，舌红，苔薄黄，脉浮数。

治法：疏风清热，凉血宁络。

方药：银翘散合芎芷石膏汤加减。

金银花 12g，连翘 12g，牛蒡子 9g，薄荷 3g，荆芥 12g，甘草 3g，竹叶 12g，芦根 15g，川芎 9g，白芷 12g，石膏 15g，菊花 12g，茜草根 15g。

加减：肺热内盛加黄芩、鱼腥草清肺泄热；咽喉红肿疼痛加一枝黄花、土牛膝、凤尾草、玄参解毒利咽；尿血鲜红加大蓟、小蓟、茅根凉血止血；皮肤疖肿合五味消毒饮。

2. 中焦湿热，脾络不通

证候：腹痛肠鸣，泄泻清稀，甚如水样，脘闷食少，烦热口渴，小便短黄，血尿和（或）蛋白尿，或伴恶寒发热，舌苔黄腻，脉濡数。

治法：清热利湿，健脾通络。

方药：葛根芩连汤合健脾清利方。

葛根 12g，黄芩 12g，黄连 3g，甘草 3g，太子参 9g，白术 12g，茯苓 15g，苍术 9g，生薏苡仁 15g，赤小豆 15g，山药 12g，石韦 15g，白茅根 15g。

加减：湿重加藿香、佩兰以化湿醒脾；热重加车前草、铁苋菜以清解热毒；腹痛加白芍、生甘草以缓急止痛。

3. 下焦湿热，肾络不畅

证候：小便短涩刺痛，黄赤灼热，血尿和（或）蛋白尿，或伴心烦口渴，舌红，脉数。

治法：清热利水，凉血畅络。

方药：小蓟饮子加味。

小蓟 15g，滑石 12g，生地黄 12g，通草 9g，炒蒲黄 9g，竹叶 12g，藕节 15g，当归 9g，栀子 9g，甘草 3g，白茅根 15g，地锦草 12g，金钱草 15g。

加减：尿血鲜红加荠菜花、槐花、生地榆以凉血止血；热重加蒲公英、紫花地丁以清热解毒。

（二）慢性进展期

1. 肺肾气虚，肾络不荣

证候：面色萎黄无华，腰酸乏力，纳差便溏，舌淡，苔白，脉细弱。患者平时肺卫不固，易感六淫邪气，往往使病情反复，难以治愈。

治法：补肺益肾荣络。

方药：玉屏风散合补肺汤加味。

黄芪 15g，白术 12g，防风 9g，人参 12g，熟地黄 12g，五味子 9g，桑白皮 9g，紫菀 9g，芡实 15g，山茱萸 9g。

加减：气虚恶风加桂枝、白芍以解表和营；经常咽喉肿痛加牛蒡子、玄参、挂金灯清利咽喉。

2. 气阴两虚，肾络不荣

证候：倦怠乏力，腰膝酸软，手足心热，口干喜饮，或伴大便干结，舌偏红边有齿印，苔薄白或薄黄。患者平时少量血尿、蛋白尿，稍遇劳累则病情加重。

治法：益气滋阴荣络。

方药：四君子汤合左归丸加减。

党参 12g，白术 12g，黄芪 15g，茯苓 12g，白扁豆 12g，炙甘草 3g，熟地黄 12g，山茱萸 9g，枸杞子 12g，山药 15g，女贞子 12g，墨旱莲 12g。

加减：蛋白尿多者重用黄芪，加芡实、灵芝以益气固摄；血尿多者加参三七、藕节凉血化瘀止血。

3. 脾肾阳虚，肾络失煦

证候：腰膝酸冷，四末欠温，面苍白或黧黑，小便频数或夜尿增多，大便时溏，或伴下肢浮肿，舌质淡，舌体胖大，苔薄腻，脉沉细。患者常表现为中度或重度蛋白尿、血尿，反复难愈。

治法：健脾温肾煦络。

方药：右归丸加减。

熟地黄 12g，山药 15g，白术 12g，山茱萸 9g，枸杞子 9g，杜仲 12g，菟丝子 15g，制附子 9g，肉桂 6g，当归 12g，鹿角胶 9g，蒲黄炭 15g，参三七 9g。

加减：下利清谷者，减去熟地黄、当归，加入党参、薏苡仁、补骨脂以健脾止泻；腹中冷痛者加高良姜、吴茱萸、白芍以温中止痛。

4. 肝肾阴虚，肾络不荣

证候：腰酸乏力，五心烦热，口干咽燥，大便干结，或伴月经量少甚至闭经，舌红，苔少，脉细数。患者往往病程绵长，曾服用或正在服用大量激素和（或）免疫抑制剂，部分患者呈激素依赖型，稍减量则尿蛋白反跳。

治法：滋肾养肝柔络。

方药：知柏地黄汤合左归丸加减。

熟地黄 12g，山药 15g，山茱萸 9g，菟丝子 15g，枸杞子 9g，牛膝 12g，龟甲 9g，知母 12g，黄柏 12g，白茅根 15g，石韦 15g。

加减：急躁易怒，尿赤便秘，舌红脉数者，加龙胆、黄芩、栀子清肝泻火；腰酸遗精，精关不固者，加金樱子、芡实、莲须固肾涩精。

5. 水瘀阻络

证候：四肢水肿，肢体沉重，小便不利，皮肤粗糙不润，日久可见肌肤甲错，舌质紫暗，苔薄黄腻，脉弦细涩。多见于表现为肾病综合征的 IgA 肾病患者。

治法：活血利水，益气通络。

方药：补阳还五汤合五皮饮加减。

黄芪 30g，当归 12g，赤芍 12g，川芎 9g，桃仁 12g，地龙 12g，红花 9g，参三七 9g，马鞭草 15g，生地榆 15g，桑白皮 30g，陈皮 9g，大腹皮 15g，茯苓皮 15g，生姜皮 9g。

加减：气滞重者，症见脘腹胀闷，经行不畅，加路路通、木香以行气消肿；兼血虚者，加阿胶、桑椹以滋补阴血；尿血明显者，可加大蓟、小蓟、墨旱莲、凤尾草凉血止血。

6. 络息成积

证候：周身浮肿，腰膝酸软，形寒肢冷，神疲乏力，大便溏薄，少尿甚则无尿，舌质暗有瘀点瘀斑，脉沉细涩。多见于 IgA 肾病后期其病理学上表现为肾小球硬化及肾间质纤维化患者。

治法：益肾通络，散结化积。

方药：大补元煎合水陆二仙丹加减。

黄芪30g，党参15g，山茱萸15g，当归10g，炒白术15g，金樱子15g，芡实15g，土茯苓30g，鳖甲15g，莪术15g，鸡血藤15g，狗脊20g，炙甘草10g，三七片6g。

加减：腰膝冷痛，加桂枝9g、淫羊藿10g；畏寒肢冷者，加附子9g、肉桂5g；面浮肢肿，加葶苈子15g、车前子15g、大腹皮15g；恶心呕吐，加竹茹10g、姜半夏9g。

四、典型医案

患者，男，37岁。因发现泡沫尿10个月就诊。患者1年前因发现泡沫尿，久置不散，于当地医院就诊，查血肌酐133μmol/L，血尿酸605.2μmol/L，尿蛋白（++），红细胞90/μL，24h尿蛋白3.2g/24h，予肾穿刺示"FSGS，IgA肾病，Lee分级系统Ⅳ级，牛津分类法：M1 E0 S0 TI C1"，予甲泼尼龙（美卓乐）32mg治疗，未见明显好转，后予羟氯喹、美卓乐继续治疗，效果欠佳，现已停药。近期尿蛋白持续（+），尿红细胞60~99/μL，肌酐持续缓慢升高，最高达190μmol/L。现症见：头晕，双目酸胀，易流泪，神疲乏力，口中黏腻，口苦，纳可，夜寐安，夜尿3~4次/晚，泡沫尿，色黄，大便1天1次，舌淡红苔白黄腻，脉弦细。血压：140/94mmHg（1mmHg=0.133kPa）。尿常规：尿蛋白（++），尿隐血（+++），红细胞90/μL；尿生化：尿白蛋白/肌酐比1503.8mg/g；血生化：白蛋白41.1g/L，肌酐165μmol/L，尿酸490μmol/L，估算的肾小球滤过率45mL/（min·1.73m^2）。西医诊断：IgA肾病，FSGS，高血压病，痛风。中医诊断：肾劳病。辨证：脾虚气滞，湿热内阻。拟方：忍冬藤、泽泻各30g，柴胡15g，姜半夏9g，黄芩10g，太子参20g，生黄芪30g，炒白术20g，茯苓30g，黄柏10g，天龙1条，水牛角15g，三七片6g，猫人参30g，鳖甲15g（先煎），白蒺藜20g，钩藤20g（后下），甘草10g。共14剂。

二诊：患者诉头胀较前好转，双目酸胀流泪好转，稍乏力，偶有口干口苦，大便转溏，1天2次。舌淡红苔黄腻，脉弦细。血压130/94mmHg。B超：双肾弥漫性回声改变。原方去钩藤、白蒺藜，加木香10g、六月雪20g。共14剂。

三诊：患者诉神疲乏力，口干口苦，舌淡苔滑腻，脉弦细。血压136/94mmHg。尿常规：尿蛋白（-），尿隐血（++），红细胞31/μL；尿白蛋白/肌酐比430.8mg/g；血生化：肌酐136μmol/L，尿素10.59 mmol/L，尿酸411μmol/L。拟方：柴芍六君汤加减：柴胡15g，姜半夏9g，白芍15g，黄芩10g，党参20g，生黄芪30g，炒白术20g，茯苓、猫人参各30g，鳖甲15g（先煎），漏芦片30g，莪藜 20g，续断、杜仲各 15g，红景天 20g，甘草 10g。共 14 剂。

按：本案患者肾穿病理类型为 IgA 肾病伴 FSGS，且患者既往激素、免疫调节剂的使用未见明显效果，尿蛋白、镜下血尿量较多，肾功能出现进行性的下降，结合病理的改变，提示 IgA 肾病，预后不佳。该患者辨证以肾络精亏阴虚为本，热毒夹湿夹瘀为标，治当以健脾行气，清热化湿，辅以化瘀为法。故选用小清汤化裁。本方以小柴胡汤为基础，寒热并调，更可推动三焦气化，疏利水道，鼓动伏于肾络之邪外宣，更有斡旋肾络乃至全身之气机、燮理水火之功。方中柴胡辛能发之，开降阳结而推陈，配以黄芩之苦降，上清君火，下达相火；生姜、半夏温饮化痰，逐肾络之痰湿；太子参、黄芪、甘草以补气健脾，茯苓、白术健脾利水渗湿，忍冬藤、泽泻入络脉而清利水湿热毒；黄柏、天龙合用清解肾络之热瘀，猫人参、鳖甲清热解毒，软坚散结，水牛角凉血止血，三七化瘀兼顾补益之功，白蒺藜、钩藤平肝疏肝，息风止眩。全方共用，以"小清"之力，使络虚得补，湿热得清，痰瘀得化。二诊患者头晕好转，大便偏溏，故去白蒺藜、钩藤，加用木香理气调中，运化水湿以实大便，尿酸偏高则加用六月雪清热排毒。三诊时患者湿热之证候已不明显，故转方柴芍六君汤，以补益脾肾为基本，而减少清热解毒药的应用，加用补肾之杜仲、续断，补气养血之红景天，时时固护正气为要。

第五节　预后与调护

IgA 肾病为一持续进展性疾病，迄今尚未见到组织学损伤自动缓解的报道，发病 10 年后约 25% 的患者进入尿毒症，10% 的患者需透析治疗。目前，国际 IgA 肾病预测工具结合肾活检、临床和组织学检验，可有效预测 eGFR 下降 50% 或肾衰竭的风险。临床变量包括年龄、血压、eGFR、蛋白尿、活检前或活检时的用药史、MEST 评分。蛋白尿是 IgA 肾病进展的主要危险因素。持续蛋白尿水平超过 1g/d 与肾功能下降风险显著相关，而蛋白尿减少，理想情况下低于 1g/d，与良好结局相关。

下列因素提示预后不良：① 临床表现为大量蛋白尿；② 伴有难以控制的高血压；③ 发病初期即见血肌酐升高；④ 肾活检显示肾小球硬化、新月体增生、球囊壁粘连、间质纤维化、血管损害或肾小管萎缩；⑤ 病理类型为弥漫增生性肾小球肾炎、弥漫硬化性肾小球肾炎。

虽然 IgA 肾病发生与发展受一定的遗传因素影响，但生活方式、细菌或病毒感染、肠道黏膜异常等因素也起着重要作用。首先，要养成良好的生活习惯。饮食要清淡，不食辛辣、油腻、燥热之品，少食油煎、油炸之食物；心情要舒畅，不动怒，戒烟酒，节房事；劳逸结合，积极锻炼身体，增强体质。其次，要积极预防各类感染。尤其要注意手卫生和饮食卫生，不吃不洁食物；注意居室通风，到人多的公共场所要加强自身防护；及时治疗感冒、胃肠炎、皮肤疮疖等感染，及早诊断原发病并积极治疗。

参考文献

[1] 赵芃博，纪越，齐鑫，等 . IgA 肾病中西医发病机制及诊治进展 [J]. 中医药学报，2023，51（9）：97-103.

[2] 沈思静，邓跃毅 . 从络病理论探讨 IgA 肾病的中医治疗 [J]. 中国中西医结合肾病志，2023，24（3）：271-272.

[3] 潘莉，丁英钧，常风云，等 . 络病理论在 IgA 肾病中的应用 [J]. 辽宁中医杂志，2010，37（9）：1683-1684.

[4] 尚洁琼，王世荣 . 王世荣从"络"论治 IgA 肾病经验 [J]. 中医药临床杂志，2022，34（5）：839-843.

[5] 朱丽婷，袁拯忠，王峰，等 . 程锦国基于肾络学说论治局灶节段性肾小球硬化 [J]. 浙江中西医结合杂志，2022，32（10）：887-889.

[6] 孟元，王雨，赵文景，等 . 高彦彬从络病论治成人 IgA 血管炎相关性肾炎经验 [J]. 北京中医药，2022，41（7）：746-750.

[7] 刘宝厚，丁建文，许筠 . 刘宝厚肾脏病诊断与治疗 [M]. 北京：人民卫生出版社，2021：159-167.

[8] 王刚，陈以平，邹燕勤 . 现代中医肾脏病学 [M]. 北京：人民卫生出版社，2003：263-274.

[9] 李平，王国柱，余仁欢 . 时振声中医肾脏病学 [M]. 北京：中国医药科技出版社，2023：95-104.

第四章
糖尿病肾病

糖尿病肾病（diabetic kidney disease，DKD）是糖尿病所致的慢性肾脏损害，是糖尿病主要远期并发症之一，临床上以白蛋白尿和（或）肾小球滤过率（GFR）下降持续超过 3 个月为主要特征。随着糖尿病患病人数剧增，肾脏这一重要靶器官的损害也随之增多。近十年间我国学者发表了一些关于 DKD 的区域性、小规模流行病学研究，结果显示在糖尿病人群中 DKD 患病率为 20%～40%。

本病属中医学"水肿""肾消""眩晕""关格"等病证范畴。中医学对糖尿病及糖尿病肾病的认识极其深远，《黄帝内经》中明确提到了"消瘅""消渴""脾瘅""消中""鬲消""肾热病"等病名。《素问·奇病论》中论"脾瘅"，认为人因过食肥甘厚味，损伤脾胃，中焦运化失司，脾气上溢，发为消渴。《伤寒杂病论》中有"男子消渴，小便反多……肾气丸主之"，用疾病的症状阐明了消渴与肾脏疾病之间的密切关系。本病属典型的"久病入络""久病及肾"病证，属肾络病范畴。随着络病学说的不断完善和深化，从络病论治本病取得了显著进展，有助于更清晰地把握其病机特点与病理演变，治疗上也更具针对性。

第一节　西医病因病理

糖尿病肾小球损害是糖尿病微血管病变的一部分，其发病可能为多种因素造成的，包括遗传、生化改变、脂质代谢紊乱、肾脏血流动力学改变、肾脏结构异常、细胞因子与多肽生长因子等。常见的危险因素包括肾脏血流动力学异常、肾

素 - 血管紧张素 - 醛固酮系统（RAAS）激活、糖尿病病程较长、血糖未达标的高血压、血脂异常、肥胖、炎症、氧化应激等。

与糖尿病一样，糖尿病肾病也是一种多基因病。在糖尿病肾病的发生中，致病基因与易感基因之间的相互作用、相互影响构成了糖尿病肾病基因研究的复杂性。目前涉及的主要候选基因包括：血管紧张素原基因、血管转换素酶基因、Ang-Ⅱ受体基因、醛糖还原酶基因、载脂蛋白 E 基因、内皮型一氧化氮合酶（eNOS）基因、RAGE 基因、葡萄糖转运蛋白基因等。

糖尿病患者可因长期高血糖直接损伤、非酶化及晚期糖基化终末产物形成、多元醇途径激活、蛋白激酶 C 及其下游靶点活化等途径损伤肾脏血管内皮细胞和足细胞，破坏肾细胞 DNA 结构，使细胞外基质增加、基底膜增厚、肾小球硬化。在糖尿病情况下，活性氧（reactive oxygen species，ROS）产生过多或清除减少，可通过影响肾血流动力学、参与足细胞损伤、参与 ECM 调节、参与肾脏炎症反应等途径导致糖尿病肾损伤。糖尿病患者肾脏血流动力学改变，使肾小球高滤过可导致局灶性硬化，同时伴有系膜扩展和 GBM 增厚；血流动力学改变的机械力和剪切力可引起内皮细胞和上皮细胞的损害，从而破坏正常的滤过屏障；肾小球毛细血管内压力增高可直接激活 PKC；肾小球毛细血管壁张力增高激活 PKC，引起内皮细胞生长因子合成和释放增加。同时，糖尿病患者的高凝状态、血栓形成倾向、纤溶系统失衡、纤溶活性下降等血液流变学异常，都与糖尿病肾病发病密切相关。

糖尿病肾病的发生、发展与炎症反应及激活机体自身的免疫调节密切相关，从糖尿病肾病早期肾间质单核或巨噬细胞浸润到后期肾小管萎缩、肾间质纤维化，多种炎症因子及细胞通路参与了患者肾脏损害的每个阶段。肾小球系膜细胞、上皮细胞和血管内皮细胞可分泌一系列能影响细胞功能的因子，参与糖尿病肾小球硬化的发生。目前认为较重要的因子有：① 生长激素和胰岛素样生长因子；② 细胞因子，如转化生长因子 -B、血小板衍化生长因子、TNF-α、纤维细胞生长因子、血管内皮生长因子等；③ 花生四烯酸产物，如前列腺素和血栓素；④ 血管加压肽，如血管紧张素Ⅱ和内皮素。这些激素和细胞因子均可促使肾小球血流动力学改变、基膜增厚、系膜细胞增生肥大及细胞外基质增多，导致肾小球硬化。

糖尿病肾病的病理往往表现为肾脏体积增大，表面光滑，终末期表面可呈现细颗粒改变。肾组织学改变可累及肾小球、小管间质及血管，基本病变为小球系膜样物质增多，同时毛细血管基底膜增厚。通常将肾小球病变分为弥漫性肾小球硬化、结节性肾小球硬化、渗出性病变 3 种病理类型。

（1）弥漫性肾小球硬化　约见于 75% 的糖尿病肾病患者，表现为肾小球毛细血管壁和系膜区基质增多，呈玻璃样变，基底膜增厚，管腔狭窄，最终完全闭塞，累及全部肾小球而发生肾小球硬化。

（2）结节性肾小球硬化　约见于48%的糖尿病肾病患者，特点为肾小球内出现圆形的Kimmelstiel-Wilson结节（K-W结节）。HE染色呈淡粉色，PAS镀银染色可见结节的分层结构，是由于肾小球外周毛细血管系膜基质弥漫增生所致。1个肾小球可有多个结节，对糖尿病肾病有特异的诊断意义。免疫荧光检查可见IgG、IgM、纤维蛋白沿肾小球毛细血管基膜呈连续线形荧光，并在结节中心沉积。

（3）肾小球渗出性病变　在糖尿病肾病中较少见，缺少特异性，通常由均质嗜酸性或有空泡的圆形或新月形沉积物组成，多见于严重的结节型和弥漫型损害的患者。

第二节　中医病因病机

先天禀赋不足或后天饮食不节、情志失调、房劳过度等可致阴虚火炽，津伤液竭，成为糖尿病肾病的早期病变。随着病情进展，渐至阴伤及气，气损及津，出现气虚、气阴两虚等病理机转。脾虚气陷，肾虚固摄无权，而至精微物质流失，脾肾两虚，气不化水，瘀阻水停，乃至水肿。因此，脾肾两虚是糖尿病肾病发病之本。消渴日久，气阴两虚，阴虚煎灼津液，水湿瘀血痹阻肾络。又因先天后天损伤，阴血亏虚，脉络失养，阳气亏损，无以推动气血津液运行，脉络阻滞，瘀血内停，水湿痰饮滞留，病理产物日久不去，肾络瘀阻更胜，气血不行，以至肾络更虚，浊毒内生，脏腑损伤。病情久延，正气日衰，最终出现脾肾衰败、阴阳两虚的病理转归。不论阴虚、气虚、气阴两虚，甚至阴阳两虚，皆可因虚致实，成为导致或加重糖尿病肾病肾络病变的重要因素。由于糖尿病肾病之气阴两虚、肾络亏虚可产生痰浊、瘀血等病理产物阻滞肾络，痰瘀互结日久，络脉瘀塞，又可引起络息成积的病理改变，是糖尿病肾病发展加重的关键病理环节。

纵观糖尿病肾病的病理过程，不同阶段的临床特点和病理变化各不相同。糖尿病肾病早期：糖尿病伏匿之热邪日久最易窜入肾络而致肾络热胀。《黄帝内经》"病机十九条"有"诸腹胀大，皆属于热"，"诸病有声，鼓之如鼓，皆属于热"，即强调热邪致胀之病机。此期气阴不足，络脉空虚，无形之热邪壅郁于肾小球，尚未与有形病理产物相互胶结，故多是由于血糖增高、糖代谢紊乱引起肾小球微血管病变，表现为肾小球肥大、肾小球直径及肾小球毛细血管管腔直径增加。糖尿病肾病中期：痰、瘀、热相互搏结，痹阻肾络。叶天士强调络以通为用，肾络痹阻不通，功能不能发挥，就会出现水肿、蛋白尿等系列临床症状，肌酐清除率下降，但尚未出现肾衰竭。此期肾脏损害继续，肾小球细胞外基质逐渐增多，表现为肾小球系膜区增宽及毛细血管基底膜增厚，或见少量的结节性硬化。糖尿病肾病晚期：热、痰、瘀互相胶结，蕴郁化毒，毒、痰、瘀搏结不化，形成肾络癥积。唐容川认为瘀血在经络脏腑之间，则结为癥瘕，王肯堂称"痰能流注于脂膜……痰积而不流，则脂膜之间为其所据……而有形可见"。癥积坚固不移，肾体受损严重，肾关开阖失常，导致溺毒内聚。病理表现为多个结节硬化和（或）超过 50% 的肾小球硬化，在微观上其与《难经·五十五难》所说"五脏所生……上下有所终始，左右有所穷处"之癥积实无二致。显然糖尿病肾病发展至肾小球硬化的过程，与痰瘀互结肾络，最终引起络外络周络息成积的继发性病理改变是相吻合的。

第三节　西医临床诊断与治疗

一、西医诊断

符合 ADA2020 年制定的糖尿病诊断标准，有明确的糖尿病病史，同时与尿蛋白、肾功能变化存在因果关系，并排除其他原发性、继发性肾小球疾病与系统性疾病，符合以下情况之一者，可诊断糖尿病肾病。① 随机尿白蛋白/肌酐比值（urinary albumin-to-creatinine ratio，UACR）≥30mg/g 或尿白蛋白排泄率（urinary albumin excretion rate，UAER）≥30mg/24h，且在 3～6 个月内重复检查 UACR 或 UAER，3 次中有 2 次达到或超过临界值；排除感染等其他干扰因素。② 估算肾小球滤过率（estimated glomerular filtration rate，eGFR）$<60ml\cdot min^{-1}\cdot(1.73m^2)^{-1}$ 3 个月以上。③ 肾活检符合 DKD 病理改变。

1. 临床表现

糖尿病肾病的主要临床表现包括肾小球滤过率（GFR）增高、蛋白尿、水肿与肾病综合征、高血压和肾功能衰竭。

（1）蛋白尿　糖尿病肾病早期尿中蛋白排出量增加，用敏感的放射免疫法才能检测出，是所谓的微量蛋白尿（UAG）。微量白蛋白起初为间歇性或运动后出现，后转为持续性蛋白尿。随蛋白尿加重，逐渐出现水肿和高血压。

（2）水肿与肾病综合征　蛋白尿<3.5g/d 时即可出现明显水肿，部分患者由于大量蛋白尿（每日>3.5g）引起肾病综合征。糖尿病肾病水肿较严重，对利尿剂反应差，其原因除低蛋白血症外，部分是由于糖尿病肾病时水、钠潴留超过一般肾病综合征。

（3）高血压　为糖尿病肾病的晚期表现，临床有 1/2～3/4 的患者出现高血压，后者加速肾脏病变的发展和肾功能的恶化。

（4）肾功能衰竭　持续性蛋白尿至终末期肾衰平均7年，早期控制高血压、血糖及低蛋白饮食等可使此间期延长。在未治疗的糖尿病肾病患者GFR下降速率平均为每月每分钟1mL，到后期50%~70%有肾功能损害，当GFR低于正常1/3时出现明显氮质血症，近1/3的患者出现尿毒症。

2. 实验室及其他检查

（1）UAG测定　UAG每分钟在20~200μg为微量白蛋白尿，可诊断早期糖尿病肾病，UAG每分钟＞200μg则为临床蛋白尿。

（2）GFR测定　Ⅰ期糖尿病肾病患者，GFR常增加30%~40%，肾脏增大，肾血流量一般增加。GFR又是肾功能减退的敏感指标，若GFR每分钟＜90mL时，可认为肾小球滤过功能已开始下降，进入糖尿病肾病的临床期。

（3）肾脏超声检查　可检查早期肾脏大小；彩色多普勒可检测肾血流改变。

（4）肾活检　可提供特异性诊断，在鉴别糖尿病肾病伴或不伴非糖尿病肾病时，需肾活检提供病理诊断。

3. 鉴别诊断

糖尿病肾病的发生发展、治疗及预后与非糖尿病肾病（nondiabetic kidney disease，NDKD）完全不同，因此在诊断DKD之前，首先应明确糖尿病患者的肾脏损伤是由DKD还是由NDKD或由DKD合并NDKD所致。目前DKD合并NDKD的临床诊断还缺乏特异性的指标和标准，如出现下列情况可考虑诊断为DM/DKD合并NDKD，应进一步查明病因：① 糖尿病患者eGFR短期内迅速下降；② 糖尿病病程中无明显微量蛋白尿，或出现时间很短，或蛋白尿突然急剧增多，或短时间出现肾病综合征；③ 尿检提示"活动性"尿沉渣；④ 顽固性高血压；⑤ 临床已确诊患者有原发性、继发性肾小球疾病或其他系统性疾病；⑥ ACEI或ARB类药物治疗3个月内eGFR下降超过30%；⑦ 影像学发现肾脏有结石、囊肿、马蹄肾等结构异常，或有肾移植病史；⑧ 肾活检提示存在其他肾脏疾病的病理学改变。

4. 分期诊断

糖尿病肾病临床分期诊断，采用改善全球肾脏病预后组织（Kidney Disease: Improving Global Outcomes，KDIGO）建议的GA分期，即G分期和A分期。G分期指的是参照患者的慢性肾脏病分期标准进行，主要根据肾小球滤过率分为G1、G2、G3、G4、G5期，A分期主要根据尿白蛋白排泄率分为A1、A2、A3期。

（1）G 分期

G1 期：肾小球滤过率≥90mL/min，肾功能正常。

G2 期：肾小球滤过率 60～89mL/min，肾功能轻度减退，没有明显症状。

G3 期：肾小球滤过率 30～59mL/min，患者体内蛋白质、钙和其他营养元素逐渐流失，可能出现呼吸困难、浮肿、水潴留和背部疼痛等症状。

G4 期：肾小球滤过率 15～29mL/min，患者症状进一步加重，还可能出现尿血、急性呼吸困难等表现，肾功能中重度损伤。

G5 期：肾小球滤过率＜15mL/min，患者尿毒症的症状明显，发展为肾衰竭。

（2）A 分期

A1 期：尿白蛋白排泄率＜30mg/g，为正常或轻度升高。

A2 期：尿白蛋白排泄率 30～300mg/g，为中度升高。

A3 期：尿白蛋白排泄率＞300mg/g，为显著升高。

二、西医治疗

目前糖尿病肾病尚缺乏特异性治疗手段。西医主要以控制血糖、控制血压、调节血脂和饮食疗法等强化传统危险因素的控制为主要治疗手段。

1. 控制血糖

对大多数非妊娠成年 2 型糖尿病肾病患者，糖基化血红蛋白（HbA1c）应尽量控制在 7.0% 以下，对合并中重度慢性肾脏病患者的 HbA1c 可适当放宽，控制在 7.0%～9.0%。严格控制血糖可部分改善异常的肾血流动力学，至少在 1 型糖尿病可以延缓微量白蛋白尿的出现，减少已有微量白蛋白尿者转变为临床蛋白尿。在降糖口服药物的选择上，有研究显示钠 - 葡萄糖协同转运蛋白 -2（sodium-dependent glucose transporters 2，SGLT-2）抑制剂有降糖之外的肾脏保护作用，胰高糖素样肽 -1（glucagon-like peptide-1，GLP-1）受体激动剂亦有可能延缓糖尿病肾病的进展。肾功能不全患者可优选从肾脏排泄较少的降糖药，并根据肾脏功能调整用药剂量，严重肾功能不全患者宜采用胰岛素治疗。

2. 控制血压

糖尿病肾病中高血压不仅常见，同时是导致糖尿病肾病发生和发展的重要因素。降压药物首选血管紧张素转化酶抑制剂（ACEI）或血管紧张素受体拮抗剂（ARB）。该类药物具有改善肾内血流动力学、减少尿蛋白排出，抑制系膜细胞、成纤维细胞和巨噬细胞活性，改善滤过膜通透性等药理作用。即使全身血压正常的情况下也可产生肾脏保护功能，且不依赖于降压后血流动力学的改善。降压的靶目标，推荐大于 18 岁的非妊娠糖尿病患者血压控制在 140/90mmHg 以下，对伴有白蛋白尿的糖尿病患者，血压应控制在 130/80mmHg 以下。β 受体阻滞剂和利尿剂因其潜在的糖脂代谢紊乱作用不主张纳入一线用药，除非合并心动过速或明显水肿。钙通道阻滞剂（CCB）在糖尿病肾病患者中的肾脏保护功能尚不明确，但地尔硫䓬类的作用似乎优于双氢吡啶类，后者不推荐单独用于糖尿病肾病患者。

3. 调节血脂

LDL-C 水平可以通过系膜细胞的 LDL 受体加快足细胞和系膜细胞的损伤，从而导致肾间质纤维化的进展以及蛋白尿的产生。所以糖尿病肾病患者 LDL-C 水平应降到 2.6mmol/L 以下，TG 应降至 1.5mmol/L 以下。他汀类药物可以减少糖尿病血管并发症的发生率和延缓肾功能的减退，故糖尿病肾病的调脂治疗首选他汀类药物。

4. 饮食疗法

在饮食方面，糖尿病肾病患者应在遵守低盐、糖尿病饮食的基础上，合理安排蛋白质的摄入。高蛋白饮食加重肾小球高灌注、高滤过，因此主张以优质蛋白为原则。蛋白质摄入应以高生物效价的动物蛋白为主，早期即应限制蛋白质摄入量至 0.8g/（kg·d），对已有大量蛋白尿和肾衰竭的患者可降低至 0.6g/（kg·d）。中晚期肾功能损伤患者，宜补充 α- 酮酸。另外，有人建议以鱼、鸡肉等部分代替红肉类（如牛肉、羊肉、猪肉），并加用多不饱和脂肪酸。此外也不必过分限制植物蛋白如大豆蛋白的摄入。

5. 肾脏替代治疗

糖尿病肾病进入终末期肾衰竭者可行肾脏替代治疗，但其预后较非糖尿病者为差。糖尿病肾病患者本身的糖尿病并发症多见，尿毒症症状出现较早，应适当放宽肾脏替代治疗的指征。一般内生肌酐清除率降至 10～15mL/min 或伴有明显胃肠道症状、高血压和心力衰竭不易控制者即可进行维持性透析。血液透析与腹膜透析的长期生存率相近，前者利于血糖控制、透析充分性较好，但动静脉内瘘难建立，透析过程中易发生心脑血管意外；后者常选用持续不卧床腹膜透析（CAPD），其优点在于短期内利于保护残存肾功能，因不必应用抗凝剂故在已有心脑血管意外的患者也可施行，但以葡萄糖作为渗透溶质使患者的血糖水平难以控制。

6. 器官移植

对终末期糖尿病肾病患者，肾移植是最有效的治疗方法，但糖尿病肾病患者移植肾存活率仍比非糖尿病患者低 10%。单纯肾移植并不能防止糖尿病肾病再发生，也不能改善其他的糖尿病合并症。胰肾双器官联合移植有可能使患者糖化血红蛋白和血肌酐水平恢复正常，并改善其他糖尿病合并症，因此患者的生活质量优于单纯肾移植者。

第四节　中医辨证治疗

一、辨证要点

1. 辨虚实

要辨脏腑之虚实和络病之虚实。邪实主要表现在气滞、血瘀、痰饮、水湿及其他外邪为患；虚证早期多见阴虚及阴虚火旺，中期可见气阴两虚，晚期可见阴阳两虚。疾病的发展过程中，往往错综复杂，表现为虚实夹杂，而以某一方面为主，在发病过程中也可出现由实转虚或因虚致实，要全面分析。如气阴两虚偏气虚者可以转化为脾肾气虚，气阴两虚偏阴虚者可以转化为肝肾阴虚。反之，原来脾肾气虚者，也可转为气阴两虚；原来肝肾阴虚者亦能转为气阴两虚等。日久病程迁延，阴损及阳，肾元虚衰，浊毒内停，五脏受损，可表现为多脏同病，或五脏俱损，气血阴阳俱衰。

2. 辨标本

本病以脏腑阴络亏虚为本，气滞、血瘀、痰饮、水湿及其他外邪为患为标，两者互为因果，相互影响，常因病程长短及病情轻重不同而各有侧重。发病之初，病在肝肾，气阴两虚，肾络瘀滞，临床表现为尿频尿多，尿浊而甜。病程迁延，阴损及阳，脾肾虚衰，肾络瘀阻，日久水湿潴留，泛溢肌肤，面足水肿，甚则胸水腹水；阳虚不能温煦四末，则畏寒肢冷。病变晚期，肾络瘀结，浊毒内停，五脏受损，气血阴阳衰败，变证蜂起，水湿浊毒上犯，凌心射肺，则心悸气短，胸闷喘憋不能平卧；肾元衰竭，浊邪壅塞三焦，肾关不开，则少尿或无尿。

3. 辨并发症

易发生多种并发症是本病的特点之一，如痈疽、肺痨、眼疾、心脑病证等，往往是本病首诊和确诊的线索，对并发症的积极治疗，会改善本病的病程进展和预后。本病晚期，还可发生"浊毒犯胃""水凌心肺""关格""溺毒入脑"等一系列变证。故在诊治糖尿病肾病时，应在辨明主证的同时，辨明兼证、变证，才能在临证时分清标本缓急，有的放矢地去辨证施治、灵活加减。

二、治则治法

本病病位在肾络,气阴两虚为本,气滞、血瘀、痰饮、水湿等实邪为标,病性为本虚标实。故通络祛邪,调理脏腑为本病的治疗原则。实证应祛邪通络,可选用辛温通络、辛润通络、辛香通络、虫蚁搜络等方法;虚证宜络虚通补,可选用补气通络、辛甘通补、滋润通络等方法。

本病早期以本虚为主,除选择络虚通补药物外,可加用辛味通络药,如桂枝、细辛、旋覆花、乳香等,以达到流气畅络,祛邪而不伤正的目的;后期水湿、瘀血、浊毒痹阻络脉,则应标本同治。肾络瘀血阻滞,可选择桃仁、红花、丹参、赤芍、当归、川芎等活血化瘀药,若瘀血顽固难去,可选用三棱、莪术等破血逐瘀药或地龙、水蛭等虫类搜剔药;肾络水湿内停,主要选用利水通络药物,如茯苓、猪苓、泽泻、薏苡仁等,也可加用辛味通络药物以行气利水;肾络浊毒内生,以降浊通络为要,可选用大黄、黄连、苍术、半夏、萆薢等解毒降浊药物。

三、辨证治疗

1. 阴虚燥热,肾络不荣

证候:口干唇燥,头目昏眩,腰酸耳鸣,性情急躁,咽喉干痛,潮热盗汗,尿赤而混浊,舌质红少津,苔薄少,脉细弦数。

治法:滋阴补肾,填精荣络。

方药:左归丸加减。

熟地黄 10g,生地黄 15g,麦冬 30g,白芍 15g,山药 30g,龟甲 15g,山茱萸 15g,菟丝子 8g,桃仁 15g,牡丹皮 15g,地龙 6g。

加减:阴虚火旺者,加知母、黄柏、生龙骨、生牡蛎以清退内热;气虚者加党参、黄芪以益气扶正;兼湿热者,加土茯苓、薏苡仁、滑石利水清热化湿。

2. 气阴两虚,肾络失荣

证候:口渴喜饮,能食或食少,少气乏力,胸闷气短,失眠多梦,耳鸣,头晕目眩,腰膝酸软,尿频有泡沫,皮肤干燥,舌质红,少苔,脉细或弱。

治法:益气养阴,荣养肾络。

方药:生脉散合六味地黄汤加减。

生黄芪 30g,西洋参 6g(另煎),酸枣仁 30g,麦冬 30g,山药 30g,山茱萸 15g,生地黄 15g,枸杞子 15g,地龙 6g,丹参 15g。

加减:有水肿者,加茯苓、车前子利水;瘀重者,加桃仁、红花增加活血化瘀之力；甚者可加水蛭、土鳖虫增强化瘀通络之功。

3.气阳两虚，肾络失煦

证候：面色苍白，形寒肢冷，周身水肿，按之没指，可伴胸水、腹水，甚者胸闷气急，小便短少，有泡沫甚或混浊如膏，大便溏薄，舌质淡，舌体胖大，苔薄或腻，脉沉细微。

治法：温肾通络，化气行水。

方药：附子理中丸加减。

附子10g（先煎），党参15g，白术15g，干姜10g，茯苓30g，甘草10g，水蛭15g。

加减：若肾阳虚甚，形寒肢冷、大便溏薄明显者，可加肉桂、补骨脂以助温补脾肾；水肿明显者，加葶苈子以泻肺利水；瘀血重者，加桃仁、红花破血，甚者可加土鳖虫以加强通络之力。

4.湿热阻络

证候：身体困重，胸腹痞闷，烦热口渴而不欲饮，口苦，小便赤涩，纳呆，胸闷，呕恶，舌质红，苔黄或黄厚腻，脉弦数。

治法：清热利湿，泄浊通络。

方药：甘露消毒丹加减。

茵陈30g，滑石30g（包煎），黄芩15g，薏苡仁50g，川牛膝15g，土茯苓30g，地龙15g，水蛭15g。

加减：脾胃虚者，加苍术、白术，以增强健脾之力；湿盛者，加白蔻仁、藿香、佩兰以化浊醒脾；湿毒盛者，加蒲公英、紫花地丁，增强清热解毒功效；大便干结者，加大黄、麻子仁泄浊化瘀，使邪有出路；络脉瘀阻重者，加土鳖虫、红花、桃仁以加强活血化瘀通络之力。

5.痰浊阻络

证候：胸闷痞满，气短心慌，四肢沉重，懒言少动，或脘腹胀满，纳呆呕恶，或便溏，舌体胖大，苔白腻或白滑，脉沉弱或沉缓。

治法：宽胸豁痰，散结通络。

方药：瓜蒌薤白半夏汤加减。

瓜蒌30g，茯苓30g，陈皮30g，薤白15g，半夏15g，苍术15g，厚朴15g，桂枝10g，地龙15g。

加减：痰浊化热者，加黄芩、竹茹清热化痰；便秘者，加大黄以通腑泻热；脾虚者，加党参、白术以健脾益气；感受风寒者，加荆芥、防风、羌活、独活疏风解表；感受风热者，加金银花、连翘、浮萍疏散风热。

6. 水瘀阻络

证候：面目虚浮，四肢水肿，小便不利，迁延日久肌肤甲错，或现红丝赤缕或瘀点瘀斑，舌质紫暗，苔薄黄或薄腻，脉弦细涩。

治法：理气活血，利水通络。

方药：血府逐瘀汤加减。

当归15g，红花15g，赤芍12g，川芎12g，桃仁15g，柴胡12g，降香10g，枳壳12g，丹参30g，茯苓30g，三棱12g，乌梢蛇15g。

加减：心胸疼痛较剧，可酌加乳香、没药、延胡索等以增强止痛效果；气虚者，加西洋参、生黄芪以益气通络；阴虚者加生地黄、沙参滋阴润络。

7. 络息成积

证候：少尿甚则无尿，面目、肢体浮肿，伴腰膝酸软，形寒肢冷，大便溏薄，舌质暗，脉沉细涩。

治法：益肾通络，散结化积。

方药：大大补元煎加减。

人参10g，山药15g，杜仲10g，枸杞子10g，炙甘草6g，黄芪30g，白术12g，茯苓12g，鹿角霜30g，穿山甲9g，莪术12g，黄精15g，蜈蚣2条，土鳖虫9g，龙葵12g，白茅根30g，大黄6g（后下），土茯苓30g。

加减：小便难出者加知母、黄柏、肉桂；下腹胀痛重者加沉香、乌药、延胡索；痰浊甚者可加胆南星、全瓜蒌、皂角刺。

四、典型医案

张某，男，55岁。发现血糖升高15年，小便泡沫加重2个月。患者于15年前无明显诱因出现口渴、多尿和体重减轻，就诊于当地医院，查空腹血糖17.5mmol/L，确诊为2型糖尿病，口服降糖药物（不详）治疗。三年前又于当地医院进行一次住院调整，降糖方案调整为二甲双胍、西格列汀和阿卡波糖口服联合甘精胰岛素每晚16U控制血糖。出院至今血糖控制不理想，且近两月小便泡沫加重。刻下：咽干口燥，倦怠乏力，口渴而饮水不多，口发甜，五心烦热，心悸失眠，耳鸣，腰部酸痛，夜间痛甚，四肢麻木，偶有头晕、头疼，双目干涩，手足偶有针刺感伴抽筋，纳食可，小便色黄有泡沫，夜尿2～3次，大便每日一行，质偏干，舌红苔有瘀斑，脉弦细。空腹血糖4～8mmol/L；餐后2小时血糖7～12mmol/L；尿微量白蛋白201.3mmol/L；血肌酐126μmol/L；尿素氮7.74mmol/L。西医诊断：2型糖尿病、糖尿病肾病Ⅲ期。中医诊断：消渴肾病。中医辨证：肝肾阴虚夹瘀。治法：滋补肝肾，益气活血。处方：炙黄芪30g，太子参15g，石斛 15g，盐知母 10g，盐黄柏 10g，山萸肉 12g，怀山药 20g，牡丹皮 12g，淡泽泻 10g，黄精 20g，川牛膝 15g，桃仁、红花各 15g，水蛭 6g，熟地黄 12g。21 剂。

二诊：倦怠乏力、腰部酸痛等症状缓解，五心烦热、失眠情况较之前大幅改善，仍有头晕伴有耳鸣，声大似蝉鸣，自觉头部昏沉感、耳内胀闷不适，口干，纳食可，大便调，夜尿次数为 1～2 次，泡沫较之前减少，手足麻木，舌淡红，苔少，脉细涩。空腹血糖 4～6mmol/L；餐后 2 小时血糖 6～11mmol/L；尿微量白蛋白 160.3mmol/L；肌酐 110.1μmol/L。上方去知母、黄柏加菊花 10g、枸杞子 10g、天麻 10g。30 剂。

三诊：倦怠乏力，五心烦热，失眠等症状消失，未见手足麻木，头昏耳鸣也有好转，夜尿 1 次，泡沫较少，舌淡，苔白，脉细。空腹血糖 4～5mmol/L；餐后 2 小时血糖 6～8mmol/L；尿微量白蛋白 110mmol/L；肌酐 100.1μmol/L。上方去桃仁、红花，30 剂。

按：糖尿病肾病早期，糖尿病伏匿之热邪损耗肝肾之阴液，多见肝肾阴虚。随着病情进展，渐至阴伤及气，气损及津，出现典型的气阴两虚证候，同时，痰、瘀、热相互搏结，痹阻肾络，肾病迁延难愈。本案患者消渴日久，肾失所养，开阖失权，则见多尿伴微量白蛋白尿。病情迁延，尿蛋白持续丢失，导致肾精亏损。肝藏血，主疏泄，肾藏精，主水液，肝肾同源，精血相生。若肾精亏损则肝血不足，肝血不足则肾精愈损。患者肾精持续亏损，肝肾之阴亦随之愈亏，表现为腰酸、耳鸣、两目干涩、视物模糊；肾阴亏虚不能制约心火，故而心悸、失眠；阴虚内热，则咽干口燥、五心烦热、渴欲饮水而不多，热扰清窍则头晕、头疼，热入膀胱则小便黄赤，热结肠道则大便干燥。患者近两月蛋白尿突然加重，为阴伤及气，肾络之气阴两虚，不能固摄，导致体内精微物质大量丢失。久病必瘀，久瘀入络，瘀血阻于四肢络脉则出四肢麻木，阻于肾络则腰痛夜甚，舌有瘀点、脉涩为瘀血阻络之象。故辨证肝肾阴虚兼有瘀血阻络明确。治以益气滋阴、滋补肝肾为主，兼用活血通络之品。方用参芪地黄汤加减。方中熟地黄滋阴填精为君；山茱萸、怀山药、石斛、黄精助熟地黄补肾填精，滋养先天，炙黄芪、太子参健脾益气，补养后天，共为臣药；佐以牡丹皮清泄相火，泽泻利湿泄浊，知母、黄柏降肾中虚火，川牛膝、桃仁、红花活血化瘀通络；水蛭搜剔化瘀通络，使药物直达病所。二诊时患者阴虚火旺症状大幅改善，故去知母、黄柏，又出现头晕加重的症状，辨证为肾阴亏虚、肝阳上亢，故加菊花、枸杞子、天麻等平抑肝阳，益精明目。三诊患者头昏耳鸣好转，根据舌脉以及症状表现瘀象已不明显，故减去祛瘀较强的桃仁、红花，以防伤正。

第五节　预后与调护

糖尿病肾病为慢性进行性疾病，临床症状出现较晚，出现蛋白尿时，一般认为病程10年，其肾功能将进行性下降，若不加控制，5～10年内将出现肾功能衰竭，肾脏病理呈弥漫性，较结节性易进展到肾功能衰竭。

糖尿病肾病调护包括饮食调理、劳逸适度、避免情绪过度激动和波动、保持心情畅达等。劳逸要适度，早期应鼓励轻微活动，如练气功、打太极拳、散步等，避免重体力和急剧运动；后期病情日趋严重时，应增加卧床休息的时间，卧床有利于改善肾血流量。糖尿病肾病的饮食宜忌，一般以新鲜蔬菜、精肉、蛋等品为宜，禁忌辛辣刺激之品、肥甘滋腻之物。如《儒门事亲》曰："不减滋味，不戒嗜欲，不节喜怒，病已而复作。"《外台秘要》曰："每间五六日空腹一食饼，以精羊肉及黄雌鸡为臛……宜食鸡子马肉……生牛乳暖如人体，汤即细细呷之，亦佳。"除采用低脂糖尿病饮食之外，水肿者要限制钠的摄入，出现肾功能不全要适度限制蛋白质摄入量。在早期蛋白质摄入量应在 $0.8g/(kg \cdot d)$，临床期之后的患者蛋白质应在 $0.6～0.8g/(kg \cdot d)$。

感染、应激是糖尿病肾病患者病情进展的重要危险因素。故应预防感冒，保持呼吸道通畅，防止合并感染。纠正糖代谢，增强抵抗力，可减少感染的并发症，勤洗手足，修剪指甲、趾甲，预防甲沟炎，避免发生感染。注意皮肤清洁，妇女应注意外阴部的清洁卫生。

参考文献

[1] 曲明慧，李小娟. 基于络病理论探讨糖尿病肾病病机及治疗 [J]. 实用中医内科杂志，2021，35（4）：97-100.

[2] 李文歌，李平，王明，等. 糖尿病肾病中西医诊治的思路与方法 [J]. 中国中西医结合肾病杂志，2023，24（9）：844-846.

[3] 王宓，左力. 糖尿病肾病诊治专家共识解读 [J]. 临床内科杂志，2020，37（9）：675-678.

[4] 朱善勇，龚婕宁."久病入络"论及其在糖尿病肾病防治中的应用 [J]. 中医药导报，2009，15（11）：4-5.

[5] 曾桂桃，汤水福，程德金，等. 基于"肾虚络瘀"病机认识分期辨治糖尿病肾病 [J]. 环球中医药，2021，14（3）：433-436.

[6] 经加吻，方朝晖. 方朝晖益气养阴祛瘀通络法治疗糖尿病肾病经验 [J]. 中医药临床杂志，2023，35（7）：1305-1309

[7] 吴以岭. 络病学 [M]. 北京：中国中医药出版社，2006：239-246.

[8] 刘宝厚，丁建文，许筠. 刘宝厚肾脏病诊断与治疗 [M]. 北京：人民卫生出版社，2021：236-247.

[9] 王刚，陈以平，邹燕勤. 现代中医肾脏病学 [M]. 北京：人民卫生出版社，2003：585-595.

[10] 李平，王国柱，余仁欢. 时振声中医肾脏病学 [M]. 北京：中国医药科技出版社，2023：277-287.

第五章
系统性红斑狼疮性肾炎

狼疮性肾炎（lupus nephritis，LN）是一种自身免疫相关性肾小球肾炎，是系统性红斑狼疮（systemic lupus erythematosus，SLE）中最常见和严重的靶器官损害，也是SLE预后不良的主要原因。由于SLE患者体内有大量致病性自身抗体和免疫复合物，造成组织损伤，临床可以出现各个系统和脏器损害的症状，以肾脏受累最为常见，常出现蛋白尿、血尿、管型尿、肾性高血压、肾功能衰竭等表现。SLE的患病率在我国为70/10万人，其中80%发展为狼疮性肾炎，约10%的LN患者会发展为终末期肾病。

中医古代文献虽没有以狼疮性肾炎为病名的论述，但根据其临床证候中医将其归属于"周痹""阴阳毒""赤丹""肾着"等一系列中医病名的范围。早在《黄帝内经》中即对多系统痹证以"周痹"名之。《金匮要略》记载，"阳毒之为病，面赤斑斑如锦纹""阴毒之为病，面目青，身痛如被杖"；《诸病源候论》记载，"赤丹者，初发轸起，大者如连钱，小者如麻豆，肉上粟如鸡冠，肌理由风毒之重，故使赤也，亦名茱萸丹"。与本病皮疹表现类似。《金匮要略》中描述了"肾着"的临床表现："肾着之病，其人身体重，腰中冷，如坐水中，形如水状，反不渴，小便自利，饮食如故，病属下焦，身劳汗出，衣里冷湿，久久得之，腰以下冷痛，腰重如带五千钱。"与本病腰痛、水肿症状相似。《诸病源候论》已认识到本病后期可见"水病"："内有积水，风水相搏，浸积于肾，肾气内著，不能宣通……久久变为水病。"由此可见，本病水肿是由于外受寒湿，闭于肾络，内伤积水所致。《赤水元珠》指出："热痹者，脏腑移热，复遇外邪，客搏经络，留而不行，阳遭其阴……翕然而闷，肌肉热极，体上如鼠走之状，唇口反裂，皮肤色变。"提示本病发热是由邪热客于经络所致。

随着现代医学科学技术的发展和狼疮性肾炎发病机制的深入研究，激素、免疫抑制剂的应用及血浆置换、干细胞移植等疗法的开展，狼疮性肾炎的治疗取得了长足性的进步，但仍存在疗效不一、毒副作用大、临床难以普及等弊端和不足。近年来，应用络病理论防治狼疮性肾炎，取得了较好疗效并弥补了西医治疗的诸多缺点，展示了良好前景。

第一节　西医病因病理

SLE是一种多因素包括遗传、性激素、环境、感染、药物、免疫反应等参与的特异性自身免疫病。上述多种因素相互作用，引起机体免疫系统紊乱，其中最重要的特征是产生抗核抗体等多种自身抗体，后者与抗原形成免疫复合物，并伴有免疫细胞、细胞因子等免疫异常，这是SLE多组织、器官损伤的共同机制。

LN的发病机制可能与以下因素有关：① 循环免疫复合物在肾脏沉积；② 原位免疫复合物形成；③ 局部补体激活；④ 自身抗体的直接作用；⑤ T细胞介导的免疫反应等。

补体在SLE中是一把双刃剑，一方面可以预防疾病，另一方面可以介导器官损伤。许多研究都支持补体检测在疾病中的临床价值，组织中补体成分的检测通常用于评估靶器官中免疫复合物的沉积状况。补体C3和C4水平并不能准确反映狼疮患者血清中正在进行的补体激活，不是LN的敏感生物标志物。iC3b是C3b的分解产物，反映了通过经典途径、凝集素和旁路途径的补体激活。研究表明血清iC3b与血清C3水平的比率，可识别活动性疾病，并且与LN的发生密切相关。

自身抗体对LN的发病至关重要。包括抗ds-DNA抗体、抗Sm抗体、抗C1q抗体和抗核小体抗体等。其中抗ds-DNA抗体对狼疮性肾炎的发病尤为重要。1957年在狼疮患者的血液中首次发现抗ds-DNA抗体，随后的许多研究表明抗ds-DNA抗体参与了狼疮疾病的进展。目前抗ds-DNA抗体在LN的诊断和监测中有着广泛的应用，已经有许多研究观察到在LN发作之前抗ds-DNA抗体的滴度增加，并且从LN患者肾脏中洗脱出来抗ds-DNA抗体。

机体对内源性核酸物质的免疫耐受性丧失是SLE的核心发病机制之一。LN的病因包括针对内源性核酸的自身抗体、免疫复合物（ICs）沉积、中性粒细胞胞外陷阱（NETs）以及先天性和适应性免疫激活。未能被机体免疫系统清除的细胞碎片会导致针对核酸片段的自身抗体的产生，这类免疫复合物在肾脏中的沉积会激活经典补体途径，从而导致级联反应的局部激活。IC诱导的中性粒细胞活化通过一种称为"NETosis"的独特细胞死亡形式参与LN的发病。另外，ICs的核酸成分通过 TLR 7/9 触发 pDCs 和 B 细胞，导致 NF-κB 通路激活，释放各种促炎细胞因子（如 IFN-α），持续激活 pDCs 和 B 细胞。而 DCs 和其他骨髓细胞激活 T 细胞后，在特定细胞因子刺激下分化成的 Th17 细胞和滤泡辅助性 T 细胞对 LN 中建立慢性炎症状态发挥着重要的作用。

LN 的肾脏病理改变非常多样化，病变轻者可为肾小球病变轻微，重者可表现为弥漫增生性肾炎，甚至新月体性肾炎。LN 的临床表现与肾组织病理类型间缺乏紧密的联系，因此 LN 患者均推荐行肾活检病理检查。肾活检病理改变是 LN 免疫抑制治疗方案选择的基础。根据光学显微镜、免疫荧光和电镜表现，2003 年国际肾脏病学会/肾脏病理学会（ISN/RPS）将 LN 分为 6 型。

Ⅰ型：微小系膜性 LN，光镜下正常，但免疫荧光可见系膜区免疫复合物沉积。

Ⅱ型：系膜增生性 LN，光镜下可见任何程度的单纯系膜细胞增生或系膜基质扩增，同时有系膜区免疫复合物的沉积；免疫荧光或电镜下可见内皮下或上皮下免疫复合物的散在沉积，但光镜下没有发现。

Ⅲ型：局灶性 LN，活动性或非活动性局灶性、节段性或球性血管内皮或血管外肾小球肾炎，累及＜50% 的小球，通常伴有局灶性内皮下免疫复合物沉积，伴或不伴系膜改变。

Ⅳ型：弥漫性 LN，活动性或非活动性的弥漫性、节段性或球性血管内皮或血管外肾小球肾炎，＞50% 肾小球受累，通常伴有弥漫性内皮下免疫复合物沉积，伴或不伴系膜改变。

Ⅴ型：膜性 LN，球性或节段性上皮下免疫复合物沉积的光镜及免疫荧光或电镜表现，伴或不伴系膜改变。Ⅴ型 LN 可合并于Ⅲ型或Ⅳ型 LN。Ⅴ型可有严重的硬化表现。

Ⅵ型：晚期硬化性 LN，≥90% 肾小球表现为球性硬化，且不伴残余的活动性病变。

根据 2018 年 RPS 工作组对 LN 病理类型和 NIH 肾组织活动性（AI）和慢性指数（CI）评分标准提出的修订意见，提出了两种特殊病理类型：狼疮足细胞病和狼疮血栓性微血管病（TMA）。

第二节 中医病因病机

狼疮性肾炎的内因多为禀赋不足，素体虚弱，肝肾亏损，阴阳失调，络脉瘀阻，还与过度劳累、七情内伤、房事不节伤及肾阴有关；外因多与感受外界六淫疫疠之邪毒有关，多见日光曝晒，服食热毒之品，热毒之邪燔盛为患。

阴虚火旺、热毒炽盛是本病的关键病机。两者一为虚火，一为实热，同气相求，肆虐不已，损伤脏腑，耗伤气血，且随着病情的迁延，病机变化愈益复杂。本病活动期多见风邪为患、热毒炽盛。风袭卫表，可见颜面浮肿、恶寒发热、关节疼痛等症。邪气入里化热，内壅于肺；劳倦、情志、饮食失节致火热内生，外感与内生之热毒相合，入于血分，迫血妄行，扰于心神，熏灼口舌，发为潮热、皮肤红斑、血尿、烦躁、口疮等。本病缓解期以脾肾亏虚表现为主。脾虚失于运化，津液转输不利，气血生化不及，故而水肿、乏力、纳差、便溏；肾虚膀胱气化失司，小便不利，水湿停聚，泛溢肌肤，发为水肿。腰为肾之府，肾气亏虚而致腰膝酸软。肾虚阴亏，血虚络滞，则邪毒易于蕴结；热毒燔灼真阴，耗伤阴血，则肾虚阴亏更甚；邪毒火热搏结于血分，血脉瘀滞则为瘀血，终成本虚标实、虚实夹杂之证。此外，病情迁延日久，耗气伤阴，肾水不能滋养肝木，肝失濡养，肝阳无制，发为内风，上扰清窍，症见头晕、口苦口干、耳鸣等；内风袭扰肾络，加重蛋白尿、血尿。

湿热内蕴、痰瘀互结贯穿本病始终。《临证指南医案》指出："风湿化热，蒸于经络，周身痹痛，舌干咽燥，津液不得升降，营卫不能宣通。"脾肾功能失调，水液代谢失常，湿浊内生，与蕴于体内之火热相合而发为湿热，症见头重身困、纳少胃胀、大便黏滞等症。湿热阻滞经络，气血运行不畅而成瘀血，症见面色晦暗、肌肤甲错、腰痛、肢体麻木等症。湿热、瘀血互结，湿热瘀毒之邪消灼津液，津亏则血液稠黏，血行涩滞成瘀，或血受热毒煎炼而成血瘀，或因热毒迫血妄行，离经之血成瘀阻滞肾络，肾络功能失常，精微不固，导致蛋白尿、血尿。

第三节　西医临床诊断与治疗

一、西医诊断

SLE 患者应早期识别肾脏是否受累，当 SLE 患者出现以下临床症状和实验室检查异常时，即可诊断为 LN。蛋白尿持续＞0.5g/24h，或随机尿检查尿蛋白 3+，或尿蛋白/肌酐比值＞500mg/g（50mg/mmol）；细胞管型包括红细胞管型、血红蛋白管型、颗粒管型、管状管型或混合管型；活动性尿沉渣（除外尿路感染，尿 WBC＞5 个/HPF，尿 RBC＞5 个/HPF），或红细胞管型，或白细胞管型。肾活检病理显示为免疫复合物介导的肾小球肾炎则进一步确定 LN 的诊断。

1.临床表现

（1）全身表现　在本病过程中，几乎所有的患者均有发热，可呈低热或弛张热,见于急性活动期,缓解期或稳定期则不发热。一般认为颧部蝶形红斑、光敏感是本病的特征,此外还可见到雷诺现象、网状青斑、瘀点、紫癜、口腔黏膜溃疡等。关节炎表现为多关节疼痛,常发生在近端指关节,腕、足、踝及膝等关节,呈对称性,部分关节红肿及活动障碍。心肺损害表现为心肌炎及心包炎、心包渗液,约半数发生间质性肺炎和胸膜炎、胸膜腔渗液。神经系统异常多数见于疾病后期及高度活动性患者,可见到心理障碍,全身抽搐,颅内高压,偏瘫,失语及眩晕等。

(2)肾脏表现 由于本病的病理过程是多样的,所以肾脏损害的临床表现亦呈多种类型:单纯性血尿或蛋白尿,血尿、蛋白尿伴水肿、腰酸或高血压,即肾炎样表现;大量蛋白尿、低蛋白血症、水肿,即肾病综合征样表现;血尿、蛋白尿伴肾功能急剧减退,呈急进性肾炎表现;肾间质病变;慢性肾衰竭。

2. 实验室及其他检查

(1)尿常规检查 可有不同程度的尿蛋白、镜下血尿、白细胞、红细胞及管型尿。

(2)血常规检查 约80%的患者有中等度贫血,约50%的患者白细胞下降,20%的患者血小板减少,约25%的患者全血细胞减少,约90%的患者血沉增快。

(3)免疫学检查 γ-球蛋白显著增高,血循环免疫复合物(CIC)阳性,血清总补体 CH50 下降,C3、C1q 及 C4 下降,尤其是 C3 在狼疮活动时,大多下降。血浆抗核抗体阳性,其敏感性>90%,特异性为70%;抗 Sm 抗体阳性,敏感性约为20%~30%,对诊断 SLE 特异性极高,可达99%;抗 ds-DNA 抗体于未治疗者阳性率为50%~80%,特异性高达96%;抗 RNP 抗体见于26%~45%的本病患者;抗组蛋白抗体见于25%~60%的本病患者,特异性较强;抗 Ro/SS-A 及抗 La/SS-B 抗体的敏感性和特异性均较差,前者见于30%~40%的本病患者,后者仅0%~15%。

(4)重型活动性狼疮性肾炎 伴有可逆性的肌酐清除率(Ccr)不同程度下降、血尿素氮和肌酐升高;终末期狼疮性肾炎 Ccr 明显下降和血肌酐、尿素氮显著升高。

(5)影像学检查 B超示双肾增大提示急性病变;双肾缩小提示慢性肾功能衰竭。

(6)肾活检 不仅有助于狼疮性肾炎的确诊,还可了解病理类型、病变活动性、肾脏受损程度和决定治疗方案。

3. 鉴别诊断

狼疮性肾炎需要与其他累及肾脏的系统性疾病相鉴别。

（1）过敏性紫癜肾炎　除肾受累外，可伴皮肤紫癜、消化道出血、关节痛，但血 ANA 阴性，肾脏病理可见 IgA 沉积。

（2）原发性小血管炎相关肾损害　除肾受累外，亦有全身多系统改变，如上呼吸道、下呼吸道、眼、耳、关节和肌肉等。该病常见于中老年人，无明显性别差异，血清 ANCA 常阳性，肾脏病理常为节段性坏死性改变，常伴新月体形成。

（3）肾淀粉样变性　除肾受累外，可累及消化系统、心脏、关节及皮肤等，但血中 ANA 阴性，受累组织刚果红染色阳性，电镜下肾脏有淀粉样纤维丝。

二、西医治疗

狼疮肾炎治疗包括诱导缓解和维持治疗两个阶段，治疗目标是减少尿蛋白、保护肾脏、阻止或延缓肾功能恶化和改善患者预后。2019 年欧洲抗风湿病联盟/欧洲肾脏协会和欧洲透析与移植协会制定的狼疮肾炎治疗指南中提出，狼疮肾炎诱导缓解治疗的目标为开始治疗 3 个月内尿蛋白至少减少 25%，6 个月时尿蛋白减 50% 以上，12 个月时随机尿 UPCR＜500mg/g。完全缓解的标准为尿蛋白＜0.5g/24h 或随机尿 UPCR＜500mg/g。表现为肾病综合征的狼疮肾炎患者的治疗目标可适当放宽，表现为大量蛋白尿（＞3.5g/24h）者达到完全缓解的时间可能需要延长 6 个月，即治疗 18 个月后评估疗效。缓解后的治疗应至少维持 3 年。

1. 基础治疗

糖皮质激素（以下简称激素）和羟氯喹为治疗狼疮肾炎的基础用药。激素用法和剂量尚无统一意见，应根据肾病理类型、活动性、严重程度及其他脏器受累情况个体化使用。一般口服泼尼松 0.5～1.0mg/（kg·d），根据病情使用 4～6 周开始减量，每 1～2 周减 10% 至最低维持剂量（≤7.5mg/d）维持治疗。羟氯喹一般剂量不超过 5mg/（kg·d），分 1～2 次口服。羟氯喹安全性较高，主要不良反应是视网膜毒性，应注意监测。

2. 免疫抑制剂

免疫抑制剂的选择主要根据肾脏病理类型和病变活动性，并结合肾外病变来选择。常用的免疫抑制剂有吗替麦考酚酯（MMF）、麦考酚钠、环磷酰胺（CTX）、硫唑嘌呤、钙调神经磷酸酶抑制剂（CNIs）环孢素或他克莫司。

Ⅰ型和Ⅱ型狼疮肾炎：对尿蛋白＜0.5g/24h 的Ⅰ型和Ⅱ型狼疮肾炎，激素和免疫抑制剂的使用应根据肾外器官损害情况而定。尿蛋白＞0.5g/24h 者可单用激素或激素联合免疫抑制剂（如吗替麦考酚酯或硫唑嘌呤）治疗。尿蛋白＞3.0g/24h 者，按狼疮足细胞病治疗。

增生性狼疮肾炎（Ⅲ型和Ⅳ型）：本类患者的治疗包括初始诱导治疗和维持

治疗2个阶段。初始诱导治疗，疗程3～6个月，若病情稳定且达到部分缓解或完全缓解，则进入维持治疗；若治疗反应差，则选择其他初始诱导治疗的替代方案。维持治疗疗程6～24个月。对于完全缓解患者可逐渐在1年内减少甚至停止治疗，而部分缓解患者须继续维持治疗。

（1）初始诱导治疗　推荐联合应用GC和细胞毒性药物，如CTX或MMF。

对于严重增生性肾小球肾炎，其可快速进展至肾功能不全，常有弥漫性（＞50%）肾小球新月体形成或血管袢坏死，考虑采用足量间断CTX静脉冲击治疗；对既往曾接受CTX治疗且累积剂量接近或超过36g者，考虑使用MMF。

初始诱导治疗方案

① GC[1mg/（Kg·d）]联合CTX静脉冲击治疗，每月静脉滴注CTX 0.5～1g/m^2，共6个月。

② GC联合小剂量CTX静脉注射，每2周注射CTX 500mg，共3个月。

③ GC联合口服CTX 1.0～1.5mg/（kg·d），最大剂量150mg/d，共2～4个月。

④ GC联合MMF，MMF最大剂量为3g/d，共6个月。

（2）维持治疗　推荐将小剂量GC[（≤10mg/d泼尼松或其他等量GC）与MMF（1～3g/d）、硫唑嘌呤1.5～2.5mg/（kg·d）]或CNIs（当不能耐受硫唑嘌呤及MMF时）联合使用。

维持治疗的疗程如下。① 在完全缓解后，建议维持治疗持续1年以上，而后考虑减少免疫抑制剂剂量。② 若在维持治疗减量时出现肾功能恶化和/或蛋白尿增加，建议将免疫抑制治疗剂量增加至初始控制狼疮性肾炎的剂量。③ 维持治疗12个月仍未达到完全缓解，在考虑转变治疗前应先进行重复肾活检。

V型狼疮肾炎：V型狼疮肾炎的治疗首选血管紧张素转化酶抑制剂（ACEI）/血管紧张素受体拮抗剂（ARB）类药物来降低尿蛋白。出现肾病综合征范围尿蛋白的V型狼疮肾炎患者，在使用足量ACEI或ARB治疗3个月后，尿蛋白仍＞1.0g/24h时加用免疫抑制剂。常用的诱导方案包括激素联合MMF或CNIs或CTX，亦可以考虑单用CNIs。疗效不佳者亦可采用多靶点联合方案治疗或利妥昔单抗治疗。V型狼疮肾炎的维持治疗同增生性狼疮肾炎。

狼疮足细胞病：狼疮足细胞病以足细胞的足突广泛融合为特征，伴或不伴系膜细胞或基质增生，除肾小球系膜区有免疫复合物沉积外，内皮下和上皮侧均无免疫复合物沉积。足细胞病主要表现为肾病综合征，尿蛋白量大，血白蛋白低，容易因血容量不足而导致急性肾损伤。目前，狼疮足细胞病是否作为狼疮肾炎一个独立的亚型尚有争议。狼疮足细胞病对激素敏感，治疗上先单用激素，但其诱导缓解后易复发。对激素无效、复发或病理改变类似原发性局灶节段肾小球硬化者，可考虑加用CNIs。有报道，狼疮足细胞病可用利妥昔单抗治疗。

狼疮 TMA：狼疮肾炎伴 TMA 者往往提示其肾脏预后不良，需早期识别和治疗。狼疮肾炎伴 TMA 的免疫抑制治疗方案根据狼疮肾炎病理类型和肾损害程度选择，肾损害严重者优先选择静脉注射 CTX 作为初始治疗。除激素和免疫抑制剂治疗外，如出现肾功能进行性下降或严重肾功能不全时，需行肾脏替代治疗，亦应考虑联合血浆置换。部分患者 ADAMST13 活性降低，出现血栓性血小板减少症（TTP）表现，应尽早行血浆置换。针对 TMA 不同病因，还可选用利妥昔单抗、卡普赛珠单抗［抗血管性血友病因子（vWF）因子单抗］或依库珠单抗（抗 C5 单抗）治疗。

3. 非特异性治疗

尿蛋白＞0.5g/24h 的狼疮肾炎患者均应使用 ACEI/ARB 类药物，血压控制在＜130/80mmHg（1mmHg=0.133 kPa）。根据血脂和冠状动脉风险评估结果考虑使用他汀类药物。抗磷脂抗体阳性的狼疮肾炎患者加用小剂量阿司匹林。大量蛋白尿而血白蛋白＜20g/L 的狼疮肾炎患者血栓风险较高，可考虑抗凝治疗。

4. 终末期肾病治疗

狼疮肾炎患者出现严重肾功能不全时需行肾脏替代治疗，此时免疫抑制剂治疗方案取决于肾外病变。肾衰竭导致药物从肾排泄减少，毒副作用增加，免疫抑制剂需要减少剂量。肾移植较其他肾脏替代治疗长期预后更好，应在肾外病变停止活动 6 个月以上尽早进行。抗磷脂抗体阳性可增加狼疮肾炎患者移植肾内血管事件的风险，移植准备期间应注意监测。

第四节　中医辨证治疗

一、辨证要点

狼疮性肾炎病位在肾络，病性为本虚标实，以肾阴不足为本，风、湿、热、毒、瘀等实邪引起的络脉损伤为标。本病往往虚实夹杂，邪气不去，正气难复，正气不足，不耐攻伐，故当辨别正虚之类别、病邪之性质。邪实多以风动、湿聚、热亢、毒留、瘀阻为主，往往兼夹为患，相互胶着，初期多见风热、湿热留滞肾络，后期多为瘀热、浊毒损伤肾络。正虚多表现为肾络之气、血、阴、阳之亏损，初期以阴虚为主，后期气阴两虚，阴虚及阳。

狼疮性肾炎由于热毒之邪入侵，故在发病初期或疾病过程中常有高热或低热。本病出现热象应该区分虚热还是实热，实热以热毒内燔营血为主，虚热则见于气阴两虚或肝肾阴虚，阴虚则热。由于水湿滞留，故本病每多湿热内蕴之象。

毒损肾络，肾元亏虚，肾之体用俱病，是狼疮性肾炎迁延难愈的根本原因。在狼疮性肾炎辨证中，需把握毒邪致病特点。湿毒久恋，见病势缠绵、腰酸困重、神疲纳呆、水肿腹胀等；热毒壅滞，则面多红赤、小便色红、关节红肿、疮疡肿痛等；瘀毒内蕴，则色斑晦暗、夜间痛甚、舌质紫暗；风毒瘀热痼结，则热势嚣张，或见神昏、心悸气喘、尿沫增多等。

二、治则治法

狼疮性肾炎活动期，病情进展迅速，多以邪实为主，热毒为盛，多因外邪诱发或加重。"急则治其标"，当去肾络之实，治疗以清热解毒通络为主。根据毒邪特点又可分为瘀毒、风毒、湿毒、热毒等，分别治以化瘀解毒通络、祛风解毒通络、祛湿解毒通络、清热解毒通络等。狼疮性肾炎缓解期，病久正气耗损，气阴两虚，甚则阴损及阳，若久病失治或久服激素等免疫抑制剂，以及久服质阴寒凉之品，多以正虚为主，"缓则治其本"，当补肾络之虚，治疗以益气养阴、培补脾肾为主。

本病辨证特点是本虚标实，因而治疗本病过程中，必须注意扶正与祛邪兼顾。在热毒炽盛时期，固然以祛邪通络为要，但亦需顾及正气，可酌加益气护阴之品。在病情缓解之后，大多出现气阴两虚之证候，宜调整阴阳，补益气血，但亦不应忽视祛邪，兼用解毒化浊、凉血通络之品。

热邪最易伤阴，故本病治疗中须处处以护阴为要。本病在出现肾脏损害时，辨证属肾阴亏损者居多，即使有阳虚症状，亦是寒热夹杂，在选用温阳药的同时宜加入护阴之品，非必要时不应遽投辛燥之品。

三、辨证治疗

1. 热毒炽盛，损伤络脉

证候：起病急骤，高热持续不退，两颧红斑或手部红斑，斑色紫红，神昏，烦躁口渴，关节疼痛，尿短赤，大便秘结，舌红绛苔黄，脉洪数或弦数。

治法：清热解毒，凉血通络。

方药：清热地黄汤合五味消毒饮加减。

水牛角15g，赤芍12g，牡丹皮12g，紫草10g，生地黄15g，金银花30g，连翘20g，蒲公英20g，紫花地丁20g，野菊花10g，桑枝15g，忍冬藤30g，青风藤15g，玄参10g。

加减：高热不退者，加青蒿、菝葜、黄芩清热利湿；面部红斑者，加当归养血活血；神昏谵语者，加安宫牛黄丸或紫雪丹凉血开窍。

2.阴虚内热，邪稽络脉

证候：持续低热，斑疹鲜红，脱发，口干咽痛，盗汗，五心烦热，腰膝酸软，关节肌肉隐痛，心悸，大便干，舌红少苔，脉细数。

治法：滋阴清热，和营透络。

方药：青蒿鳖甲汤合参麦地黄汤加减。

青蒿15g，生地黄15g，知母12g，牡丹皮12g，女贞子12g，墨旱莲20g，秦艽15g，鳖甲15g，沙参12g，麦冬9g，山药20g，茯苓15g，忍冬藤30g，地骨皮30g。

加减：口渴明显者，加天花粉、石斛养阴生津；见血尿者，加茜草根、仙鹤草、大蓟、小蓟凉血止血；水肿者，加泽泻、猪苓以利水消肿。

3.气阴两虚，瘀滞络脉

证候：身热不扬，乏力纳呆，精神萎靡，心悸气短，腰脊酸痛，脱发，口干，红斑色淡，经常恶风怕冷，自汗盗汗，大便燥结，舌淡或舌质红，苔薄白，脉细弱或细数。

治法：益气养阴，化瘀通络。

方药：参芪地黄汤合生脉饮加减。

太子参30g，麦冬12g，五味子12g，黄芪30g，白术12g，枸杞子12g，生地黄15g，山茱萸12g，山药15g，何首乌15g，当归15g，鸡血藤30g，益母草20g，白芍12g。

加减：兼湿热者，加白花蛇舌草、半枝莲清热利湿；尿少水肿者，加车前子、茯苓、泽泻利水消肿；恶风怕冷、自汗盗汗者，加牡蛎、浮小麦、麻黄根。

4.肝肾阴虚，热伤血络

证候：长期低热，两目干涩，五心烦热，咽干口燥，发脱齿摇，颧红盗汗，头晕耳鸣，尿赤便结，关节痛，足跟疼，腰痛，舌红少苔或无苔光剥，脉细数，或见芤脉。

治法：滋补肝肾，清热宁络。

方药：知柏地黄汤合二至丸加减。

生地黄15g，山萸肉12g，山药15g，泽泻10g，牡丹皮12g，茯苓15g，知母15g，黄柏12g，女贞子15g，墨旱莲15g，茜草15g，马鞭草15g，白茅根15g。

加减：少气懒言、神疲体倦者，加黄芪、太子参以健脾补气；眩晕耳鸣者，加石决明、生龙骨、生牡蛎以滋阴平肝潜阳；关节疼痛者，加独活、桑寄生祛风除湿通络。

5.脾肾阳虚，湿浊阻络

证候：面部四肢浮肿，畏寒肢冷，神疲乏力，腰膝酸软，面色无华，腹胀满，纳少，便溏泄泻，尿少，舌淡胖苔白，脉沉细弱。

治法：健脾温阳，化湿通络。

方药：济生肾气丸合实脾饮加减。

肉桂6g，制附片9g，党参30g，黄芪30g，白术12g，熟地黄20g，山茱萸12g，山药30g，茯苓15g，猪苓15g，防己12g，槟榔15g，赤小豆30g，泽泻15g，车前子15g（包），牛膝20g，泽兰12g。

加减：阳虚不明显者，去附子、肉桂；腰痛者，加杜仲、续断、淫羊藿以补肾温阳；恶心呕吐者，加藿香、紫苏梗、陈皮以理气和中止呕。

四、典型医案

孙某，男，43岁。系统性红斑狼疮病史6年，双侧股骨头坏死2年。既往大量蛋白尿、镜下血尿，已使用激素5年余，具体不详。现治疗方案为：美卓乐8mg，每日1次，硫唑嘌呤与羟氯喹联用。现症：腰痛，活动后双下肢水肿、乏困，纳可，尿中泡沫多，24h尿量3L，大便每日1次，成形，舌红苔白，脉弦。测血压146/102mmHg（1mmHg=0.133kPa）。实验室检查：肝肾功能未见明显异常，尿常规：尿蛋白2+，24h尿蛋白定量310mg，24h尿量3.1L。西医诊断：狼疮性肾炎，缓解期。中医诊断：尿浊病。中医辨证：脾肾亏虚，湿热瘀阻。治以健脾益肾，清热利湿，活血通络。方药组成：生黄芪30g，党参15g，陈皮10g，清半夏15g，茯苓15g，泽泻15g，牛膝15g，青风藤15g，白芍15g，萆薢15g，砂仁（后下）6g，白花蛇舌草30g，麸炒苍术15g，生甘草6g。共7剂。

二诊：患者双下肢水肿已消，乏困减轻，腰痛缓解，现口臭，纳可，尿中泡沫较前减少，大便调，矢气多，舌红苔白，脉弦。测血压131/91mmHg。方药组成：生黄芪30g，党参15g，金银花20g，连翘10g，萆薢15g，石菖蒲10g，土贝母15g，土茯苓30g，泽泻15g，牛膝15g，青风藤15g，当归15g，白花蛇舌草30g，六神曲10g，木香10g，生甘草6g。共14剂。

三诊：患者自觉鼻咽部不适2天，偶咳，有黄痰，口臭减轻，未诉明显乏困，腰痛较前缓解，双下肢不肿，纳可，尿中泡沫较前减少，大便调，舌淡红苔薄白，脉弦数。方药组成：金银花20g，连翘10g，炒牛蒡子10g，桔梗10g，淡豆豉15g，栀子10g，桑白皮15g，浙贝母15g，麸炒枳壳10g，陈皮10g，清半夏15g，萆薢15g，青风藤15g，黄芩10g，生甘草6g。共14剂。

四诊：患者鼻咽部不适较前缓解，纳可，小便可，双下肢不肿，大便调，舌红苔白，脉弦。实验室检查：24h尿蛋白定量279mg，24h尿量3.1L，尿常规：

尿蛋白+。方药组成：生黄芪 30g，当归 15g，金银花 20g，连翘 10g，炒牛蒡子 10g，桔梗 10g，萆薢 15g，石菖蒲 10g，青风藤 15g，麸炒枳壳 10g，浙贝母 15g，重楼 10g，砂仁 6g（后下），生甘草 6g。共 14 剂。

五诊：患者服药后诸症缓解，现患者夜间自觉口干，纳可，小便可，大便调，舌红苔白，脉弦。自诉家中自测血压 120/80～90mmHg。实验室检查：24h 尿蛋白定量 246mg，24h 尿量 2.9L。方药组成：生黄芪 30g，当归 15g，麦冬 15g，萆薢 15g，石菖蒲 10g，石韦 15g，牛膝 15g，陈皮 10g，清半夏 15g，茯苓 15g，白芍 15g，青风藤 15g，金银花 20g，生甘草 6g。共 14 剂。

按：本案患者初诊时原发病已得到有效控制，尿蛋白量不大，病情处于缓解期。但患者脏腑受损，脾肾亏虚，水液代谢的多个环节障碍，气化失司，致水湿内停，阻滞血液运行而成瘀血，且经过 5 年激素及免疫抑制剂治疗，阴虚未复，邪热未去，与水湿相合则成湿热，表现为腰痛、双下肢水肿、乏困、尿中泡沫多等症状。结合舌脉，辨证为脾肾亏虚，湿热瘀阻，故用生黄芪、党参培补脾肾亏虚之本。然刻下虚实互见，不祛其湿热，肾络之瘀难通，肾络之虚难复。故用陈皮、半夏理气燥湿，苍术、砂仁燥湿运脾，脾气健运，则湿自除；茯苓淡渗利湿，泽泻清热利湿，萆薢分清别浊，使湿热从小便而去。湿热去则水肿得消，清浊分则尿蛋白减。牛膝活血祛瘀，青风藤祛风通络，白芍酸敛养血，使肾络通而不伤血。二诊时患者上述症状均明显缓解，但出现口臭、矢气多，湿热之邪犹存，宜从三焦分利湿热。故加金银花、连翘以清热解毒，石菖蒲宣化湿浊，土茯苓、泽泻清热利湿，土贝母散结化痰，神曲、木香消积化滞，清热与利湿之品同用，并辅以疏利气机、散结消滞之药，使湿热去而气机通畅。三诊时患者鼻咽部不适、咳嗽、咯黄痰，为外感风邪，入里化热之征。呼吸道感染等极易诱发狼疮性肾炎的加重，祛除其外感之邪为当务之急，故而加金银花、连翘、栀子清热解毒，淡豆豉疏风散邪，炒牛蒡子宣肺利咽，桑白皮泻肺止咳，浙贝母清热化痰。在着重祛除其外感之邪的同时，仍需兼顾其原发病的治疗，故以萆薢利湿化浊，青风藤祛风通络。至四诊、五诊时，患者外感症状已缓解，治疗的主要矛盾再次回归脾肾亏虚，水湿、瘀血、浊毒阻于肾络的基本病机。为巩固疗效，防止复发，应用益气养血之品的同时，更加祛湿药分利水湿、理气药调畅气机、藤类药祛风通络，配合金银花、连翘、牛蒡子等疏风散邪，清热解毒。

第五节　预后与调护

影响狼疮性肾炎预后的因素主要有：① SLE 活动及反复发作，侵犯脑、心及肺，可死于狼疮性脑病、心力衰竭及呼吸窘迫综合征；② 感染，由于免疫功能减退，易发生急性感染，长期使用皮质激素、结核病复发或重新感染者也常见到；③ 肾损害的类型及肾功能状况。Ⅰ型和Ⅱ型 LN 患者预后良好，可以不需任何特殊治疗。未经免疫抑制剂治疗的Ⅲ型或Ⅳ型预后较差。Ⅴ型患者虽然长期预后好于Ⅲ型和Ⅳ型患者，但Ⅴ型患者更容易发生肾病综合征相关的并发症，如心血管疾病、血栓栓塞性疾病和高脂血症等。组织学表现也和肾脏预后不良有关。局灶增生型肾损害者 5 年存活率可达 75%～80%，膜性肾病者 5 年存活率约 85%，弥漫增生型 LN 预后较差，特别是伴有高血压和氮质血症者，在 20 世纪 70 年代，5 年生存率仅约 25%，近年来由于激素和细胞毒药物的联合应用以及良好的活动性监测，多个医疗中心报告 5 年存活率超过 80%，10 年存活率超过 60%。

LN 的预防，主要依赖于狼疮的预防以及原发病的早期诊断和合理有效治疗，狼疮的预防可减少肾损害等并发症的发生。要防止外邪的侵袭，如避免受凉、受湿和日光暴晒，以免诱发或加重病情。应避免寒冷刺激，气候变化或季节转换时要随时加减衣服，冬季外出应戴帽、手套，以防受凉。避免过度劳累，但应适当地参加体育锻炼和活动，以增强体质。避免精神紧张和强烈的情志刺激。忌食羊肉、洋葱、辣椒、韭菜等辛辣、刺激之品。忌烟酒。对服用激素的患者不可骤然减量，以防病情反复或恶化，同时要注意预防感染及其他副作用。避免使用诱发狼疮活动的药物如肼屈嗪（肼苯哒嗪）、普鲁卡因酰胺、α-甲基多巴、异烟肼、米诺环素（美满霉素）等。

参考文献

[1] 孙凌云，刘昱东. 狼疮肾炎诊治新进展 [J]. 中华临床免疫和变态反应杂志，2022，16（5）：545-547.

[2] 李仕仪，林燕. 曹式丽治疗狼疮性肾炎经验 [J]. 河南中医，2022，42（7）：1026-1031.

[3] 中国狼疮肾炎诊断和治疗指南编写组. 中国狼疮肾炎诊断和治疗指南 [J]. 中华医学杂志，2019，99（44）：3441-3455.

[4] 张谨枫，江雪纯，史竞羽，等. 金妙文辨治狼疮性肾炎经验探微 [J]. 江苏中医药，2021，53（8）：13-16.

[5] 陶素莹，鲁盈. 浅述从络论治维持期狼疮性肾炎 [J]. 浙江中医杂志，2022，57（7）：528-529.

[6] 姜兆荣，莫成荣. "毒损肾络"理论在狼疮性肾炎中的应用 [J]. 中医药学刊，2004（9）：1735-1745.

[7] 王刚,陈以平,邹燕勤. 现代中医肾脏病学 [M]. 北京:人民卫生出版社,2003:496-506.
[8] 刘宝厚,丁建文,许筠. 刘宝厚肾脏病诊断与治疗 [M]. 北京:人民卫生出版社,2021:250-258.
[9] 李平,王国柱,余仁欢. 时振声中医肾脏病学 [M]. 北京:中国医药科技出版社,2023:232-239.

第六章
原发性小血管炎肾损害

系统性血管炎（systemic vasculitis）是指以血管壁炎症和纤维素样坏死为病理特征的一组多脏器受累的系统性疾病，肾脏为最常受累的脏器。本病可分为原发性和继发性。继发性是指明确继发于某种其他疾病如感染、冷球蛋白血症、弥漫性结缔组织病等的血管炎，原发性则主要指不合并另一种疾病，目前病因不明者。原发性小血管炎肾损害好发于中老年人，男性多见，以血尿为主要表现，多伴蛋白尿，易出现急性肾衰竭，部分患者快速进展至终末期肾衰竭，常伴发热、乏力、消瘦、贫血等非特异性临床表现。

目前主要根据2012年Chapel Hill在美国召开的关于系统性血管炎命名会议中的定义，将系统性血管炎分为大血管炎、中血管炎和小血管炎三类。本章主要探讨原发性小血管炎中，与抗中性粒细胞胞质抗体（anti-neutrophil cytoplasmic antibody，ANCA）密切相关的部分疾病。这类疾病被称为ANCA相关性血管炎（ANCA-associated vasculitis，AAV），主要包括显微镜下多血管炎（microscopic polyangiitis，MPA）、肉芽肿性多血管炎（旧称韦格纳肉芽肿，granulomatosis with polyangiitis，GPA）、嗜酸性肉芽肿性多血管炎（eosinophilic granulomatosis with polyangiitis，EGPA）。

传统中医典籍虽无"小血管炎"病名，但相关描述与血管炎的症状、病机等相似。《素问·缪刺》曰："恶血留内，腹中满胀，不得前后。"《灵枢·经脉》云："脉不通则血不流，血不流则髦色不泽，故其面如漆柴者，血先死。"《灵枢·百病始生》指出本病为"脉络"病变："故虚邪之中人……留著于脉，稽留而不去，息而成积。或著孙脉，或著络脉，或著经脉，或著输脉，或著于伏冲之脉，或著于膂筋,或著于肠胃之募原,上连于缓筋,邪气淫泆,不可胜论。"

根据原发性小血管炎的临床表现和发病机制,本病可归属中医"伏气温病"范畴。根据发病的具体情况和疾病的不同阶段,急性发作期与中医的"血证""癃闭"等病证相似,缓解期与中医"血痹""虚劳"等病证相似。

第一节 西医病因病理

AAV 的病因尚不明确。目前认为其病因可能是遗传因素以及环境诱发因素共同作用的结果。观察性研究提示 ANCA 相关性血管炎存在一定家族聚集性,提示遗传因素存在的可能性。近年陆续有部分基因位点被认为与 ANCA 相关性血管炎的发生存在关联性,但目前并未找到明确的主要组织相容性复合物。环境因素包括感染、药物、硅等。以金黄色葡萄球菌为首的多种细菌感染与 GPA 复发存在密切的联系。多项研究证明丙基硫氧嘧啶等药物可诱发 ANCA 相关性血管炎。同时,有研究表明吸入和接触含硅化合物与 ANCA 相关性血管炎也存在相关性。

AAV 的发病机制同样至今尚未完全阐明,但无论体内或体外实验均证明 ANCA 本身即具有致病作用。ANCA 是一种以中性粒细胞和单核细胞胞质成分为靶抗原的自身抗体,是一种特异性的血清学诊断标志物。间接免疫荧光法检测可呈胞质型(c-ANCA)和核周型(p-ANCA)。cANCA 的主要靶抗原是蛋白酶 3(proteinase3,PR3),pANCA 的主要靶抗原之一是髓过氧化物酶(myeloperoxidase,MPO)。AAV 的发病机制主要与 ANCA、中性粒细胞和补体相互作用相关。感染、药物、化学物质等因素刺激细胞因子的产生,使储存在中性粒细胞 PR3 和 MPO 在细胞膜上表达增加。ANCA 与中性粒细胞结合后,可引起下列反应:① 激活中性粒细胞,导致中性粒细胞发生呼吸爆发和脱颗粒,释放活性氧自由基和各种蛋白酶等,损伤血管内皮细胞;② 促使中性粒细胞表面的黏附分子表达增加,进而增加中性粒细胞对血管内皮细胞的黏附和穿透;③ 中性粒细胞的活性过程中释放的某些物质,可通过旁路途径活化补体,形成膜攻击复合物杀伤血管内皮细胞。

我国 AAV 以 MPA 为主,约占 80%,GPA 约占 20%,而 EGPA 则相对少见。本病 MPA、GPA 和 EGPA 的肾脏病理变化基本相同,以寡免疫沉积性坏死性肾炎伴新月体形成为特征。MPA 患者肾损伤发生率为 70%～80%,肾损伤类型以急进性肾小球肾炎为主,GPA 肾损伤发生率约为 75%,肾损伤类型以坏死性新月体肾炎为主。免疫荧光及电镜检查一般无免疫复合物或电子致密物发现,或仅呈微量沉着。光镜下多表现为局灶节段性肾小球毛细血管袢坏死和新月体形成,约有 40% 患者表现为新月体性肾炎,且肾小球病变新旧不等。一般肾小球内无明显细胞增殖，少数可见肾小动脉呈纤维素样坏死。肾间质病变程度、范围与肾小球病变严重性和受累肾小球的比例相关。

第二节 中医病因病机

原发性小血管炎肾损害患者多因素体禀赋不足，或年老体弱，既往感受外邪，久病成痰成瘀，痰瘀互结而成伏邪。发病则是新感引发，内外合邪，导致肺脾肾功能失调所致。

本病多由素体禀赋不足，或年老体弱，此为小血管炎发病的条件，所谓"冬不藏精，春必病温"。风热毒邪外袭，风热伤肺，则肺失宣降，水道通调失司，以致风遏水阻，风水相搏，泛溢肌表，发为水肿。热毒蕴肾，则小便短赤，甚则热毒损伤肾络，可见尿血。另一方面，原发性小血管炎肾损害患者素体湿盛，外感热邪，或湿热侵袭，或湿郁化热，内外合邪，脏腑功能失调，毒瘀化火，损伤血络，可见咯血、尿血。患者素体脾肾虚弱，感邪后脾肾更伤，水湿不得运化而内蕴。随着病情进展，湿浊阻滞，气机不畅，以致湿热中阻，脾不升清降浊，三焦气机阻滞，水道不利，则水肿反复；肾络受损，血停蓄体内，血脉瘀阻，则尿血迁延。湿浊偏盛，阳气被郁，可见面色㿠白，神疲乏力；湿浊之邪，外渍肌肉，故见身痛，手足沉重；内阻脾胃，气机不畅，则见呕逆胀满，大便不通。

总之，本病病机的关键在于正虚和邪实两方面。正虚主要表现在疾病的后期或恢复期，主要以气血营卫均不足为病本，兼有各种邪实等标症。多由于肺、脾、肾三脏受损，肺失通调、脾失健运、肾失气化而致水液滞留于体内，可见水肿和尿少；脾不升清，肾失固摄，可见尿浊（蛋白尿）；痰热伤肺，肺络受损，而见咳嗽、咳血等。邪实表现在病变活动期，主要有热（热毒）、瘀、痰（痰热、痰湿）和湿（湿热、湿浊和水湿）等。湿与热搏而生湿热，湿热或热毒损害血络，而致尿血；湿热蕴浊，严重者浊邪弥漫三焦，导致升降开阖失序，清浊不分，可见神志不清、恶心呕吐、尿闭等。活动期病情进展十分迅速，证候多较严重，特别是在肾脏病变的活动期，阴阳错乱，险象环生。

第三节 西医临床诊断与治疗

一、西医诊断

中老年患者出现血尿、蛋白尿、进行性肾功能减退，伴发热、肌肉痛、关节痛、皮疹等非特异性全身症状和（或）肺出血时，应高度怀疑原发性小血管炎肾损害可能，及时行 ANCA 检测。若 c-ANCA 合并抗 PR3 抗体阳性或 p-ANCA 合并抗 MPO 抗体阳性，肾活检见到典型的寡免疫沉积性小血管炎病变则可以确诊。

1. 临床表现

原发性血管炎好发于中老年，以 50～60 岁为高发病年龄，男性多见。多数患者有上呼吸道感染样前驱症状，常有发热、疲乏和体重下降等非特性症状。

（1）肾脏受累表现　活动期几乎均有血尿（肾小球源性血尿），多为镜下血尿，约 1/3 呈肉眼血尿，可有红细胞管型，多伴有不同程度蛋白尿；缓解期患者血尿可消失。肾功能受累常见，大部分患者进行性少尿、肾功能下降，半数以上表现为急进性肾小球肾炎（RPGN）。少数患者可以有高血压，但也有呈严重甚至急进性高血压者。

（2）肺受累表现　肺的受累概率仅次于肾脏。临床主要表现为咳嗽、呼吸困难和咯血，重症者因肺泡广泛出血发生呼吸衰竭而危及生命。肺出血占原发性小血管炎的 30%～50%。

（3）上呼吸道受累的表现　鼻受累多见，可表现为脓性或血性分泌物增多、鼻窦炎、鼻旁窦炎甚至鞍鼻等。咽喉部位受累可以表现为声带的慢性炎症，患者声音嘶哑，甚至不能发声。头颈部受累可表现为声门下狭窄，主要表现为气道狭窄和影响声带发声。

（4）其他脏器受累的表现　耳受累可表现为听力下降、耳鸣、中耳炎和鼓膜穿孔。眼受累可表现为巩膜炎和色素膜炎，表现为"红眼"，部分患者还可以有视网膜病变和球后视神经炎，表现为视力下降。神经系统受累最常见的为多发性单神经炎，表现为感觉异常，少数患者表现为严重的神经痛。关节和肌肉受累主要表现为多发性关节、肌肉疼痛。皮肤受累可表现为网状青斑、紫癜或荨麻疹等。消化道受累常表现为不易愈合的胃或十二指肠溃疡，还可表现为胃肠道出血、腹痛、腹泻、肝肿大，胃肠道血管炎最为严重的并发症是肠穿孔导致腹膜炎和败血症。心血管系统受累可表现为心律失常、心力衰竭等。

2. 实验室及其他检查

（1）尿常规检查　有不同程度的蛋白尿、血尿和管型尿。

（2）血象　多数患者正细胞、正色素性贫血、血白细胞和血小板增多。急性期血沉快，C 反应蛋白定量超过正常。γ-球蛋白常增加。

（3）血清抗中性粒细胞胞质抗体（ANCA）　多数 ANCA 阳性，是确诊原发性小血管炎的重要依据；ANCA 是监测病情活动和预测复发的重要指标，特异性和敏感性均较好。

（4）肾功能检查 血尿素氮、肌酐升高，内生肌酐清除率（Ccr）常不同程度下降。

（5）影像学检查 胸部X线检查多表现为肺泡出血、小叶性肺炎或局限性成腔性坏死性肺炎；CT扫描可发现鼻窦或眼眶病变；B超检查显示双肾大小正常或增大。

（6）肾活检 典型肾脏病理改变是肾小球毛细血管袢纤维素样坏死和（或）新月体形成。

3.鉴别诊断

ANCA相关性小血管炎呈肺肾综合征表现者应与Goodpasture综合征相鉴别。Goodpasture综合征也呈急进性肾炎综合征及肺出血表现，两者临床症状有很多相似之处，有时鉴别较为困难。可结合血清免疫学检查进行鉴别，前者ANCA阳性，后者抗GBM抗体阳性；肾活检标本免疫荧光检查，前者阴性或微量，后者IgG和C3呈线条样沿GBM沉积，可助鉴别。值得注意的是，ANCA相关性小血管炎患者中有5%~10%可同时合并抗GBM抗体阳性，其临床表现和对强化免疫抑制治疗的反应更接近于单纯抗GBM抗体阳性者。

肾脏病理检查呈肾小球局灶节段坏死性肾炎，除本病外，狼疮肾炎、过敏性紫癜肾炎、抗GBM抗体阳性的新月体性肾炎和感染性心内膜炎引起的肾损害均可出现相似的病理变化，应结合临床、免疫学检查和其他病理特征加以鉴别。

二、西医治疗

原发性血管炎肾损害的治疗分为诱导缓解期、维持缓解期以及复发的治疗。诱导缓解期常规应用糖皮质激素联合细胞毒药物，对于重症患者应采取必要的抢救措施，包括大剂量甲泼尼龙（MP）冲击和血浆置换；维持缓解期主要是长期用免疫抑制药和（或）小剂量糖皮质激素治疗。

1.一般治疗

包括休息、饮食、利尿、降血压、抗凝和防治各种并发症等，应根据患者的病情参考原发性肾小球肾炎的治疗。终末期肾衰竭的患者按慢性肾衰竭处理。

2.诱导缓解的治疗

糖皮质激素联合环磷酰胺（cyclophosphamide，CTX）是治疗原发性小血管炎肾损害的首选方法，能够使90%以上的患者临床症状显著缓解，其中完全缓解率约为75%。泼尼松龙起始治疗剂量为1mg/（kg·d），用4~6周，如病情好转，可逐步减量，治疗6个月可减至10mg/d，再维持6个月。CTX口服剂量为

1~3mg/（kg·d），分 2 次服用，持续 3~6 个月。CTX 静脉冲击疗法与口服治疗的诱导缓解率和复发率均相似，但感染等不良反应的发生率显著偏低。常用剂量为 $0.75g/m^2$，每月 1 次，连续 6 个月，其后维持治疗为每 2~3 个月 1 次，整个疗程为 1.5~2 年。利妥昔单抗（rituximab，RTX）被称为系统性小血管炎治疗的一个里程碑，已被各大指南推荐为血管炎靶器官损害的一线用药。ANCA 是由 B 细胞产生的致病性自身抗体，RTX 是抗 CD20 单克隆抗体，能与 B 细胞上的 CD20 抗原特异性结合，通过各种机制耗竭 B 细胞而起作用。RTX 每周 $375mg/m^2$，共 4 次，与 CTX 在治疗的缓解率、复发率和病死率方面疗效相当，且 RTX 治疗复发病例疗效优于 CTX。当存在 CTX 禁忌证时，RTX 可作为治疗全身型、重型或难治性患者的替代疗法。

3. 维持缓解的治疗

在疾病活动控制以后，小剂量激素联合下列药物之一：硫唑嘌呤（azathioprine，AZA）、利妥昔单抗、甲氨蝶呤（methotrexate，MTX）或吗替麦考酚酯（mycophenolate mofetil，MMF），疗程 1.5~2 年。目前常用 AZA 作为 CTX 和激素诱导缓解后替代 CTX 治疗的药物，口服剂量为 2mg/（kg·d）。RTX 在维持缓解的疗效优于 AZA，MTX 安全性劣于 AZA，MMF 在缓解期复发率上高于 AZA。来氟米特（leflunomide）被作为不能耐受 AZA、MTX、MMF 或 RTX 的情况下的二线治疗药，口服剂量为 20~30mg/d。

4. 重症的治疗

急性肾功能进行性恶化的患者，应在透析前提下，尽早给予标准激素治疗加 CTX 冲击治疗，或甲基强的松龙冲击治疗加 CTX 冲击治疗。静脉注射用人免疫球蛋白可作为辅助治疗，用于感染、体弱等暂时无法应用免疫抑制剂的患者。对于合并抗 GBM 抗体阳性、严重肺出血和表现为急性肾衰竭的需要透析者，血浆置换疗法有一定的疗效。尤其对于肺出血的患者，作用肯定、迅速。若伴有严重高血容量、顽固性心衰时应紧急透析使其渡过危险期，为药物治疗创造条件和争得时间。

5. 复发的治疗

原发性小血管炎存在着高复发风险，1 年内约有 20% 的患者复发，5 年复发率更是高达 60%。复发的独立危险因素包括：PR3-ANCA 阳性、上呼吸道及肺脏受累。目前尚缺乏复发治疗的循证医学的证据。建议在病情出现小的波动时适当增加糖皮质激素和免疫抑制剂的剂量；而病情出现大的反复时，则需要重新开始诱导缓解治疗。此外，如果复发发生在维持治疗期间，应考虑换用另一种免疫抑制剂。

第四节 中医辨证治疗

一、辨证要点

本病的病位在血络，基本病理是络脉阻滞，病机特点是本虚邪实，肺、脾、肾三脏受损。多因年老体虚，导致脏腑功能失调；或感受外邪，或内生邪实，邪伏血络，络脉不通导致诸症丛生。

1. 辨虚实

实邪主要有"热毒""瘀血""湿邪"，而热毒损害肾络和热毒弥漫有不同，瘀有毒瘀交阻、湿瘀互结之异，湿有湿热、痰热和湿浊之分。湿、热、瘀、毒相搏结而为患，血行不畅，脏腑失养，临床表现主要有疼痛、出血、肿胀和失荣等。如见发热、肌肤红斑、溃疡、舌红苔黄、脉数，则以热为主；见疼痛日久、痛有定处，痛如针刺，肤色暗，舌紫暗或有瘀点瘀斑者以瘀为主；见肢体麻木、重着、水肿者以湿为主。本虚主要表现在疾病的后期或恢复期，有气虚和气阴两虚之分，而以后者常见，见神疲乏力、腰膝酸软、身体消瘦、脉细数或弱等症状。病程中有因虚致实，即脏腑功能失调，使湿、热、瘀、毒易胶结于体内；也有因实致虚，即风、湿、热、瘀、毒郁结于体内，致脏腑气机失调。

2. 辨病期

原发性血管炎肾损害，应该辨别不同的病期，辨明主要脏腑受损，区分疾病的实邪和正虚两端。病之初期，以邪实为主要病机，可见皮肤红斑、舌红、脉数，以热、毒、湿、瘀、痰为主，湿热或热毒损害血络，致尿血。急性期以邪实为主，多湿毒、热毒浸淫，可见身热重着，咳嗽咳痰，咯血、呕血、便血、尿血或紫斑；湿热蕴浊，弥漫三焦，升降开阖失序，清浊不分，可见神志不清、恶心呕吐、尿闭等症。缓解期多正虚邪实，可见神疲乏力、气短懒言、纳差等。肺失通调、脾失健运、肾失气化致水液滞留于体内，可见水肿和尿少；脾不升清，肾失固摄，可见尿浊。

二、治则治法

本病的发生类似于中医的伏气温病，素感外邪，引而不发，每遇新的外感或药毒而诱发。临证应根据"急则治其标，缓则治其本"的原则，按不同的病期和标本虚实情况进行辨治。如热伤血络，出现大量咯血或其他部位出血时，应先止血为要；热扰清窍或浊邪上蒙时，应开窍醒神为主。在疾病活动期，清热解毒、凉血化瘀是治疗的基本原则，以图缓解临床症状，减轻全身性的炎症反应，预防多系统脏器功能不全的出现；在疾病缓解期，应该重在益气养血和血，并积极防治外感，减少复发；进入终末期肾脏病阶段，挽救肾脏为主要目的，应按照"虚劳"进行辨治。

本病在中老年高发，患者正气日渐衰弱，即使在疾病初期以实邪为主阶段，也切不可用药过猛，伤及正气，即谓"缓攻"；而在疾病后期以正虚为主阶段，亦不能单纯滋补，避免邪实滞留，须辅以通络，即谓"通补"。临证强调补应通补，攻应缓攻，通补活络。由于本病的病位在血络，无论急性期还是慢性期均与"瘀血"密切相关，需重视瘀血在本病中的地位，活血化瘀贯穿于治疗的始终。同时，还应根据气血阴阳虚损以及兼夹感邪，具体施以活血通络、祛风通络、化湿通络、解毒通络、补气通络、补血通络、温阳通络、滋阴通络等法，使肾络通畅，诸症渐消。

三、辨证治疗

1. 外邪侵袭，热毒损络

证候：发热，头痛，咽喉疼痛，关节肿痛，咳嗽，痰中带血丝，口干口苦，水肿，小便短赤或排泄不畅，大便干结不爽，舌质红，舌苔黄，脉浮数。

治法：清热解毒，凉血和络。

方药：银翘散合五味消毒饮加减。

金银花 15g，连翘 15g，牛蒡子 15g，竹叶 12g，荆芥 10g，薄荷 6g（后下），甘草 10g，桔梗 10g，牛膝 12g，蒲公英 20g，紫花地丁 15g，野菊花 10g，白茅根 30g。

加减：咳嗽哮喘者，加竹茹、胆南星清热化痰；小便热痛者，加车前草、石韦清热利湿通淋。

2. 湿毒侵淫，血热妄行

证候：身热重着，咳嗽咳痰，小便短赤或尿少，恶心呕吐，口干，烦躁不安，甚至神昏谵语、咯血、呕血、便血、尿血或紫斑，舌红或绛红，苔黄腻，脉弦数或滑数。

治法：解毒祛湿，凉血化瘀。

方药：清瘟败毒饮加减。

水牛角 30g（先煎），赤芍 15g，牡丹皮 15g，生地黄 15g，生石膏 30g（先煎），知母 12g，黄连 9g，黄芩 15g，焦栀子 15g，竹叶 12g，连翘 12g，桔梗

10g，藿香 10g，石菖蒲 12g。

加减：水肿甚者，加茯苓、泽泻利水消肿；腹胀纳差者，加砂仁、草豆蔻化湿行气。

3.湿热壅盛，血脉瘀阻

证候：全身水肿，身体困重，尿少，腰痛，纳呆泛恶，面色灰暗，舌体胖、质暗、有瘀斑，脉沉涩。

治法：清热化湿，活血通络。

方药：甘露消毒饮合四妙勇安汤加减。

白豆蔻 6g（后下），藿香 12g，茵陈 20g，滑石 10g，石菖蒲 12g，连翘 15g，黄芩 15g，贝母 10g，射干 9g，薄荷 6g（后下），金银花 30g，当归 12g，甘草 10g，玄参 20g。

加减：热毒壅盛者，去贝母、射干、甘草、薄荷，加牡丹皮、赤芍、紫花地丁、蒲公英、白花蛇舌草清热解毒凉血；水肿甚者，加车前子、猪苓利水消肿。如邪热壅滞三焦，三焦气机不畅，清阳不升，浊阴不降，症见发热、呕恶不能食、胸胁苦满、大便不畅者，改用大柴胡汤合四妙勇安汤加减。

4.脾肾衰败，湿浊阻络

证候：尿少甚至尿量全无，面色暗或面色㿠白，神疲乏力，短气，大便不通，头晕目眩，舌体胖、质暗淡，脉沉细弦。

治法：健脾补肾，降浊通络。

方药：香砂六君子汤合旋覆代赭汤加减。

人参 10g，炒白术 15g，茯苓 20g，炙甘草 5g，木香 10g，砂仁 9g（后下），陈皮 12g，姜半夏 12g，旋覆花 10g（包煎），赭石 20g（先煎），淫羊藿 15g，冬虫夏草 10g，当归 12g。

加减：恶心呕吐者，加生姜、吴茱萸温胃散寒止呕；大便不通者，加大黄通腑泄浊；四肢抽动者，加白芍、木瓜柔肝舒筋。

5.气阴两虚，余邪未清

证候：身肿渐退，口干咽燥，腰酸腿软，短气汗出，或小便发热，五心烦热，或大便干结，或腰部刺痛，关节疼痛，舌质红或少津或有瘀斑，脉细弦或细数。

治法：益气养阴，清利湿热。

方药：参芪地黄汤合二妙丸加减。

人参 10g，黄芪 30g，生地黄 15g，山茱萸 12g，山药 15g，茯苓 15g，泽兰 12g，牡丹皮 12g，丹参 15g，黄柏 10g，苍术 10g。

加减：咽喉肿痛、关节疼痛伴蛋白尿者，加金银花、连翘、白花蛇舌草清热解毒；血尿者，加仙鹤草、生地榆凉血止血；咳嗽咳痰者，加川贝母、淡竹茹清热化痰。

四、典型医案

患者，男性，45 岁。反复低热 1 月余。予激素、胰岛素等对症治疗 1 周后，仍反复低热。刻下症见：低热，体温 37.5～38.0℃，无恶寒，有汗出，乏力，脚跟痛，腰酸腰痛不显，无浮肿，无头昏，纳可，夜寐欠安，大便正常，小便畅，无尿频尿急，舌红、苔薄黄，脉细。既往有 2 型糖尿病病史 8 年，否认高血压病、冠心病等病史。曾在外院住院，实验室检查示：血常规中白细胞计数（WBC）$9.4×10^9$/L，血红蛋白（Hb）119g/L，中性粒细胞（N）73.21%。尿常规：尿蛋白 ++，尿隐血 +++。血沉：93mm/h。血生化检查：空腹血糖（GLU）6.59mmol/L，血尿素氮（BUN）5.4mmol/L，血肌酐（Cr）131mmol/L，尿酸（UA）361μmol/L，糖化血红蛋白（HbAlc）8.2%。免疫学检查：抗卵磷脂 A2（PLA2R）抗体（-）；抗肾小球基底膜（GBM）抗体（-）；抗核抗体（ANA）（-）。抗中性粒细胞胞质抗体（ANCA）：c-ANCA（+），PR3-ANCA（+），抗 PR3 抗体 IgG130.97；p-ANCA（-），MPO-ANCA（-）。诊断为 ANCA 相关性血管炎肾损害、2 型糖尿病。中医诊断：内伤发热（阴虚毒热证）。西医诊断：ANCA 相关性血管炎肾损害；2 型糖尿病。中医以滋阴退热、清热解毒为主，方约如下：青蒿 15g，炒黄芩 10g，鳖甲 10g，生地黄 10g，牡丹皮 10g，炒柴胡 10g，青风藤 10g，白花蛇舌草 15g，蛇莓 15g，石韦 20g，杜仲 20g，三七 9g，土茯苓 20g，炒薏苡仁 20g，猫爪草 12g，炙甘草 5g。14 剂。并予雷公藤多苷片 2 片，每日 3 次。

二诊：诉服药 2 天后低热退，至今未再发热，足跟痛好转，舌淡红、苔薄黄，脉细。尿常规：尿蛋白 +；尿隐血 +++；RBC 86 个 /μL；WBC 13 个 /μL；细菌 1142/μL。血生化检查：GLU 8.85mmol/L；BUN 5.0mmol/L；Cr 130mmol/L；UA 382μmol/L。中医诊断：肾风（脾肾两虚、湿热浊毒瘀血内阻证）。以补脾益肾、清热解毒化湿，兼以活血化瘀为治疗大法，方药如下：生黄芪 30g，槲寄生 15g，杜仲 20g，石韦 20g，六月雪 15g，猫爪草 12g，鬼箭羽 12g，青风藤 10g，泽泻 15g，茯苓皮 30g，车前子 30g（包煎），炒薏苡仁 20g，白茅根 15g，玉米须 15g，蒲公英 15g，白花蛇舌草 15g，景天三七 15g，炙甘草 5g。28 剂。

三诊：患者诉无发热，无浮肿，无腰酸腰痛，小便畅，血糖控制尚可，舌淡红、苔薄黄，脉细。尿常规：尿蛋白 ±；尿隐血 ++；RBC 45 个 /μL。血沉 30mm/h。肾功能：Cr 103mmol/L，UA 420μmol/L。原方去青风藤，加大蓟、小蓟各 15g。

按：本案西医诊断为 ANCA 相关性血管炎肾损害。本病多有素体禀赋不足，或年老体弱的发病基础。所谓"冬不藏精,春必病温",每由新感引发,内外合邪,导致脏腑功能失调,毒瘀化火,损伤血络而出现血尿、蛋白尿。本案患者发病比较典型,首次就诊是以反复低热1个月为主诉,结合舌脉,中医辨证为阴虚毒热证,故选用青蒿鳖甲汤为主方加减治疗。方中鳖甲咸寒,直入阴分,滋阴退热;青蒿苦辛而寒,清热透络,引邪外出。两药相配,滋阴清热,内清外透,使阴分伏热宣泄而解,共为君药。即如吴鞠通所述:"此方有先入后出之妙,青蒿不能直入阴分,有鳖甲领之入也;鳖甲不能独出阳分,有青蒿领之出也。"生地黄滋阴凉血,牡丹皮泄血中伏火,以助青蒿清透阴分伏热,共为臣药。杜仲补益肾气,白花蛇舌草、蛇莓、土茯苓清热解毒,石韦、炒薏苡仁、猫爪草清热利湿,三七、青风藤活血祛风通络,共为佐药,炙甘草调和诸药。由于本病进展较快,预后较差,在发病早期即应开展中西医结合治疗,以提高疗效,保护肾功能。遂用雷公藤多苷片抗炎、抗免疫、降低尿蛋白。二诊时患者低热已退,其余症状均好转,病情转入缓解期。此期多正虚邪实,辨证为脾肾两虚、湿热浊毒瘀血内阻。故用生黄芪、杜仲、槲寄生补益肾气,石韦、六月雪、猫爪草、鬼箭羽、炒薏苡仁清热利湿,泽泻、茯苓皮、车前子、白茅根、玉米须淡渗泄浊,蒲公英、白花蛇舌草清热解毒,青风藤、景天三七活血通络。全方共奏补脾益肾、清热利湿解毒、活血化瘀通络之功。三诊时患者尿蛋白基本降至正常,尿隐血++,遂将原方去掉青风藤,加大蓟、小蓟以凉血止血。

第五节 预后与调护

原发性血管炎一旦累及全身多系统则进展迅速,肾脏受累常迅速进展至肾衰竭,累及肺部可以发生大量肺出血而危及生命。本病未经治疗者预后极差,90%的患者一年内死亡,应用糖皮质激素和环磷酰胺治疗有确切疗效,可以使患者的五年生存率达到80%。早期诊断、及时给予激素和免疫抑制治疗具有重要意义,可以明确改善患者的预后。因此,临床上需要有明确指标来判断病情的活动情况与脏器的受累程度,以指导治疗方案和预后判断。目前国际公认的用来判断血管炎全身病情活动的是伯明翰血管炎活动性评分(BVAS)系统。BVAS基于近4周内新出现的、与小血管炎相关的临床症状和体征,涉及小血管炎可以累及的9个主要脏器,共计59个指标。BVAS分值越高,提示疾病越活动,同时也提示临床预后越差。

影响患者预后的独立危险因素包括高龄、继发感染、肾功能不全。值得引起注意的是随着糖皮质激素和免疫制剂的广泛应用,血管炎肾脏损害的活动性往往能够得到有效的控制,但治疗所带来的副作用不容忽视,继发感染特别是肺部感染，已经成为患者重要的死亡原因之一。

本病患者要注意气候变化，以防感冒后病情加重。应注意观察血压、血糖、电解质、胃肠道等变化，避免因长期服用糖皮质激素带来的高血压、消化道溃疡等不良反应。嘱患者要注意休息，防止劳累；给予低盐、低脂、优质蛋白饮食，避免食用辛辣刺激食物及海腥发物，忌烟酒，以免诱发或加重病情；平时注意调养情志，病情稳定时适当参加体育活动，达到摄生保健、防病治病的效果。

参考文献

[1] 王丽，饶向荣. 原发性小血管炎肾损害中医治疗初探 [J]. 中国中医药信息杂志，2009，16（11）：84-85.

[2] 耿毓汕. ANCA 相关性血管炎肾损伤的诊疗进展 [J]. 中国医药导刊，2019，21（2）：65-71.

[3] 鲁盈，傅文宁. 系统性小血管炎肾损害的中医病因病机与中西医结合治疗 [J]. 中华肾病研究电子杂志，2019，8（4）：155-158.

[4] 耿毓汕. ANCA 相关性血管炎肾损伤的诊疗进展 [J]. 中国医药导刊，2019，21（2）：65-71.

[5] 傅文宁，鲁盈. 鲁盈"从络论治"抗中性粒细胞胞浆抗体相关性小血管炎肾损害经验 [J]. 浙江中医杂志，2019，54（10）：709.

[6] 陶芳. 孔薇教授治疗抗中性粒细胞胞浆抗体相关性血管炎肾损害经验 [J]. 中国中医药现代远程教育，2023，21（12）：137-139.

[7] 黄定九. 内科理论与实践 [M]. 上海：上海科学技术出版社，2009：1489-1493.

[8] 王刚，陈以平，邹燕勤. 现代中医肾脏病学 [M]. 北京：人民卫生出版社，2003：561-565.

[9] 李平，王国柱，余仁欢. 时振声中医肾脏病学 [M]. 北京：中国医药科技出版社，2023．240-247.

第七章
过敏性紫癜性肾炎

过敏性紫癜（Henoch-Schonlein purpura，HSP）是一种以含有IgA的免疫复合物在血管内沉积为特征的系统性小血管炎，2012年的国际Chapel Hill共识，将其名称确定为IgA血管炎。过敏性紫癜可以表现为皮肤紫癜、出血性胃肠炎、关节炎和肾脏损害等临床表现。伴有肾脏损害者称为过敏性紫癜性肾炎（Henoch-Schonlein purpura nephritis，HSPN），发生率为12%~40%，其在肾脏受累表现为免疫复合物性肾小球肾炎，主要临床表现为血尿、蛋白尿等。本病好发于儿童，80%~90%的发病年龄为7~13岁，男性发病率略高于女性，发病有一定的季节性，以春秋两季居多，其预后取决于肾脏受累的严重程度。

传统中医学并未将过敏性紫癜或紫癜性肾炎作为独立病证加以认识。据其皮肤红紫斑疹、腹痛、关节疼痛、便血、尿血等主要证候特点，可归属中医"肌衄""葡萄疫""尿血""溺血"等范畴。《灵枢·百病始生》曰："阳络伤则血外溢，血外溢则衄血，阴络伤则血内溢，血内溢则后血。"《医宗金鉴·失血总括》云："皮肤出血曰肌衄。"《医宗金鉴》记载了肌衄"发于遍身，惟腿胫居多"。《外科正宗·葡萄疫》指出："感受四时不正之气，郁于皮肤不散，结成大小青紫斑点，色若葡萄，发在遍体……"《黄帝内经》中将尿血称为溺血、溲血。《素问·气厥论》中"胞移热于膀胱，则癃、溺血"明确指出了热淫膀胱导致血尿。清代李用粹《证治汇补·溺血》认为，尿血多责之于膀胱与肾，但其他脏器的病变也可引起尿血，"或肺气有伤，妄行之血，随气化而下降胞中，或脾经湿热内陷之邪，乘所胜而下传水府。或肾虚火动，或思虑劳心，或劳力伤脾，或小肠结热，或心胞伏暑，俱使热乘下焦，血随火溢"。

随着过敏性紫癜肾炎病理研究的深入，发现过敏性紫癜的肾脏病理改变的特征为系膜细胞增生和新月体形成，压迫局部毛细血管，使其塌陷，闭塞，同时形成局部微血栓而导致局部血流瘀滞，甚至不通，与中医的瘀血阻络的病机特点非常相似。从络病理论出发，中医临床对本病理法方药的多元化研究取得了显著的进展。

第一节　西医病因病理

本病的病因目前尚不完全明确，但多数研究证明，与感染和变态反应有关。各种不同的感染都可诱发本病的发生，如病毒（柯萨奇病毒、EB病毒、腺病毒、乙肝病毒、HIV等）感染、细菌（如沙门菌、溶血性链球菌、军团菌及幽门螺杆菌）感染、支原体、衣原体及各种寄生虫感染等。食物性原因也较为常见，致敏原最多见的为牛奶类，其次为蛋白类、鱼虾蟹类，尘螨致敏者也较多见。药物因素，包括青霉素以及近年来使用较多的头孢类抗生素，水杨酸类解热镇痛药、保泰松及奎宁类药物，磺胺类药物、异烟肼及一些镇静止痉药等。其他尚有如花粉接触、冷热刺激、蚊虫叮咬及小儿预防接种等。

HSP是最常见的系统性血管炎性疾病，血管内皮损伤是HSP与HSPN的病理生理基础。在调节炎症反应中，内皮细胞发挥着关键作用，可与趋化因子、白细胞相关受体等相互作用，调节局部血管炎症反应，参与HSPN发病的炎症因子主要包括细胞因子和细胞黏附因子（ICAM）。炎性细胞因子如白介素-1（IL-1）、IL-6、IL-8、IL-10，趋化因子如单核细胞趋化因子蛋白-1（MCP-1），ICAM等均参与了HSP和HSPN的发病过程，这些因子通过促进血管炎性反应、介导损伤血管内皮细胞，引起血管通透性和脆性增加，诱发坏死性血管炎，导致组织、脏器的损伤。

HSPN为免疫复合物性系统性小血管炎，体液免疫和细胞免疫紊乱在介导血管炎性反应、引起凝血和微循环障碍、促进肾脏系膜细胞增生、肾小球新月体形成以及肾组织纤维化和肾小球硬化中起着重要作用。其病理生理机制与IgA肾病相似，均由肾小球异常糖基化的IgA1亚型沉积引起。患者血清中可检测到含有IgA1而非IgA2的循环免疫复合物，同时存在补体旁路活化的成分，但补体在其中的作用并不明确清楚。同时，过敏性紫癜性肾炎患者小肠黏膜的通透性增高，提示存在对抗黏膜抗原的抵御功能的受损。此外血小板活化、细胞因子等都可能在其发病机制中发挥一定作用。

本病一般病理学的特征是细小动脉的血管炎症，即血管内皮细胞肿大、增殖以及血管周围的多形核白细胞、单核细胞及少数嗜酸性粒细胞浸润，常伴有血管坏死、血栓形成，病变严重者血管周围可见出血。肾脏组织学损害与临床表现的严重程度成比例，肾小球损害的变异很大。光镜下最常见为弥漫性系膜增生或局灶节段性增殖，也可伴不同程度的新月体形成。电镜下有广泛的内皮细胞下和系膜区及毛细血管周围不规则电子致密物沉积，上皮细胞足突融合，毛细血管内有纤维蛋白和血小板，亦可有血栓形成。免疫病理以IgA在系膜区、系膜旁区呈弥漫性或节段性分布为主，除IgA沉积外，多数病例可伴有其他免疫球蛋白和补体成分的沉积，IgG和IgM分布与IgA分布相似。部分毛细血管壁可有IgA沉积，经常合并C3沉积，而C1q和C4则较少或缺如。

根据新月体比例，国际儿童肾脏病研究组（ISKDC）将紫癜性肾炎肾小球病理改变分为六级。Ⅰ级：肾小球轻微病变；Ⅱ级：单纯系膜增生；Ⅲ级：系膜增生伴50%以下肾小球新月体形成和（或）节段性病变（硬化、黏连、血栓、坏死）；Ⅳ级：病变同Ⅲ级，50%~75%肾小球有上述改变；Ⅴ级：病变同Ⅲ级，75%以上肾小球有上述改变；Ⅵ级：膜增生性肾炎改变。上述Ⅱ、Ⅲ、Ⅳ、Ⅴ级又视系膜病变分布各分为a（局灶/节段）、b（弥漫病变）。免疫病理类型：单纯IgA、IgA+IgM、IgA+IgG+IgM。肾小管间质病理分级如下。（−）级：间质基本正常；（+）级：轻度小管变形扩张；（++）级：间质纤维化、小管萎缩<20%，散在炎性细胞浸润；（+++）级：间质纤维化、小管萎缩占20%~50%，散在和（或）弥漫性炎性细胞浸润；（++++）级：间质纤维化、小管萎缩>50%，散在和（或）弥散性炎性细胞浸润。

第二节 中医病因病机

《灵枢·百病始生》云："风雨寒热，不得虚，邪不能独伤人，卒然逢疾风暴雨而不病者，盖无虚，故邪不能独伤人。此必因虚邪之风，与其身形，两虚相得，乃客其形。"先天不足、后天失养是过敏性紫癜肾炎发病的内在因素。正所谓："正气存内，邪不可干。"过敏性紫癜肾炎患者先天禀赋不足，精气亏损，卫外不固，易感外邪而发病。刘河间云："六气皆从火化。"发病初期多因六淫之邪侵袭肌表，或过食鱼虾类发物动风之品，邪从火化，由表入里，内扰血分，正不胜邪，从而风邪与内热两相搏结。《素问·调经论》云："阴虚则内热，阳盛则外热。"朱丹溪曰："气有余便是火。"患者平素嗜食辛辣、荤腥、刺激之品，或药毒入侵，或长期情志内伤，或劳逸失度，日久蕴热而生，加之脾、肾亏虚为致病之本，内生热毒，内外合邪，扰动血络而肆虐为患。血热炽盛，燔灼肤络，伤及脉络，血不循经，外溢肌肤，发为紫癜，内迫胃肠及肾络，常累及肺、胃、肠、肾等脏腑。热毒蕴结于胃肠，胃肠气机不利，损伤胃络，故腹痛和便血；热毒深入下焦累及肾脏，肾脏受损，伤及肾络，络伤血溢，血不循经，不循常道，下盛于前后二阴，故出现血尿。

过敏性紫癜肾炎日久不愈，或失治误治，往往耗伤气血，损及脾肾，而成热邪未去，正气已伤之虚实夹杂之候。患者素体禀阳有余而阴不足，气阴亏虚，阴虚火旺，虚火灼伤肾络，血尿反复发作。余毒未去，耗伤肝肾之气阴，或因本病迁延，耗伤脾肾之阳气，脾不敛精，肾不固精，精微外泄，导致蛋白尿迁延难愈。病久则热毒渐逝，但热毒已伤津耗液、蚀气伤阳，热毒之邪易耗气伤阴，常导致气阴两虚，形成正虚邪恋的局面。阴损及阳，导致脾肾阳虚，不能化气行水，开阖不利，水湿停聚，而发为全身浮肿、精神萎靡之重症。若病情迁延，正气愈虚，邪气愈盛，日久可发生癃闭、关格、肾衰等危重证。本病反复发作，日久肾元虚损，肾失蒸化而致水湿、湿热、湿浊内阻，内犯五脏则预后不良。

本病病变之初，六淫之邪扰动血络，血分伏热，热毒内盛煎灼津液，津亏不能使血行或血受煎炼而成瘀。或由于热毒迫血妄行，离经之血而为瘀。病久伤正，脾肾两虚，血行无力而致血脉瘀阻。瘀血蓄积日久而蕴毒，邪毒能致瘀，邪毒附着瘀血则胶结成为瘀毒，而瘀毒内蕴为致病之标。故瘀血阻络贯穿于紫癜性肾炎病程的始终。

第三节 西医临床诊断与治疗

一、西医诊断

2016 年中华医学会儿科学分会肾脏病学组制定的《紫癜性肾炎诊治循证指南》，明确 HSPN 的诊断标准为：在 HSP 病程 6 个月内，出现血尿和（或）蛋白尿。其中血尿和蛋白尿的诊断标准分别如下。① 血尿：肉眼血尿或 1 周内 3 次镜下血尿红细胞≥3 个 / 高倍视野（Hp）。② 蛋白尿：满足以下任一项者。a.1 周内 3 次尿常规蛋白阳性；b.24h 尿蛋白定量＞150mg；c.1 周内 3 次尿微量白蛋白高于正常值。极少部分患儿在 HSP 急性病程 6 个月后，再次出现紫癜复发，同时首次出现血尿和（或）蛋白尿者，应争取进行肾活检，如为 IgA 系膜区沉积为主的系膜增生性肾小球肾炎，仍可诊断为 HSPN。

1. 临床表现

过敏性紫癜经典的四联征包括皮疹、关节痛、胃肠道症状和肾脏受累，肾脏受累通常并非首发症状。患者还可有非特异性症状包括发热、不适和乏力。发病前可有上呼吸道感染，或进食鱼虾，或药物过敏、预防接种史。

绝大多数本病患者以特异性皮肤出血性斑点为首发症状，多见于四肢远端伸侧，也可以发生于臀部和躯干。皮疹略高出皮面，多呈对称性分布，可融合成片，可有皮肤瘙痒或感觉异常，一般在4~6周内逐渐消退。胃肠道受累常表现为腹痛和消化道出血，多为腹部不定部位绞痛，可出现恶心、呕吐及黑便、呕血。儿童可发生肠穿孔和肠套叠。一项回顾性研究认为严重腹痛是紫癜肾炎的重要预测因子。严重关节受累常见于踝关节和膝关节，表现为关节积液和压痛，罕见关节变形。偶见累及肺、中枢神经系统等其他脏器的报道。

本病肾脏受累率为20%~100%，多为镜下血尿和蛋白尿。肾脏受累的临床表现一般在皮肤紫癜出现后1个月内发生，少数患者可在皮肤紫癜出现后3~24个月才出现肾脏受损。少数患者可出现肉眼血尿，可出现眼睑、颜面浮肿，可持续或间隙出现，且在感染或紫癜发作后加剧。15%的患者表现为肾病综合征，但出现肾病综合征伴有高血压患者，约25%进展到肾功能衰竭。少数患者可表现为急进性肾炎。

2. 实验室及其他检查

过敏性紫癜肾炎患者血常规基本正常，尿检通常表现为不同程度的血尿和蛋白尿，大便潜血在胃肠道受累时为阳性，同时部分患者可具有不同程度的肾功能异常。急性期部分患者存在血清IgA升高，血液中出现异常IgA抗体、冷球蛋白等。

肾活检免疫荧光或免疫组化表现为IgA1亚型的IgA在肾小球系膜区和毛细血管袢沉积。光镜检查表现为系膜增生性肾小球肾炎，可伴新月体形成。紫癜肾炎的光镜表现与IgA肾病相似，但急性炎症性病变更为明显。新月体形成作为突出病理表现，与紫癜性肾炎预后密切相关。电镜检查可见系膜细胞和基质增生，以IgA、IgG为主的免疫复合物样电子致密物沉积。

3. 鉴别诊断

（1）原发性IgA肾病　单纯根据肾脏病理及免疫病理的改变HSPN很难与IgA肾病相区别，两者的鉴别取决于临床表现，如是否伴有典型的皮疹，胃肠道和关节受累的表现。

（2）狼疮性肾炎　本病好发于育龄期女性，以非侵蚀性关节炎、肾小球大量免疫复合物沉积、血清ANA、抗ds-DNA及抗Sm抗体阳性为特征，可与HSPN相鉴别。

（3）系统性血管炎肾病　本病是一种多系统、多器官受累的血管炎性疾病，其血清抗中性粒细胞胞浆抗体（ANCA）常为阳性，临床通常有更多系统级脏器受累表现，如肺、眼、耳和鼻等，其肾脏病理多表现为寡免疫沉积性坏死性新月体肾炎。而紫癜肾炎肾外受累器官局限，肾脏病理表现以 IgA 沉积为主。

二、西医治疗

HSPN 治疗原则，包括积极控制免疫性炎症反应，抑制肾小球系膜增生性病变，预防和延缓肾脏慢性纤维化病变形成。临床上针对不同类型的 HSPN 患者应采用个体化的治疗策略。目前主要根据 2016 年中华医学会儿科学分会肾脏学组《紫癜性肾炎诊治循证指南》，按照病理分级或临床分型制订治疗方案。

1. 一般治疗

注意休息和维持水、电解质平衡。水肿、大量蛋白尿者应予低盐、限水和避免摄入高蛋白食物。预防上呼吸道感染、清除慢性感染病灶，寻找过敏原，避免再次接触。

2. 药物治疗

（1）孤立性血尿或病理Ⅰ级　仅对过敏性紫癜进行相应治疗，镜下血尿目前未见有确切疗效的文献报道。应密切监测患儿病情变化，目前建议延长随访时间。

（2）孤立性微量蛋白尿或合并镜下血尿或病理Ⅱa级　对于持续蛋白尿＞$0.5\sim1g/(d\cdot1.73m^2)$ 的紫癜性肾炎患儿，应使用血管紧张素转换酶抑制剂（ACEI）或血管紧张素受体拮抗剂（ARB）治疗。ACEI 或 ARB 可减少蛋白尿，改善血尿、高血压及水肿情况，也能通过抑制肾素-血管紧张素系统降低肾小球滤过膜的通透性，保护肾脏功能。

（3）非肾病水平蛋白尿或病理Ⅱb、Ⅲa级　对于持续蛋白尿＞$1g/(d\cdot1.73m^2)$、已应用 ACEI 或 ARB 治疗、GFR＞$50mL/(min\cdot1.73m^2)$ 的患儿，给予糖皮质激素治疗 6 个月。激素具有强大的抗炎作用，因此是目前治疗 HSPN 的一线基础用药。

（4）肾病水平蛋白尿、肾病综合征、急性肾炎综合征或病理Ⅲb、Ⅳ级　对于表现为肾病综合征和（或）肾功能持续恶化的新月体性紫癜性肾炎的患儿应用激素联合环磷酰胺治疗。若临床症状较重、肾病理呈弥漫性病变或伴有＞50%新月体形成者，除口服糖皮质激素外，可加用甲泼尼龙冲击治疗，$15\sim30mg/(kg\cdot d)$，每日最大量不超过 1.0g，每天或隔天冲击，3 次为一疗程。此外有研究显示，激素联合其他免疫抑制剂如环孢素 A、霉酚酸酯、硫唑嘌呤等亦有明显疗效。免疫抑制剂联合激素治疗较单纯使用激素对 HSPN 的疗效和安全性均更具优势，可显著减少蛋白尿，升高血清白蛋白水平，且使用相对小剂量的、针对不同免疫靶点的多种药物较单一用药更有效，可最大限度地减少不良反应发生。

（5）急进性肾炎或病理Ⅴ、Ⅵ级　这类患儿临床症状严重，病情进展较快，治疗方案和前一级类似，现多采用三至四联疗法。常用方案为甲泼尼龙冲击治疗1~2个疗程后口服泼尼松＋环磷酰胺（或其他免疫抑制剂）＋肝素＋双嘧达莫。双嘧达莫和低分子肝素可减轻患者的高黏滞血症、高凝状态，早期应用可预防肾脏损害，减少并发症，缩短病程，并预防复发，同时还可降低体内炎症因子水平，尤其在过敏性紫癜尚未损伤肾脏功能时使用可改善预后。

3. 血液净化

对于反复发作或急进性肾炎、肾活检显示有大量新月体形成（＞50%）的HSPN患者，应采取积极治疗措施，可通过血浆置换、血液灌流、免疫吸附等血液净化技术改善病情。其发挥作用的速度较药物治疗更快，可早期迅速缓解症状，减轻肾损害，延缓肾功能衰竭进展速度。

第四节　中医辨证治疗

一、辨证要点

过敏性紫癜肾炎病位在肾络，病性为本虚标实，以正气虚弱为本，尤以气虚、阴虚为主；邪实蕴郁为标，尤以湿热为主，形成虚实夹杂之证。因本病一般病程较长，故强调分期辨证论治。发病初期多为湿热毒邪内蕴，热迫血行，损伤肾络。患者皮肤紫癜，出现血尿、蛋白尿等肾脏损害，兼有咽喉红肿疼痛、扁桃体肿大、食少纳呆、肢体困重、舌苔白腻或黄腻、脉濡数或滑数等表现。各种原因迁延不愈发展至疾病后期，邪毒入络，未能及时清解，郁而化热，热盛伤阴耗气，加之前期使用大量激素燥热之品，导致气阴两虚。气虚失于固摄，且余热久羁，热伤阴络，皮肤紫癜消退或颜色暗红，血尿、蛋白尿持续不退，兼有五心烦热、手足心热、盗汗、口干咽燥、舌红少苔脉细数等表现。

《景岳全书·血证》指出："凡治血证，须知其要，而血动之由，惟火惟气耳。故察火者但察其有火无火，察气者但察其气虚气实。"紫癜性肾炎辨证过程中应抓住血热、瘀血和正虚三方面进行辨证。临床上起病急，病程短，紫癜颜色鲜红，肉眼血尿者，多属血热；紫癜颜色暗红，镜下血尿持续，关节肿痛固定，舌质暗红或有瘀点、瘀斑，多为瘀血；久病不愈，倦怠乏力，下肢浮肿不消，尿中泡沫堆积，多见正虚。

二、治则治法

过敏性紫癜肾炎病程初期热毒炽盛，迫血妄行，以清热解毒、活血止血为治则；后期气阴两伤，血络瘀阻，以益气养阴、活血化瘀为治则。瘀血既是病理产物，亦是致病因素，要将活血化瘀治则贯穿病程始终。紫癜性肾炎由于尿血较为突出，故治疗"宜行血不宜止血"，虽镜下血尿亦然。"以祛瘀为治血之要法"，即使由其他原因引起的出血，在治本的同时，也要注意适当配用化瘀之品，以防止血留瘀，变生他患。因此，对紫癜性肾炎患者的治疗着重扶正化瘀，或寓止血于化瘀之中，常可收到较好效果。除活血化瘀外，因本病多风、湿、热、毒邪等兼而为患。因此，常应佐以祛风、清热、解毒、利湿等法，标本同治，虚实兼顾。恢复期应注意调整脏腑阴阳之偏胜。

三、辨证治疗

1. 风热搏结，络脉不宁

证候：发热，微恶风寒，咽痛，皮肤紫癜，或关节痛，或腹痛，便干，尿血，舌红，苔薄黄，脉数。

治法：疏风清热，解毒宁络。

方药：银翘散加减。

金银花15g，连翘15g，淡竹叶12g，芦根30g，桔梗10g，玄参10g，生地黄15g，白茅根30g，小蓟15g，藕节15g，茜草10g，甘草6g。

加减：咽痛甚者，加黄芩、马勃；腹痛便血者，加白芍、生地榆；血尿明显，加侧柏叶、墨旱莲、马鞭草。

2. 血热妄行，络脉灼伤

证候：热退后皮肤起紫斑，便血，尿血，或有关节肿痛，并兼有浮肿，小便短赤，蛋白尿或血尿，舌红，或有瘀斑，苔薄黄，脉滑数或细数。

治法：清热凉血，散瘀清络。

方药：犀角地黄汤加减。

水牛角30g，紫草10g，赤芍15g，牡丹皮15g，生地黄15g，小蓟15g，金银花15g，连翘15g，茯苓30g，白茅根30g。

加减：浮肿甚者，加泽兰、益母草；尿血甚者，加侧柏叶、仙鹤草。

3. 湿毒夹瘀，络脉阻滞

证候：身热不扬，汗出不解，胸闷腹胀，口渴或渴不多饮，心烦口苦，恶心纳呆，胸腹四肢等处可见皮肤紫斑，小便不畅，尿色红赤，大便不爽或大便下血，舌红苔黄腻，脉濡数。

治法：清利湿热，解毒通络。

方药：三仁汤加减。

白蔻仁6g（后下），薏苡仁30g，苦杏仁10g，通草9g，法半夏12g，陈皮12g，滑石15g，茯苓15g，竹叶12g，小蓟15g，丹参15g，白茅根30g。

加减：寒热往来者，加青蒿、黄芩；湿浊较重者，加藿香、佩兰、石菖蒲；有水肿者，加泽兰、牛膝、车前子。

4. 阴虚火旺，络脉不和

证候：紫癜渐退，时有头晕腰酸，咽燥喉痛，五心烦热，尿赤或镜下血尿，舌质红，苔薄黄或少苔，脉细数。

治法：滋阴降火，凉血和络。

方药：知柏地黄汤合二至丸加减。

知母10g，黄柏10g，生地黄15g，山萸肉10g，山药30g，泽泻10g，茯苓15g，牡丹皮12g，女贞子15g，墨旱莲15g，茜草10g，紫草10g，赤芍15g。

加减：尿血重者，加三七、侧柏叶；水肿重者，加车前子、益母草。

5. 气阴两虚，络脉瘀阻

证候：乏力身软，常易感冒，口干咽干，手足心热，紫癜消退后或反复发作，舌红苔薄黄，脉细数或沉细。

治法：益气养阴，活血通络。

方药：参芪地黄汤加减。

太子参30g，黄芪30g，生地黄15g，山茱萸10g，女贞子15g，墨旱莲15g，茜草10g，仙鹤草30g，牡丹皮12g，赤芍15g，地龙12g，黄芩10g，紫草10g。

加减：尿血明显者，加炒蒲黄、藕节炭；水肿者，加猪苓、茯苓、生白术。

6. 脾肾两虚，络脉瘀阻

证候：神疲乏力，腰膝酸软，或有浮肿，皮肤紫癜消退，纳差便溏，舌体胖，周边有齿痕，脉沉细。

治法：健脾补肾，活血通络。

方药：十全大补汤加减。

黄芪30g，党参20g，白术15g，茯苓15g，薏苡仁30g，生地黄15g，桑寄生30g，阿胶珠10g，猪苓10g，当归10g，赤芍15g，川芎10g，泽兰15g，牛膝15g。

加减：血尿明显者，加白茅根、仙鹤草；浮肿者，加车前子、桂枝；兼阳虚者，加制附片、炮姜。

7.肝肾阴虚,湿瘀阻络

证候:紫癜消退,头晕头痛,腰膝酸困,口咽干燥,夜间尤甚,手足心热,乏力纳呆,恶心欲吐,舌淡胖,苔白,脉弦细。

治法:滋阴养肝,化湿通络。

方药:杞菊地黄丸加减。

生地黄15g,枸杞子15g,女贞子15g,菊花10g,山萸肉10g,桃仁10g,川芎10g,半夏12g,陈皮12g,厚朴10g,大黄6g(后下)。

加减:兼气虚者,加党参、黄芪;血尿者,加白茅根、侧柏叶、益母草、白茅根。

四、典型医案

患者,女,13岁。双下肢、腹部皮肤紫癜,肉眼血尿反复发作3月余,加重5天。患者3月前因食用虾后出现双下肢散在皮疹。于当地医院检查尿常规:尿蛋白阳性,尿微量白蛋白125mg/L,尿潜血(+++);尿沉渣:镜检红细胞65/μL。诊断为过敏性紫癜性肾炎。刻诊症见:双下肢出血性皮疹,颜面轻度浮肿,肉眼血尿,口干,咽喉疼痛,神疲乏力,腰困,舌质红,苔黄腻,脉滑数。西医诊断:过敏性紫癜性肾炎;中医诊断:肌衄(热毒内蕴,脉络瘀阻)。治法:清热解毒利湿,活血化瘀止血。处方:白花蛇舌草15g,金银花20g,连翘20g,黄芩8g,生地黄8g,牡丹皮8g,鬼箭羽15g,赤芍15g,小蓟20g,石韦20g,白茅根20g,薏苡仁20g,肉苁蓉10g,墨旱莲15g,女贞子15g,砂仁10g(后下),陈皮10g。14剂。

二诊:双下肢皮疹,浮肿及肉眼血尿减轻,纳可,眠可,二便调,舌质红,苔黄腻,脉滑数。尿常规:尿蛋白(+),尿微量白蛋白80mg/L,尿潜血(++),镜检红细胞38/μL。守前方,14剂。

三诊:双下肢皮疹明显改善,尿黄,恶风出汗。尿常规:尿蛋白(-),尿潜血(+),镜检红细胞20/μL。舌质暗,苔白,脉涩。守前方,去肉苁蓉,加黄芪20g、防风15g、白术15g。28剂。

四诊:药后患者病情平稳,舌质淡红、苔白,脉缓。复查尿常规:尿蛋白(-),尿微量白蛋白18mg/L,尿潜血(-),镜检红细胞0/μL。继以清热解毒、活血化瘀法随症加减治疗。

按:过敏性紫癜性肾炎多在先天禀赋不足、素体脾肾不足的基础上,或感邪化热,或过食炙煿辛辣之品,湿热之邪内生;或为异禀体质,又过食海鲜、羊肉等易于动风之品,蕴而化热。又复外感风湿热邪,邪毒乘虚而入,灼伤血络而出现皮疹、尿血。本案患者异禀体质,过食海鲜,风热毒邪迫血妄行,出现双下肢红色皮疹，口干、咽喉疼痛、舌苔黄腻、脉滑数为热毒内蕴之象。该患者病程3月余，热毒耗伤气血，脾肾不足，故神疲乏力、腰酸困重、颜面浮肿，热毒内盛，煎灼津液而成血瘀，阻于肾络，则血尿、蛋白尿、舌底脉络暗红。《景岳全书》云："凡治血证，须知其要，而血动之由，惟火惟气耳。故察火者但察其有火无火，察气者但察其气虚气实，知此四者而得其所以，则治血之法无余义矣"。故治以凉血解毒、清热利湿为主，兼顾补肾活血通络。药用赤芍、牡丹皮、生地黄、鬼箭羽清热凉血，活血通络；白花蛇舌草、金银花、连翘、黄芩清热解毒；肉苁蓉、女贞子、墨旱莲滋阴补肾，同时有凉血止血之功；小蓟、石韦、白茅根三药凉血止血，为临床治疗血尿习用之药。久病多虚，该患者正气受损且治疗过敏性紫癜性肾炎时多选用苦寒性味的中药，要注意苦寒不能败胃，时时注重顾护胃气，故予以砂仁、薏苡仁、陈皮顾护胃气，健脾化湿。诸药合用，符合该患者病因病机与证型，二、三、四诊均守方加减，故有显效。

第五节　预后与调护

过敏性紫癜肾炎的病情轻重差别较大，其预后主要关系到：① 发病年龄，儿童预后较成年人好；② 出现高血压和大量蛋白尿者，提示预后不佳；③ 肾脏病理改变程度与预后相关。在16岁以下儿童中，紫癜肾炎属于自限性疾病，95%儿童可获得完全缓解。仅出现血尿和中等程度以下蛋白尿，肾活检病理结果提示为局灶性系膜细胞病变，预后多趋于良好；出现急性肾炎综合征，持续的肾病综合征，新月体形成在50%~75%的患者约30%进入终末期肾功能衰竭；新月体形成＞75%的患者约70%进入终末期肾功能衰竭。有限的小型回顾性数据表明，控制不佳的血压和发病时尿蛋白量，可作为指向成人紫癜肾炎患者肾脏状况不佳的因素。因此控制血压水平与尿蛋白水平在紫癜肾炎患者日常调护中应被重视。

过敏性紫癜肾炎尚无确切有效的预防措施。需注意防治感染（必要时清除肿大的扁桃体等局部病灶），防治肠道寄生虫。一旦发病，及时治疗，严密观察紫癜的部位、颜色及消退时间，保持皮肤清洁干燥，避免接触诱发紫癜的异物，防止复发。饮食以清淡为宜，多食新鲜水果和蔬菜，忌辛辣、肥甘厚味及烟酒，避免进食诱发紫癜的食物。平素保持心情舒畅，避免焦躁及抑郁等不良情绪。生活上要起居有节，劳逸适度，合理安排休息。注意随季节变化及时增减衣被，冬季室温最好保持在20℃左右，以免因室内外温差过大而引起感冒或加重病情。

参考文献

[1] 李小平，曹煜.炎症反应在过敏性紫癜性肾炎发病中的作用[J].内科，2020，15（3）：312-314.

[2] 高春林，夏正坤.从过敏性紫癜到IgA血管炎——发病机制新认识[J].中国实用儿科杂志，2022，37（1）：12-16.

[3] 孙伟毅，潘丽歆.张琪教授辨治过敏性紫癜肾炎经验浅谈[J].黑龙江中医药，2011，40（3）：2-3.

[4] 王思，薛国忠.刘宝厚教授治疗过敏性紫癜性肾炎经验[J].中医临床研究，2023，15（2）：82-85.

[5] 中华医学会儿科学分会肾脏学组.紫癜性肾炎诊治循证指南（2016）[J].中华儿科杂志，2017，55（9）：647-651.

[6] 闫星域，夏运风.过敏性紫癜性肾炎的治疗进展[J].医学综述，2020，26（20）：4088-4092.

[7] 张李博，任雄飞，郭婷婷，等.孙郁芝治疗过敏性紫癜性肾炎经验[J].时珍国医国药，2021，32（10）：2561-2562.

[8] 宋玲玉，韩娇，田金娜，等.中医"紫癜劳"病因病机及辨证论治框架的构建[J].四川中医，2020，38（12）：20-22.

[9] 王刚，陈以平，邹燕勤.现代中医肾脏病学[M].北京：人民卫生出版社，2003：513-521.

[10] 李平，王国柱，余仁欢.时振声中医肾脏病学[M].北京：中国医药科技出版社，2023：247-253.

第八章
高血压肾损害

高血压肾损害系原发性高血压引起的肾脏结构和功能损害，分为良性高血压肾硬化症和恶性高血压肾硬化症。前者是由于良性高血压（≥140/90mmHg）长期作用于肾脏所致，后者指在原发性高血压基础上发展为恶性高血压（舒张压＞130mmHg）后引起的肾脏损害。高血压肾损害发病率近年来不断上升，发病年龄多在40岁以上，有高血压病史5年以上且长期未得到控制者，可出现夜尿增多，继之出现蛋白尿。高血压肾损害常合并动脉硬化性视网膜病变，左心室肥厚，冠心病，心力衰竭，脑动脉硬化和脑血管意外史，病程进展缓慢，少部分渐发展成肾功能衰竭，最后进入尿毒症期。在我国老年患者中，高血压肾损害甚至已取代肾小球疾病成为导致终末期肾病的第二位病因。

中医学对高血压肾损害未有明确记载，大致归于"眩晕""水肿""腰痛""虚劳"等范畴。《灵枢·海论》最早记载了眩晕的临床表现："髓海有余，则轻劲多力，自过其度；髓海不足，则脑转耳鸣，胫酸眩冒，目无所见，懈怠安卧。"《医学举要》曰："初病气结在经，久则血伤入络。"《临证指南医案》曰："大凡经主气，络主血，久病血瘀。"高血压日久肝肾气血阴阳失调，初起气结在经，表现为眩晕、头痛、腰酸乏力等，久病则肾络气血受损，肾络失养，最终导致肾主水、司开阖等重要功能失常甚至完全丧失，出现水肿、蛋白尿、尿闭等。张景岳在《景岳全书·肿胀》中提出"凡水肿等证，乃肺、脾、肾三脏相干之病，盖水为至阴，故其本在肾；水化于气，故其标在肺；水惟畏土，故其制在脾，今肺虚则气不化精而化水，脾虚则土不制水而反克，肾虚则水无所主而妄行"的论述则巧妙地概述了水肿的发病机制；"水液浑浊，皆属于热""劳伤肾虚，不能藏于精，故因小便而精液出也"，则是对临床表现为泡沫尿、蛋白尿的病机阐述。

近年来，随着高血压肾损害研究的不断深入，中医的治疗优势逐渐被接受与认可。中医治疗高血压肾损害，不仅强调降压，更重视药物所特有的肾脏保护作用。许多医家在总结与继承名老中医临床经验的基础上，拓展了络病理论的应用范围，发挥通络药物多靶点、多途径、多环节干预的作用，在高血压肾损害的治疗上疗效显著，有效地提高了患者的生活质量。

第一节 西医病因病理

高血压肾损害的病理机制可分为血流动力学及非血流动力学两类。前者由于肾小球内高灌注、高压力及高滤过的存在，使管壁增厚、肾小动脉硬化，导致肾实质损害，是主要的发病机制。后者包括血管内皮受损释放的多种细胞因子、钾-钠转运异常、代谢异常以及氧化应激反应等机制，引起肾小球缺血、最终导致肾小球硬化。

从肾脏的生理角度看，肾血管球为入球小动脉进入肾小球后，分为4~6支，每支又再分出许多小分支，组成的很多的血管团（肾小球），出球后又分布于肾小管-间质。高血压肾病发生机制系长期高血压作用于肾小球前小动脉，引起入球小动脉玻璃样变，小叶间动脉及弓状动脉内膜增厚，造成小动脉管腔狭窄，以致供血减少，发生缺血性肾实质损害，致肾小球硬化，肾小管萎缩及肾间质纤维化。高血压肾病患者在缺血性肾单位不能正常工作的同时，健存的肾单位出现肾小球及肾小管代偿性肥大，此时肥大的肾小球将发生血流动力学变化，出现三高状态，即高压力、高灌注和高滤过。过度的"三高"影响肾小球固有细胞的增殖，诱导局部细胞因子、血管活性物质增加，导致健存肾小球硬化，从而加速肾功能损害。同时，肾脏缺血进一步激活肾素-血管紧张素-醛固酮系统（renin-angiotensin-aldosterone system，RAAS），可导致肾小动脉在内的全身小血管收缩，肾单位内出现高灌注。高血压状态下，肾血管对血管紧张素Ⅱ（angiotensin Ⅱ，Ang Ⅱ）敏感性显著增强，少量的Ang Ⅱ就能引起肾小动脉广泛收缩，导致肾血管阻力增加，肾血流量降低。高肾素活性可以引起广泛的肾小血管破坏和纤维化，导致恶性肾小动脉硬化的级联性损伤。足细胞膜上存在丰富的Ang Ⅱ受体，RAAS活性增高时Ang Ⅱ增加必然影响足细胞的结构和功能，导致足细胞裂隙膜损害、滤过膜通透性增加，引起蛋白尿。醛固酮在肾小动脉硬化、血管重塑、胶原形成、调节内皮功能等方面发挥效应，参与肾脏纤维化过程。

高血压患者交感神经系统活性升高，去甲肾上腺素从肾上腺释放，导致外周血管收缩、心率增加，血压变异性显著增加，导致血管的增生和硬化。去甲肾上腺素等介质还能通过与肾脏α-肾上腺素能受体结合，直接收缩肾脏血管，使肾脏血管阻力增加、肾血流量减少、肾单位缺血缺氧、氧化应激增加，促进肾素从肾小球旁器释放，加重肾脏损害。肾脏交感神经系统激活可以直接刺激近端肾小管钠离子的重吸收，导致钠水潴留，循环容量增加，产生水肿。

高血压患者血脂代谢异常，有利于体内氧化自由基的产生，不仅可以直接损伤血管内皮细胞，而且可以增强血液中炎性细胞对血管内皮的黏附性，从而促进动脉粥样硬化的发生。目前认为血脂代谢的异常在一定程度上影响着高血压肾病的形成与发展。肾小球主要由细小动脉构成，高血压患者血脂代谢异常导致肾病的原因就是细小动脉的粥样硬化，进而使肾小球逐渐发生玻璃样变性和纤维化坏死，而肾小管因长期缺乏血液供应而发生变形、萎缩。

高血压引起的肾脏损害，往往称为良性肾硬化，病理可见到小动脉的玻璃样变性，肾小球毛细血管基底膜缺血性皱缩，肾小管上皮细胞空泡及颗粒变性，灶状萎缩，间质多灶状淋巴细胞和单核细胞浸润。可伴有纤维化，病变的晚期可以见到肾小球硬化和肾小管多灶状和片状萎缩。部分代偿增大，肾间质纤维化，免疫荧光没有免疫球蛋白以及补体的沉积，这有助于与其他肾小球疾病鉴别诊断。

第二节　中医病因病机

高血压肾损害主要与先天不足、劳欲过度、饮食不节、情志失调及年老体衰有关。本病病机，主要分虚、实两方面，虚主要以脾、肝、肾三脏亏虚为主，实则以痰浊、血瘀、湿滞等多见。在本病发病时多以虚实夹杂为主，又可以相互转化，互为因果。高血压未出现对靶器官的损害时，临床多表现为肝肾阴虚、肝阳上亢、阴虚阳亢等，病变以"肝"为主。出现高血压肾损害时，肝肾亏虚为本、瘀血阻络为标，病变则以"肾"为主。

原发性高血压初期多表现为肝阳上亢。《素问·至真要大论》指出："诸风掉眩，皆属于肝。"《玉机微义》："所谓风气甚而头目眩晕者，由风木旺，必是金衰不能制木，而木复生，风火皆属阳，阳主乎动，两动相搏，则为之旋转。"肝主疏泄，肝阳上亢必然引起疏泄功能失常，从而引起血行瘀滞和痰浊内生，瘀血和痰浊蓄积于体内。又因素体阳盛，从阳化热，或痰浊、瘀血内郁日久，或肝肾阴虚而生内热，炼液为痰，也可煎灼血液成瘀，进一步导致痰瘀阻于脉络。

肾元不足为高血压肾损害发生的启动因素和发展转归的根本，而脾虚失运是高血压肾损害转化和发展的重要因素。肾精是生命活动的物质基础，其化气则为元气。原发性高血压造成的肾损害多在病程5年以后，随着年龄的增长必然会出现精气亏虚。肾为先天之本，脾为后天之本，二脏相互影响，互为因果。随着病程的进展，脾虚失运成为肾元不足之外的最主要证候。脾肾之功能损伤，引起水液代谢的异常，以致痰邪内生，与瘀血结合，可导致肾脉阻滞，肾脏泌清别浊及封藏功能失调，肾中精微不循常道而外泄。

肝肾阴阳失调在高血压肾损害发病中占有相当重要的地位。一则因肝肾同源，肝阴不足，日久其肾阴亦亏，致使肝肾俱虚；二则因久病入络，瘀血内生，肾虚血瘀，则变证丛生。肾之封藏之本失司，精微外漏，临床出现蛋白尿，夜尿增多。瘀血阻滞水道，或瘀血化水，泛滥肌肤则发水肿。由此可见，高血压肾损害的主要病机是肾虚血瘀。高血压肾损害早期主要病机特点为本虚标实，其病位在肝，病根在肾，以肝肾阴虚、瘀血内阻为基本病机，肝肾阴虚而生内热，煎熬津液，导致瘀血内生阻滞肾之血络，肾失封藏，精关不固，精微外泄。临证多以虚实夹杂、上实下虚为发病特点，"虚"是发病的根本，"瘀"则贯穿疾病始终。

"肾络瘀损"为高血压所致肾损害发展及转归的核心病机。肾为水脏，肾本身具有调节水液的功能。《素问·上古天真论》云："肾者主水，受五脏六腑之精而藏之。"《素问·逆调论》云："肾者水脏，主津液。"若肾络瘀损，肾气受伤，气化失司，开阖失常，则水液不化，水气凌心则出现心悸，水气射肺则咳嗽咳痰，泛溢肌肤则出现水肿，膀胱失约则易出现小便不利等症状。肾主藏精，肾藏先天之精和后天之精。《素问·六节脏象论》："肾者主蛰，封藏之本，精之处也。"若肾络瘀损，伤及肾气与肾精。肾气不足，难以固摄水谷精微，精微下注则出现蛋白尿；肾精亏虚日久难以化生气血，气血亏虚则易出现爪甲不荣、口唇色淡等临床表现；肾精亏耗，则易出现骨质密度的减低甚至引起骨质的破坏。最终则肾体受伤，水饮、痰浊为患，导致溺毒留滞，出现癃闭、关格等危重症。

第三节　西医临床诊断与治疗

一、西医诊断

基于患者的病史和临床表现，可以确定高血压肾损害的诊断：确切的高血压病史；出现尿蛋白前一般已有5年以上的持续性高血压（程度一般＞20.0/13.3kPa）；持续性蛋白尿（一般为轻、中度），镜检红细胞、白细胞及颗粒管型等有形成分少；视网膜动脉硬化或动脉硬化性视网膜改变；除外各种原发性和继发性肾脏疾病。

1. 临床表现

首发的临床症状是夜尿增多，尿浓缩功能开始减退，继之出现蛋白尿。蛋白尿的程度一般轻至中度（+～++），24小时定量一般不超过1.5～2g，有时出现大量蛋白尿，可出现眼睑、颜面或双下肢浮肿，甚至腹水。随着病情发展，肌酐清除率开始下降，当降至50mL/min以下时，即可在应激情况下（如发热、外伤、感染、药物中毒等）出现氮质血症，进而无应激情况下亦出现程度不等的氮质血症，有肾功能衰竭时可出现贫血貌，晚期可出现尿毒症。

2. 实验室及其他检查

（1）血常规　一般血常规正常，若出现肾功能衰竭时，可有贫血表现。

（2）尿常规　轻度～中度蛋白尿（+～++），红、白细胞及颗粒管型等有形成分较少，尿比重降低。

（3）24小时尿蛋白定量　一般不超过2g。

（4）尿渗透压测定　可以出现晨尿渗透压降低［正常人晨尿渗透压为600～1000mOsm/(kg·H_2O)］。

（5）尿微量蛋白测定　以低分子蛋白为主，当损及肾小球可出现中、大分子的蛋白。

（6）生化检查　早期尿素氮、肌酐均正常，随着病情进展，可有不同程度的增高。有些患者可有血尿酸增高。

（7）影像学检查　B超检查肾脏早期多无变化，发展至肾衰竭时可出现肾脏不同程度缩小。核素检查早期即可出现肾功能损害。

（8）肾活检　肾小动脉硬化为主的病理改变，可伴有不同程度的缺血性肾实质损害和肾小管间质病变。

3. 鉴别诊断

（1）慢性肾小球肾炎继发高血压　高血压引起的肾损害与原发性肾脏疾病引起的高血压在临床上有时难以鉴别。若先出现尿检异常，之后出现高血压、水肿、贫血明显提示慢性肾小球肾炎可能性大。反之，原发性高血压引起的良性小动脉肾硬化可能性大。若病史中高血压和尿异常先后分辨不清，尤其已有肾功能不全的晚期病例，鉴别诊断可能出现困难，必要时可做肾活检。

（2）慢性肾盂肾炎继发高血压　慢性肾盂肾炎患者可伴有轻、中度蛋白尿和高血压，需与高血压肾损害相鉴别。慢性肾盂肾炎以女性多见，常有多次泌尿系感染发作史。尿异常在先而高血压续后，尿白细胞增加，肾区叩痛（尤其一侧为主），多次尿培养获阳性结果，B超双肾大小不等，核素肾图双侧不一致，肾盂造影有肾盂、肾盏扩张和变形等影像学表现，以及抗感染治疗有效，均有利于慢性肾盂肾炎的诊断。

（3）肾动脉粥样硬化病　本病是全身性动脉粥样硬化的一部分，但和全身其他部分的动脉粥样硬化程度未必平行。多见于 60 岁以上的老年人,患者可出现少量蛋白尿,亦可出现肾功能不全,肾动脉造影对诊断有帮助。

（4）尿酸性肾病　高血压及高尿酸血症谁发生在先是鉴别的关键。原发性高尿酸血症常伴痛风关节炎及尿路结石,继发性高尿酸血症少有。原发性高尿酸血症早期尿尿酸增多,而高血压所致继发高尿酸血症尿尿酸减少。必要时肾活检病理检查可助鉴别。

二、西医治疗

目前对高血压肾损害的西医治疗以治疗原发病为主,治疗的关键是控制高血压。若能很好地控制血压就能延缓肾硬化的进展,同时控制其他加重损害肾脏的因素如高脂血症、糖尿病等。

（1）一般治疗　注意劳逸结合,保证足够睡眠,适当的体育锻炼;吸烟者应戒烟,肥胖者应控制体重,限制饮食;限制钠盐的摄入,每日不超过 5g。

（2）降压治疗　高血压肾损害患者应积极降压并使之达标。对所有收缩压（SBP）持续>140mmHg 或舒张压（DBP）持续>90mmHg 的高血压肾损害患者,无论是否合并糖尿病,都应给予降压治疗以使血压≤140/90mmHg。根据患者年龄、并发心血管疾病和其他并发症、肾功能减退的风险和对于治疗的耐受性,个体化制定血压靶目标值和选择药物。

常用治疗高血压的一线药物有 5 类：钙通道阻滞剂、血管紧张素转换酶抑制剂、血管紧张素Ⅱ受体阻滞剂、β-受体阻滞剂和利尿剂。在高血压肾损害降压药物的选择上,目前公认对肾脏有保护作用的药物有血管紧张素转换酶抑制剂、血管紧张素Ⅱ受体阻滞剂。这类药物可扩张肾小球的入球小动脉,增强肾血流动力学,减少蛋白尿、抑制细胞外基质沉积,抗氧化应激,延缓肾小球硬化从而保护肾脏功能,但其到肾功能损害后期可使肾小球滤过率降低。对于尿白蛋白/肌酐比>300mg/g 的成人高血压肾损害患者,建议给予 ARB 或 ACEI 治疗。对于尿白蛋白/肌酐比为 30~300mg/g 的高血压肾损害患者首选 ARB 或 ACEI 治疗,不建议联合使用 ARB 和 ACEI。近年来,新的药物沙库巴曲/缬沙坦得到了更加广泛的关注。沙库巴曲是一种新型的血管紧张素受体脑啡肽酶抑制剂,可抑制脑啡肽酶和血管紧张素受体。其不仅能够有效控制血压,对于高血压肾脏损害也有显著的改善。

（3）水肿的治疗　若患者出现水肿可适当应用利尿剂治疗,经常或过分应用利尿剂能导致血容量下降和激活肾素-血管肾张素系统而影响肾脏,故应避免。

（4）伴发高脂血症、糖尿病的处理　积极治疗高脂血症,控制血糖,防止其对肾脏造成进一步损害。研究表明,在基础降压药基础上加用阿托伐他汀辅助治疗高血压肾病的疗效强于单一降压药物。降压联合降脂药物能够改变肾功能,其机制可能与改善炎症因子、降低血脂水平和血管内皮功能有关。

（5）肾功能不全的处理　在本病步入肾功能不全氮质血症或尿毒症时,其非透析疗法和替代疗法（透析和肾移植）均与其他慢性肾脏疾病者相同。

第四节　中医辨证治疗

一、辨证要点

1. 辨标本虚实

高血压肾损害属本虚标实之证。肝、脾、肾三脏气血不足,阴阳亏虚为本,肝阳上亢,痰湿瘀血阻络为标,相互影响,最终导致本虚标实、虚实夹杂的终末期肾衰竭。本虚需辨肝、脾、肾之阴阳亏虚。肾虚精亏,腰府失养,腰膝酸软;肾失气化,分清泌浊失职,精微下注,可见蛋白尿;肝肾阴虚,肝阳上亢,则见眩晕耳鸣、失眠多梦。标实证有肝阳上亢,痰湿、瘀血阻络。脾肾亏虚,水湿不化,聚湿成痰,阻滞气机,气血运行不畅,气滞血瘀或瘀血阻络。痰湿血瘀交阻,三焦气化不利,水液代谢失常,发为水肿。

2. 辨病期病位

本病早期,患者多数以高血压病为主要表现,多见头晕、头痛,肾脏方面表现不明显,常规血液和尿液检查正常,但尿微量白蛋白、β_2微球蛋白、尿NAG酶等排泄增加,此期辨证多属肝肾阴虚、肝阳上亢;当患者出现夜尿多,多属肾气不固、湿瘀交阻,逐渐发展为蛋白尿、浮肿,多属脾肾阳虚,痰瘀互结;本病后期,患者常出现浮肿、纳少、呕恶、面色苍白、畏寒肢冷,为肝、脾、肾三脏虚衰,痰浊瘀血阻络,络息成积。

二、治则治法

根据高血压肾损害的总体病机,治疗以扶正祛邪为原则。扶正宜脏腑同调,肝、脾、肾为主,补脾益肾,肝肾同补。肾脾之先后天相互资生,脾肾同补,肾精充足,脾气健旺,水液代谢平衡;肝肾有"乙癸同源"之说,肝肾同治,肾病治肝,使得滋水涵木,精血化生有源。祛邪宜补泻兼施,使得补而不腻,泻而不峻,调和气机升降之枢纽,以利全身气机复常。在高血压肾损害病程中,多存在痰瘀交阻、湿浊内阻的情况,所以治疗上在强调活血化瘀的同时,应兼顾祛痰、在补肾温阳的同时也应泄浊化湿，这样才能取得满意的疗效。

临证时应根据证候之标本、缓急、主次详加辨治。本病早期肝肾阴虚、肝阳上亢，治疗采用滋养肝肾、平肝潜阳之法；本病中期肾气不固、湿瘀交阻，治宜益气固肾、化湿通络之法；渐至脾肾阳虚、痰瘀互结，则以健脾补肾、化痰通络为主；本病后期正气虚衰，阴阳两虚，络息成积，则以阴阳双补、化积通络为法。

三、辨证治疗

1. 肝肾阴虚，热瘀阻络

证候：眩晕头痛，视物模糊，耳鸣健忘，腰膝酸软，五心烦热，口干口苦，面色潮红，尿黄便干，舌质暗红，苔薄白或薄黄，脉弦细。

治法：滋阴潜阳，清热通络。

方药：天麻钩藤饮合六味地黄丸加减。

天麻 15g（另煎），钩藤 15g（后下），生石决明 30g（先煎），川牛膝 15g，杜仲 15g，桑寄生 15g，首乌藤 15g，黄芩 10g，熟地黄 15g，山茱萸 12g，茯苓 15g，泽泻 15g，牡丹皮 12g，丹参 15g，益母草 15g。

加减：肝火盛者，加夏枯草以清泄肝火；阳亢动风之势者，加生龙骨、生牡蛎、珍珠母以镇肝息风；便秘者，加火麻仁、制何首乌以润肠通便；血瘀重者，加赤芍、地龙以活血通络。

2. 肾气不固，湿瘀交阻

证候：头晕目眩，腰酸肢肿，疲乏无力，纳食不香，夜尿频甚或不禁，尿后余沥，或男子滑精早泄、女子带下清稀，舌暗淡有瘀斑，苔白，脉沉涩。

治法：益气固肾，利湿通络。

方药：五子衍宗丸合补阳还五汤加减。

菟丝子 15g，五味子 10g，枸杞子 12g，覆盆子 12g，金樱子 15g，芡实 12g，白术 12g，茯苓 15g，车前子 15g，地龙 15g，川芎 10g，当归 12g，赤芍 15g，黄芪 30g。

加减：湿浊重，见恶心呕吐，纳呆腹胀者，加木香、藿香、法半夏以健脾化湿；浮肿、心悸、尿少者，加泽泻、猪苓以利尿泄浊；腰痛甚，可加三七，以加强活血止痛之功。

3. 脾肾阳虚，痰瘀互结

证候：纳少腹胀，恶心呕吐，身重困倦，形寒肢冷，面色苍白，腰膝酸冷，面浮肢肿，舌暗淡，体胖有齿印，苔白厚腻，脉沉迟。

治法：温补脾肾，化痰通络。

方药：实脾饮合桃红四物汤加减。

白术 15g，茯苓 15g，党参 30g，木香 10g，厚朴 10g，大腹皮 10g，草果 10g，干姜 6g，法半夏 12g，陈皮 12g，淫羊藿 15g，桃仁 10g，红花 6g，当归 15g，川芎 10g，赤芍 15g。

加减：纳食减少者，加砂仁、紫苏梗以理气运脾；浮肿甚者，加桂枝、猪苓以化气利水；大便秘结者，加制何首乌、大黄以通便泄浊。

4.阴阳两虚，络息成积

证候：眩晕耳鸣，腰酸膝软，面色晦暗，畏寒肢冷，心悸气短，失眠多梦，夜尿频数或尿少浮肿，舌暗红干，苔薄白，脉沉细。

治法：滋阴补阳，消积通络。

方药：地黄饮子合抵当丸加减。

熟地黄 15g，巴戟天 15g，山茱萸 12g，石斛 12g，肉苁蓉 15g，制附子 6g，桂枝 6g，五味子 10g，茯苓 15g，麦冬 15g，石菖蒲 10g，远志 10g，桃仁 10g，大黄 6g（后下），水蛭 10g。

加减：瘀血较重者，可加红花、川牛膝；若病久气血两虚、面色不华者，可加黄芪、当归。

四、典型医案

患者，女，43岁。泡沫尿4年伴腰酸乏力两周。患者4年前出现泡沫尿，查尿常规：蛋白（+），24h 尿蛋白定量1.2g，肾功能正常，眼底动脉硬化Ⅱ期。患者平素嗜食肥甘厚腻之物，形体偏胖。近两周来双下肢水肿间作，有泡沫尿，夜尿增加，伴有腰酸乏力、喜叹息。昨日与家人争吵后出现头晕伴头胀痛、面部潮红。患者有高血压病史10余年，最高血压180/98mmHg（1mmHg=0.133kPa），目前口服倍他乐克片1片，1次/d；氨氯地平片1片，1次/d；替米沙坦片1片，1次/d。肾功能：尿素氮9.89mmol/L，血肌酐92μmol/L，尿酸389mmol/L；尿常规：尿蛋白（+），尿微量白蛋白576mg/L。刻下：时感头晕，面红，口苦，易疲劳，舌暗红，苔薄黄，脉细弦。血压160/100mmHg。西医诊断：高血压病，高血压肾病。中医诊断：眩晕，尿浊。辨证为肾阴素亏，肝阳上亢，水湿瘀血内阻。治拟滋阴潜阳，清利活血。具体方药：天麻10g、钩藤10g、白蒺藜10g、莱菔子15g、枸杞子15g、杜仲15g、郁金15g、牡丹皮15g、丹参15g、川芎10g、积雪草15g、柴胡10g、陈皮10g、广藿香15g、佩兰15g、半枝莲30g、白花蛇舌草30g、藤梨根30g、白英15g。14剂。并调整患者降压药物，替米沙坦片改缬沙坦胶囊 1 片，2 次 /d。

二诊：药后患者面部潮红、头晕胀痛较前明显缓解，全身乏力，偶有双下肢水肿，泡沫尿，大便偏干，夜尿 2 次，血压 140/80mmHg，舌红，苔薄黄，脉细弦。前方加制大黄 8g、赤芍 15g。14 剂。

三诊：患者头晕胀痛偶作，泡沫尿较前减少，仍有乏力腰酸，无急躁易怒，大便日行 2 次，成形，夜寐安，血压 132/84mmHg，舌红，苔薄，脉弦。调整前方，予益气活血方加减。具体处方：生黄芪 15g、北沙参 12g、炒苍术 10g、炒白术 10g、茯苓 15g、牡丹皮 15g、丹参各 15g、川芎 10g、积雪草 15g、川黄连 10g、石斛 10g、柏子仁 10g、葛根 15g、青蒿 15g、陈皮 10g、法半夏 10g、白花蛇舌草 30g、半枝莲 30g、黄蜀葵花 30g、杜仲 20g、桑寄生 15g。14 剂。

按：本案患者原发性高血压病史 10 年以上，平素血压控制不佳，尿蛋白长期维持在 1g 左右，眼底动脉硬化，未见其他继发性肾脏疾病。虽未行肾穿刺检查，但基于患者的临床表现，可以确定高血压肾病的诊断。肾脏是高血压病最常见损害的靶器官之一，当高血压患者在病程中出现夜尿次数增多、持续微量蛋白尿、肾功能减退等临床表现时，应考虑高血压肾损害的可能。本案患者年过半百，肾气自半，腰府失养，故腰酸乏力，夜尿增加；肾失气化，分清泌浊失职，精微下注，故可见蛋白尿；肝肾阴虚，肝阳上亢，则见头痛头晕、颜面潮红；脾肾亏虚，水湿不化，聚湿成痰，阻滞气机，气血运行不畅，痰湿血瘀交阻，滞于肾络，故发为水肿。治宜滋水以涵木，清热利湿、化痰活血以通络。方选天麻钩藤饮加减。方中天麻、钩藤、白蒺藜、柴胡配伍，平肝息风，疏肝解郁，为君药。天麻平肝息风，为治"眩晕"之要药；钩藤平肝息风定惊，白蒺藜平肝活血祛风，有效成分分别为钩藤碱和蒺藜皂苷，可显著降低收缩压；柴胡疏肝理气，其含有的柴胡皂苷具有镇静镇痛作用。枸杞子、杜仲配伍，滋补肝肾，为臣药。郁金、川芎、丹参、牡丹皮活血养血兼以行气，活血祛瘀义不伤气血，陈皮、藿香、佩兰燥湿化痰，莱菔子降气化痰，积雪草、半枝莲、白花蛇舌草、藤梨根、白英清热解毒利湿，共为佐使药。积雪草清利解毒活血，可降低蛋白尿、血肌酐，抑制肾小球硬化，保护肾功能；半枝莲、白花蛇舌草清利中下焦之热，主要成分具有抗炎、抗肿瘤作用，可降低蛋白尿；莱菔子降气化痰，其含有的水溶性生物碱和芥子碱盐类具有降压作用。诸药合用，共奏平肝潜阳、清热利湿、活血和络之功。

第五节　预后与调护

高血压肾损害虽然最终可发展为终末期肾病，但若能早期诊断治疗，积极控制血压及其他肾损害因素，其预后尚好。只有少数患者发展为终末期肾病，因为多数患者在出现肾功能衰竭之前已合并心脑血管病变，部分患者在出现肾功能衰竭之前已死于心脑并发症。有效的降压药未被临床广泛应用之前，患者多在良性高血压患病后15~25年死亡，约40%死于心脑合并症，50%死于中风，10%死于尿毒症。

高血压患者往往忽视自己的健康状况，高血压病知晓率及控制率均不佳，积年累月造成肾脏损害，因此本病预防重点在于早发现、早治疗、严格控制血压，这样才能达到预防和延缓肾损害的目的。患者应积极控制高血糖、高血脂，避免肾损害药物的使用。同时应劳逸结合，保证足够睡眠，适当参加体育锻炼，戒烟、戒酒，控制体重，注意饮食和情志调护。

《素问·经脉别论》云："饮入于胃，游溢精气，上输于脾，脾气散精，上归于肺，通调水道，下输膀胱，水精四布，五经并行。"说明饮食与脏腑功能密切相关。最新研究也表明，红肉中富含的营养物质在肠道菌群作用下生成氧化三甲胺，并促进心血管事件的发生。故对于高血压肾病患者主张清淡饮食、限盐，当出现蛋白尿时，提倡优质低蛋白饮食；当肾功能异常时，限制蛋白质的摄入，并可适当补充必需氨基酸。

《素问·阴阳应象大论》云怒伤肝，喜伤心，忧伤肺，思伤脾，恐伤肾。情志因素与脏腑功能失调密切相关。现代生活压力大，一些焦虑性情绪反应和抑郁性情绪等与高血压发病密切相关，也是高血压肾病发展的重要心理原因。故除运用中药治疗外，同时建议患者每天适当散步，睡前足浴，培养一些生活小习惯，如聆听音乐、打太极拳等，疏解释放生活压力，减轻心理负担。

参考文献

[1] 张蓓蓓，方媛，王晗．浅述高血压肾损害的病机及中医药治疗的临床研究进展[J]．中医药临床杂志，2021，33（5）：1003-1007.

[2] 秦建国，郭一，韩琳，等．从"肾络瘀损"探讨高血压肾损害的中医病机与治疗[J]．中国中西医结合肾病杂志，2015，16（9）：834-835.

[3] 靳晓华，檀金川．活血通络论治高血压肾病的研究进展[J]．中国中医急症，2016，25（7）：1350-1352.

[4] 田凯．高血压肾病患者与脂质代谢特点的相关性分析[J]．新疆医学，2014，44（4）：50-51.

[5] 王波，戴小华．高血压早期肾损害中医辨证规律探讨[J]．安徽中医学院学报，2011，30（6）：5-7.

[6] 毛玉娟，江华，王莉，等.高血压肾损害诊治的研究进展[J].医学综述，2019，25（10）：1965-1969.

[7] 刘琼，江燕，王旭方.余承惠教授治疗高血压肾病经验撷菁[J].中国医药导报，2022，19（1）：128-131，135.

[8] 郑忠旺，刁泽洋，宋立群.宋立群教授治疗高血压肾病经验撷萃[J].亚太传统医药，2023，19（8）：101-104.

[9] 王刚，陈以平，邹燕勤.现代中医肾脏病学[M].北京：人民卫生出版社，2003：670-679.

[10] 李平，王国柱，余仁欢.时振声中医肾脏病学[M].北京：中国医药科技出版社，2023：180-184.

第九章
缺血性肾病

缺血性肾病（ischemic renal disease，IRD）是由于单侧或双侧肾动脉主干或其主要分支严重狭窄（超过50%管腔）或阻塞导致肾脏血流动力学改变，进而造成肾小球滤过率下降、肾功能减退的慢性肾脏疾病。广义的缺血性肾病还包括肾小动脉胆固醇栓塞、高血压性良性肾小动脉硬化等所致的肾动脉及其各级分支受损引起的肾脏缺血性病变，可伴或不伴肾动脉狭窄。严重的肾动脉狭窄既可引起肾血管性高血压，又可导致缺血性肾脏病。肾血管性高血压与缺血性肾脏病常并存，但也可各自独立存在。慢性缺血作为主要原因和始动因素所引起的肾脏病变，方可认为是缺血性肾脏病。

肾动脉粥样硬化是缺血性肾病的最主要原因，占总数的65%～70%。随着人口老龄化的进展，以及糖尿病、高血压和动脉粥样硬化患者的增多，缺血性肾病明显增加。缺血性肾病发生率的平均年上升速度已达12%，超过糖尿病肾病的8.3%，成为增长最快的终末期肾脏疾病的病因性疾病。西方国家此病发病率很高，流行病学调查显示，50岁以上具有肾功能不全的患者中此病至少占22%，国内尚无统计资料发表。老年、嗜烟、高血压、高胆固醇血症、糖尿病、DD型血管紧张素转换酶基因等因素可能与本病发病相关。

中医文献中未有缺血性肾病的记载，根据临床证候表现，属中医学的"眩晕""虚劳""关格"范畴。《灵枢·海论》篇最早记载了眩晕的临床表现："髓海不足，则脑转耳鸣，胫酸眩冒，目无所见，懈怠安卧。"对于肾劳的病因病机，《素问·举痛论》有"劳则气耗"，《素问·生气通天论》指出"因而强力，肾气乃伤"，《素问·上古天真论》认为"天癸竭，精少，肾脏衰"。肾劳晚期，则出现"溺溲不通，非细故也，期朝不通，便令人呕"的"关格"之疾。以上皆说明，人到中老年，渐进出现肾中精气亏损，痰瘀阻于肾络而致肾体劳衰，肾用失司，浊毒内留，与现代医学之慢性缺血性肾病肾小球硬化、肾小血管血栓形成、血尿素氮、肌酐升高等病理生理改变相一致。

第一节　西医病因病理

IRD 的病因包括动脉粥样硬化、纤维肌性发育不良、大动脉炎、高血压所致小动脉肾硬化、胆固醇栓塞、肾动脉血栓、肾脏血管炎、微血管病变以及移植后肾动脉狭窄等。

肾动脉狭窄占高血压患者的 2%～4%，占慢性肾脏病患者的 5.5%，其最常见的原因为动脉粥样硬化性肾动脉狭窄（atherosclerotic renal artery stenosis，ARAS），占肾动脉狭窄 90% 以上。好发于老年人，常同时合并典型的心血管高危因素，如冠状动脉疾病、心功能不全、颈动脉或外周血管疾病、血脂异常、抽烟等。引起肾动脉狭窄的另一主要原因为纤维肌性发育不良，年轻女性常见，发病是男性的 2～10 倍，是导致无心血管危险因素的青年患者中可治疗性高血压的重要原因之一，在血管病理及影像学方面表现均与动脉粥样硬化显著不同。动脉粥样硬化性肾动脉狭窄的血管病理学改变与其他动脉粥样硬化性疾病相似，纤维肌性发育不良包括四种不同的病理类型：中膜纤维组织增生最为常见，占所有病例的 75%～80%；中膜外纤维组织增生表现为中膜不规则增厚；中膜平滑肌增生不伴纤维化；内膜增生。与动脉粥样硬化不同，后者多局限于肾动脉开口及近端部位，而纤维肌性发育不良多见于肾动脉中部及远端部位。尽管病因尚不清楚，但纤维肌性发育不良表现出一定的遗传倾向，其他可能的发病因素还包括激素影响（患者多为育龄期女性）、血管壁的机械因素或缺血等。

IRD 患者肾脏组织局部的慢性缺血缺氧，以及肾脏对缺氧调节性功能受损，激活血管活性因子、细胞/生长因子、氧化应激、炎症等，产生高血压、肾组织损伤，最终致慢性纤维化。

肾脏的自主调节主要是通过入球小动脉对血管内压的变化而发生相应的收缩或舒张反应，使肾脏血流量和肾小球滤过率维持在稳定的水平。当肾动脉轻度狭窄时，肾脏自主调节曲线右移，从而对肾脏起到保护性代偿作用，双侧肾脏血流和肾小球滤过率（GFR）保持正常。随着肾动脉狭窄程度的增加（一般＞70%），肾脏自主调节功能受到损害，肾小球毛细血管压急剧升高，引起肾小球损伤和肾功能丧失。

肾血管疾病导致肾脏血流量减少，刺激肾小球球旁细胞分泌肾素增加，以及肾脏局部分泌的血管紧张素Ⅱ（AngⅡ）增多。正常情况下，AngⅡ对肾脏出球和入球小动脉均有收缩作用，但对出球小动脉作用更强，因此能够有效地维持肾小球内毛细血管压力，维持肾小球滤过率。当AngⅡ产生增多，不仅收缩血管，增加入球和出球小动脉的阻力，使GFR下降；同时能够刺激系膜细胞收缩，改变肾小球内循环和肾小球基底膜的通透性，并使肾小球系膜基质产生增加。此外，AngⅡ对醛固酮、潴钠、交感神经系统、心肌、血管重塑、炎症激活等均有作用，加重了心肾等组织损伤。

当肾动脉狭窄致肾脏局部反复缺血时，细胞内ATP产生下降10%~15%，从而引起细胞代谢抑制或缺氧，细胞内钙离子增加，激活磷脂酶产生氧自由基，脂质过氧化，导致细胞骨架完整性破坏，转运能力下降，细胞凋亡，肾小管间质损伤以及微血管损伤，最终致肾间质纤维化。随着慢性肾缺血的进一步发展以及肾动脉分支的累及，可逐渐出现各级肾血管和肾组织的损伤，又可加重局部缺血。

多种血管活性物质、细胞因子、生长因子等也参与了IRD的发病，如内皮素、一氧化氮、血栓素A2、前列腺素、心房肽、转化生长因子β_1（TGF-β_1）等。肾缺血会刺激内皮素产生和释放增加，内皮素对肾微血管床的作用很强，引起肾血管和肾组织的损伤。肾小球内高压可刺激TGF-β_1的生成。目前研究已证实，TGF-β_1是致肾小球硬化及肾间质纤维化的主要细胞因子，它不仅可以直接促使细胞外基质合成增加，而且能抑制细胞外基质降解，使细胞外基质蓄积，加速肾脏硬化。

IRD主要病理特征为缺血性改变，可累及肾小球、肾小管以及肾血管。其中肾小管的病变最为突出，主要表现有：肾小管上皮细胞剥脱、凋亡或斑点状坏死，小管萎缩或闭锁，基底膜增厚分层，部分存在上皮细胞的新生，肾间质局灶性炎细胞浸润和纤维化。研究认为，肾组织中肾小管上皮细胞再生的活跃程度可作为判断IRD临床预后的指标之一。肾小球病变出现较晚，多继发于肾小管及血管的改变，表现为缺血性毛细血管袢开放不良、皱缩、闭锁及局灶性节段性硬化，最后发展为肾小球废弃。有些肾小球与近曲小管脱离形成"无肾小管的肾小球"。肾血管病变表现多样，可存在血管平滑肌细胞增生和活化，胶原沉积，弹力层断裂，血管腔狭窄终至玻璃样变。免疫荧光一般无免疫复合物在肾组织的沉积，偶见肾小球系膜区和血管袢有IgM的非特异性沉积。电镜下可见肾小管刷状缘微绒毛化，大部分线粒体和胞质消失，以近端肾小管萎缩最为突出。肾小球基底膜皱缩，肾间质纤维化。

第二节 中医病因病机

本病常因先天禀赋不足，年老体衰，肾精失调，阴虚阳盛，不能行气化水，聚而为痰浊，痰浊凝阻于肾络，郁而化热；或痰凝生寒，过食肥甘厚味，辛辣温燥之品，日久损伤脾肾，脾为后天之本，运化失司，聚湿成痰，痰湿凝阻脉络；或情志不舒，忧思伤脾，急怒伤肝，肝失疏泄，肝失健运，肝脾不和，津液不得输布，聚而成痰，痰瘀互阻；或久病不愈，脾肾两虚，纳运失常，开阖失司而致关格、虚劳重症，常及心脑肺等脏腑组织。肝脾肾虚损，气化不利可致实，湿浊、湿热、瘀血等又可损伤正气，精、血、气亏虚加重，相互作用，呈现正虚邪实的夹杂证候。

  本病病位在血脉，根在脏腑，发病过程中具有"久病入络"和"因虚致瘀"的特点。叶天士提出"久病入络"，认为"由经脉继及络脉"是邪气的传变途径，无论新病、久病，均可导致脉络中气血受损而伤及脉络。久病则精液亏损，阴液不足，血液黏稠度增高而缓流成瘀，血瘀脉阻，损其脉络，形成伤瘀。究其基本病机，多以肝肾阴虚、脾肾亏虚、痰浊瘀阻、气血亏虚为主。肝脾肾亏虚是 IRD 的病理基础，肝阳上亢、痰湿血瘀互结是 IRD 重要的病理因素。《素问·至真要大论》云："诸风掉眩，皆属于肝。"《证治汇补·水肿》云："有外触怒气，内伤饮食而肿者。盖肝常有余，触怒则益旺而伤脾，脾愈不足，伤食则不运而生湿，湿热太盛，郁极而发，上达于头，下流于足。"肝旺不仅可以伤脾，也能伤肾，肝之疏泄太过或肝阳上亢，则肾气不固，精微物质失于固涩而泄漏或肾精不足，气血不运，而发为 IRD。此外，肺为水之上源，水之不运，其本在肾，其标在肺，不仅水肿的发生与肺相关，而且肺主宣发肃降，肺失肃降，则金不生水，肾精难以充养，也可导致 IRD 的发生。络病理论认为，慢性缺血性肾损伤的中医病机为肾络损伤导致肾络绌急，进而肾络郁滞。从整体看，肾中精气不足出现脏腑组织功能衰退，导致病理产物形成，损伤或沉积于血络，出现动脉粥样硬化和斑块形成，即"因虚致瘀"。故肾虚是导致动脉粥样硬化和斑块形成的根本，而局部斑块可以视为痰瘀之病理产物。痰浊与瘀血为有形之邪，痰浊阴质，随血流无处不到，其黏滞之性既可滞于脉管壁，阻塞管腔，又可使血液稠着凝滞，进而产生瘀血，瘀血反过来又可加重痰浊的凝滞，互为影响，胶结难开。由于气滞血瘀，痰凝痹阻，痰瘀互结，闭阻肾络，发为 IRD。

第三节　西医临床诊断与治疗

一、西医诊断

  IRD 早期临床症状隐匿，加之对 IRD 的诊断尚无统一的标准，故容易导致漏诊或误诊。目前临床主要根据肾动脉狭窄和慢性肾功能不全的同时存在做出 IRD

的诊断。对于有下述临床线索的患者，应进一步进行相关的检查以及时明确诊断。① 高血压的发病年龄＞50 岁或＜30 岁，没有高血压家族史。② 程度严重或原因不明难以控制的高血压，表现为高血压患者合并有Ⅳ级以上视网膜病变，或应用 3 种或 3 种以上的抗高血压药物仍难以控制血压，或伴反复出现急性肺水肿（＜10%）。③ 迅速恶化的高血压：既往控制稳定的高血压突然恶化难以控制、迅速进展的恶性高血压、应用 ACEI（特别是在脱水状态下）后血肌酐浓度突然上升者。④ 高血压患者出现不能解释的氮质血症，而尿检又无明显异常（尿蛋白量不多，尿沉渣大致正常）。⑤ 腹部或腰部可闻及血管杂音。⑥ 双肾大小不对称，两肾长径相差＞1.5cm。

IRD 的诊断步骤如下。① 根据临床线索发现可疑患者。② 应用肾功能检查和影像学检查手段进行筛查。一般来说，对于 GFR＞50mL/min 的患者，可首选彩色多普勒、卡托普利肾图等功能性检查方法；对于 GFR＜50mL/min 的患者，可首选 CTA、MRA 等解剖学检查方法。③ 对疑诊的患者通过 DSA 给予确诊，并指导临床治疗，判断预后。④ 明确是单侧还是双侧肾动脉狭窄及狭窄的程度。⑤ 肾功能状况，双肾大小、血管解剖学改变的情况。⑥ 根据临床及影像学特征判断进一步明确病因：如动脉粥样硬化性肾血管疾病、大动脉炎、纤维肌性发育不良等。

1. 临床表现

（1）肾脏表现　典型病例表现为肾血管性高血压和慢性肾功能不全。少部分病例可不伴有肾血管性高血压。动脉粥样硬化是目前发达国家肾动脉狭窄的主要原因，而高血压是 ARAS 最常见的临床表现，见于 45%～93% 的患者，且常为顽固性高血压。肾损伤早期表现为肾小管功能的损害，如尿浓缩功能减退，夜尿增多，尿钠排出增多、尿比重降低等；后期现肾小球损伤，呈现少量尿蛋白，部分患者呈现中度蛋白尿，甚至是肾病范围内的蛋白尿，部分患者有少量红细胞尿，血清肌酐可逐渐升高。晚期肾脏体积进行性缩小，两侧缩小常不一致。大约 10% 的患者在上腹正中、脐两侧 2～3cm 或肋脊角可闻及收缩期血管杂音。纤维肌性发育不良多累及肾动脉中部，年轻患者多见，临床多表现为青壮年起病的高血压，程度较重，偶可见于妊娠期高血压，较少导致严重的肾功能减退，某些吸烟患者除外。

（2）全身表现　主要为全身（心、脑、外周血管）动脉粥样硬化的表现，以及高血压所引起的症状或并发症的表现。临床可表现为左心室肥大，反复发作的急性肺水肿，应用降压药，特别是 ACEI/ARB 后肾功能急剧恶化，顽固性充血性心力衰竭，需要联合应用多种降压药控制的急进性或恶性高血压（血压迅速增高，舒张压＞130mmHg，并伴Ⅲ或Ⅳ级高血压视网膜病变）。

2. 实验室及其他检查

（1）肾脏血管彩色多普勒超声 肾脏血管彩色多普勒超声是进行 IRD 人群普查、筛选、诊断、监测、肾血管狭窄再通后随访的主要手段。能够观察肾脏的大小形态和结构，以及肾血管主干和肾内血管血流的变化。通过对某段动脉内的信号测定可以计算出肾动脉血流阻力指数（resistance index，RI），从而判断肾血管疾病患者是否存在肾脏纤维化，指导后续治疗方式的选择。RI<80 一般提示肾组织的损伤为可逆性，高血压可以控制，肾功能可以恢复或保持不变。它具有无创、简单易行、价格便宜、定期重复检查、不使用造影剂或示踪剂等优点，对于诊断 ARAS 的敏感性和特异性可达到 80%～95%。

（2）CT 血管造影（CTA） CTA 是目前临床应用较广的无创性诊断 IRD 的比较好的方法。通过从静脉端注射造影剂后连续快速进行螺旋或多探头 CT 扫描，获得清晰准确的肾动脉及肾实质影像，经过三维成像处理，可以明确肾内血流灌注和肾脏局部的功能状况，对于治疗方法的选择具有重要的指导意义。与传统血管造影相比，CTA 的符合率达 95%。对于判断 ARAS 狭窄程度的敏感性、特异性和准确性分别为 100%、98.6% 和 96.9%。CTA 的优点在于可以同时观察和测量肾动脉管腔和动脉管壁，尤其对于血管壁的钙化和血栓显示最佳，同时还可观察有无肾肿瘤、结石等病变。但由于检查过程中需要大量的造影剂，所以对于有肾功能不全、糖尿病及老年的患者应谨慎。

（3）磁共振血管造影（MRA） 在钆造影剂增强下，MRA 能清晰显示肾动脉、管腔及肾实质，对于 ARAS 诊断的敏感性达 83%～100%，特异性可达 92%～97%。而且不存在引起造影剂肾病的可能，是一种很好的安全无创的方法，主要用于肾功能减退和对碘造影剂过敏者的 IRD 患者筛选检查。目前的 MRA 技术对小血管的显像尚不理想，因此对肾动脉分支的狭窄不敏感。此外，钆可能导致一种少见但严重的并发症：肾源性系统性纤维化，尤其是在晚期 CKD 或急性肾损伤患者中，严重者可导致死亡。随着显像技术的发展，无造影技术有望替代钆造影剂。MRA 价格昂贵也限制了它的广泛使用，血流涡流可能在某种程度上夸大血管狭窄的程度，甚至出现假阳性结果。此外，MRA 对伴有金属内置物的患者不能进行该检查，不能作为放置支架后患者的随访和疗效评估。

（4）卡托普利肾图 普通肾图对诊断 ARAS 的准确性较差，而卡托普利肾图是诊断有无 RAS 存在的有效手段。其敏感性达 65%～96%，特异性达 62%～100%。由于高特异性，对于 IRD 人群的筛查有重要意义，阴性预测价值可达 100%。该方法无创伤性，可评估肾功能。其局限性是检查前 4～14 天需撤减 ACEI/ARB 和利尿剂。图像为功能显示而非解剖显示。血肌酐>176.8μmol/L 时，诊断的敏感性和特异性明显下降。对于预后价值的判断有限。

（5）计算机数字减影肾血管造影（DSA） DSA是目前确诊ARAS的"金标准"。通过股动脉插管直接注入造影剂，能够清楚地显示肾脏的血管系统，明确ARAS的解剖情况和侧支循环，同时了解手术治疗的成功与否。但由于DSA是一种有创检查，并且有引起造影剂肾病和胆固醇栓塞的可能，因此仅用于临床诊断不明或血管重建术前检查，不作为IRD患者常规筛查性检查。目前有应用二氧化碳代替传统造影剂进行肾血管造影的研究，虽然在一定程度上减少了造影剂肾病的发生，但获得的图像不如传统造影剂的清晰。血管内超声技术可检测狭窄前后的血流压力。根据RAS前后的压力差可判断ARAS的程度，压力差越大表明狭窄程度越大，对肾脏的损害越明显，血管再通后效果更明显。应用DSA检查在发现肾动脉异常的同时即可以有效地进行血管成形术或肾动脉入口支架术等治疗。

3.鉴别诊断

（1）良性小动脉性肾硬化症（BANS） 本病有长期持续高血压史（常为10余年），而IRD可不伴高血压或仅有较短期高血压；两者肾病临床表现相似，但是BANS两肾大小对称，而IRD两肾大小常不一致；两者肾脏病理均显示肾实质缺血性病变，但是BANS患者肾小动脉硬化十分突出，而IRD不伴高血压时无肾小动脉硬化。除以上各点外，有无肾动脉粥样硬化狭窄的影像学变化是两者鉴别关键。

（2）肾小动脉胆固醇结晶栓塞 本病又称粥样栓塞性肾病，与IRD一样均可由肾动脉粥样硬化引起。血管外科手术或导管插管诱发管壁粥样硬化斑大量碎裂、胆固醇结晶广泛栓塞肾小动脉时，临床呈现急性肾衰竭；而管壁粥样硬化斑块反复自发小量碎裂，引起肾小动脉多次小范围栓塞时，临床却呈现进行性慢性肾衰竭。后者需与IRD鉴别。鉴别要点是在肾穿刺组织的小动脉腔和（或）肾小球中发现胆固醇结晶（石蜡包埋切片中，仅能见到胆固醇结晶溶解后的结晶形裂隙）。不过，在此必须强调，肾动脉粥样硬化性缺血性肾脏病常能与BANS和（或）胆固醇结晶栓塞并存，此时它们将共同致病，加速肾衰竭进程。

二、西医治疗

由于IRD发展速度快，故应采取积极有效的干预措施，以挽救残存的肾功能，进一步提高患者的生存质量，延长患者的生命。IRD治疗的主要目标是控制高血压、纠正严重的肾动脉狭窄以防止肾功能减退或使已受损的肾功能得到恢复或改善，减轻心血管合并症。治疗方法的选择主要取决于肾实质的损害程度，以及是否具有可逆性。肾动脉严重狭窄或完全阻塞并不表明肾实质损害已不可逆转。根据以下线索可以初步判断肾功能仍具有一定的可恢复性。① 肾脏长径＞9cm。② 应用 ACEI 或 ARB 后肾小球滤过率急剧下降。③ 近期内血清肌酐升高明显。④ 血管造影提示已有侧支循环形成，远端肾动脉供应区有逆显影。一般来说，对于一侧或双侧肾脏已有侧支循环建立的患者，即使术前肾功能已严重受损，当肾脏血液供应恢复后肾功能也可以得到明显的改善。⑤ 肾活检提示肾小球病变轻，肾小管上皮细胞增生活跃，无肾小球或肾间质纤维化。⑥ 同位素肾图等检查显示肾功能尚可。相反，如果出现严重的肾功能异常（如血清肌酐＞353.6μmol/L），或肾单位已严重硬化，肾脏长径＜8cm，则提示各种干预性治疗措施效果不大，肾实质多已发生不可逆损伤。

1. 一般治疗

对于 ARAS 的高危人群应给予戒烟，加强锻炼，控制体重，抗血小板聚集，控制高脂血症、糖尿病、高尿酸血症等，这些措施对于 ARAS 的发生、发展及延缓肾功能恶化也可能起到一定的作用。

2. 药物治疗

药物治疗主要目的是控制血压、改善肾小球灌注、保护残余肾功能，但无法从根本上解除肾动脉的解剖异常。对于肾动脉狭窄 50%～75% 的患者，选择药物治疗还是介入治疗目前还存在争议。血管再通术尽管从解剖上改善了肾动脉狭窄，但并不是所有患者都可获得血压与肾功能的改善或稳定。一般认为，当肾动脉狭窄＜50%，或肾动脉狭窄 50%～80% 且卡托普利肾图检查为阴性的患者，可给予药物治疗；当肾动脉狭窄 50%～80% 且卡托普利肾图检查为阳性的患者，给予手术治疗。

对已明确诊断 IRD 的患者，应用降压药物的主要适应证包括：单纯肾动脉狭窄，而且对降压药物治疗效果满意并肾功能稳定的患者；有血管再通术绝对禁忌证的患者。多种降压药物均可应用，其中钙离子拮抗剂和 β 受体阻断药由于副作用少，而降压效果肯定，成为治疗的常用药物。ACEI 和 ARB 也是治疗的最有效药物。过去认为对肾动脉狭窄的患者慎用或禁用 ACEI 和 ARB，主要是认为它们能够扩张肾脏的出球小动脉，加速肾脏缺血、坏死导致肾功能恶化。近期动物实验和临床研究表明，对于单侧肾动脉狭窄应用 ACEI 和 ARB 治疗后，患肾侧 GFR 下降，但对侧正常肾脏的 GFR 却升高，双肾总 GFR 保持较稳定的水平。长远对肾脏纤维化具有保护作用。但在应用的过程中应定期监测肾功能，尤其是高龄患者最初用药数周。若出现肌酐升高超过 88.4μmol/L 应停药；在孤立肾伴肾动脉狭窄、双侧肾动脉狭窄，或移植肾动脉狭窄者一般不用，因为可能会导致肾功能的急剧恶化。

3.血管再通术

（1）介入治疗　由于介入治疗手术创伤小，并发症少，死亡率低，而治疗效果与手术效果相似，因此迅速发展成为目前手术治疗RAS的首选方法。包括经皮肾动脉腔内成形术（PTA）和肾动脉支架植入术（PTAS）。PTA和PTAS两者均能不同程度地使患者血压下降、肾功能获得改善，PTAS是目前手术治疗ARAS的最佳方法。有研究发现，介入治疗对非肾门区的狭窄病例有非常满意的治疗效果，而这部分病例仅占全部的15%～20%，因而限制了介入治疗的应用。此外，由于扩张后的动脉弹性回缩、动脉粥样硬化再发以及新生内膜增殖等原因，导致介入治疗后血管发生再狭窄的比例增高，可达10%～30%。其他的并发症有血肿、腹膜后出血、动脉栓塞、动脉壁夹层形成等。

（2）外科血管重建手术　主要有主-肾动脉搭桥术（自身或人工血管）、肾动脉内膜切除术、肾动脉狭窄自身移植术等。多项临床研究显示，经手术血管重建后，80%～100%的病例肾功能可得到改善或稳定。对于中度肾功能不全或近期肾功能明显下降者，手术效果更好。但由于血管重建手术创伤性较大，对于ARAS疗效并不比介入疗法更好，故目前已不作为治疗肾动脉狭窄的首选方式。只有在以下情况下才建议行外科血管重建术：① 肾动脉狭窄合并腹主动脉瘤或肾动脉瘤；② 急性肾动脉闭塞；③ 孤立肾伴严重的ARAS；④ 肾功能急剧恶化、对降压药抵抗的高血压患者，即应用4种或4种以上的降压药治疗无效，尤其伴充血性心力衰竭或急性肺水肿的患者；⑤ 介入手术失败。血管重建术治疗的成功率主要取决于肾实质的损伤程度，而不是血管的狭窄程度。当RI>0.8时手术的效果差，手术的风险也较大，死亡率可达10%。年轻、预期生命长的患者可考虑实施。

第四节　中医辨证治疗

一、辨证要点

本病常因先天禀赋不足、老年体弱，肝气郁滞、脾肾两虚，而导致肝失疏泄、肾失气化、脾失健运，不能行气化水，气血不畅，直至聚湿成痰、血滞不行，形成痰瘀互结、凝阻肾络的本虚标实之证，其病在血脉，根在脏腑。其气、血、湿三者病理关系紧密，相互影响。气有气虚、气滞，血有血虚、血瘀，气虚易致水湿停滞。湿有痰湿、水湿、湿热、湿浊之别，湿邪日久生内热。病久多有血瘀。肺脾肾气虚，夹湿夹瘀夹热，病情缠绵难愈。正虚证型常见脾肾气虚、脾肾阳虚、气阴两虚、肝肾阴虚、阴阳两虚；邪实证型则常见血瘀证、湿热证、湿浊证、水气证。各证型之间相互关联，相互转化，如湿热夹瘀、痰湿郁热及湿浊夹瘀等。

瘀血不仅是本病的始动因素和重要的病理机制之一，而且是导致病情进展及多种并发症产生的主要因素，贯穿于整个病变过程。辨证应抓住其血瘀证候的形成规律，疾病早期尚可见肝肾阴虚，肝阳上亢，血瘀之象尚不明确。随着病情进展，出现脏器功能虚损，水湿之邪内阻，瘀血痹阻之势渐成，肾虚血瘀、痰浊阻络为基本病机。或因之气虚，或因之痰阻，或因之肾虚，当逐一辨明。

二、治则治法

中医治疗本病应遵循"急则治其标，缓则治其本"的法则。因本病初期多以痰浊、湿热、瘀血引发的标实为主，为此首先应化痰浊，祛湿邪，清热毒，破瘀血，利水湿，疏通肾络，健运脾气，尽快去除邪毒，而不引发正气虚损。如久病失治误治，皆可引起脏腑正气虚损，治疗时应以补益脏腑正气虚损为主，兼祛实邪，标本兼顾。临证应根据患者发病年龄、证候及肾功能损害情况分别辨治。脏腑正气虚损初期以肝肾阴虚为主要表现，进一步进展为脾肾气虚、脾肾阳虚，病程进展到末期表现为阴阳两虚证候。故早期以滋养肝肾为主，中期以健脾补肾为主，后期以阴阳双补为治疗大法。对于病程进展过程中伴随的痰热、水湿、湿浊、湿热、瘀血等夹杂症，分别治以化痰通络、清热通络、利湿通络、活血通络之法。

三、辨证治疗

1. 肝肾阴虚，瘀阻脉络

证候：头晕头痛，腰酸膝软，耳鸣健忘，面部烘热，五心烦热，口干喜饮，或有耳鸣，大便秘结，舌质红，有瘀点，脉弦细。

治法：滋补肝肾，活血通络。

方药：杞菊地黄汤合桃红四物汤加减。

枸杞子15g，菊花10g，熟地黄15g，山药15g，山茱肉15g，茯苓15g，牡丹皮10g，泽泻10g，桃仁10g，红花10g，当归15g，川芎10g，赤芍15g。

加减：肝阳上亢者，加天麻、钩藤、石决明平肝潜阳；夹湿热者，加黄芩、栀子、车前子清热利湿；夹痰热者，加黄连、枳实、竹茹、陈皮、半夏清热化痰。

2. 脾肾气虚，湿浊阻络

证候：倦怠乏力，气短懒言，面色晦暗，肢体困重，腰酸膝软，食少纳呆，脘腹胀满，口干口苦，大便稀溏，舌淡暗有瘀斑，苔黄腻，脉沉细弱。

治法：健脾补肾，化湿通络。

方药：香砂六君子汤合五子衍宗汤加减。

黄芪 15g，党参 15g，茯苓 15g，白术 12g，山药 15g，炙甘草 5g，木香 9g，砂仁 6g（后下），法半夏 10g，陈皮 10g，枸杞子 15g，菟丝子 15g，益母草 15g，牛膝 15g，车前草 15g。

加减：水肿者，加猪苓、泽泻、桂枝利水化湿；恶心呕吐者，加藿香、佩兰、白豆蔻化湿泄浊；夹湿热者，加黄芩、栀子清热燥湿。

3. 脾肾阳虚，痰瘀互结

证候：畏寒肢冷，面色晦暗，疲倦乏力，气短懒言，食少纳呆，腰酸膝软，腰部冷痛，脘腹胀满，肌肤甲错，肢体麻木，夜尿清长，大便不实，舌淡有齿痕，舌质紫暗，苔白腻，脉沉滑细。

治法：温肾健脾，化痰通络。

方药：实脾饮加减。

党参 15g，白术 15g，茯苓 15g，巴戟天 12g，淫羊藿 12g，干姜 10g，草果 10g，木香 10g，法半夏 10g，陈皮 10g，砂仁 6g（后下），当归 10g，川芎 10g，鸡血藤 30g，炙甘草 5g。

加减：夹水湿者，加猪苓、泽泻、桂枝利水化湿；夹湿浊证者，加藿香、佩兰、白豆蔻化湿泄浊。

4. 气阴两虚，湿瘀互结

证候：倦怠乏力，少气懒言，口干口黏，纳差腹胀，手足心热，腰膝酸痛，头晕耳鸣，大便干结，舌质暗红，苔少或苔腻，脉沉细数或弦细数。

治法：益气养阴，化瘀祛湿。

方药：参芪地黄汤合用当归芍药散加减。

黄芪 15g，太子参 15g，白术 15g，法半夏 10g，陈皮 10g，生地黄 15g，山药 15g，山萸肉 15g，茯苓 15g，泽泻 12g，当归 12g，白芍 15g，丹参 15g，地龙 10g。

加减：夹水湿者，加猪苓、桂枝利水化湿；夹痰热者，加黄连、枳实、竹茹清热化痰；夹湿热者，加黄芩、栀子、车前子清热化湿。

5. 阴阳两虚，浊毒蕴结

证候：夜尿增多，或尿少混浊，肢体浮肿，面色苍白或黧黑，倦怠乏力，头晕耳鸣，畏寒肢冷或手足心热，腰膝酸痛或腰部冷痛，纳呆，时有呕恶，大便溏薄或秘结，舌质红或淡白，舌体胖有齿痕，脉沉弱或弦细。

治法：阴阳双补，化浊排毒。

方药：二仙汤合归芍地黄汤加减。

淫羊藿12g，仙茅12g，当归12g，白芍15g，熟地黄15g，山茱萸12g，山药12g，泽泻12g，茯苓15g，黄芪20g，法半夏10g，陈皮10g，炒枳壳10g，竹茹10g，制大黄10g。

加减：夹水湿者，加猪苓、白术、桂枝利水化湿；瘀阻肾络者，加桃仁、红花、赤芍、川芎、水蛭活血化瘀通络。

四、典型医案

患者，女，63岁。有过敏性哮喘史近50年，高血压病史16年，慢性泌尿系感染史13年。刻诊：肢体浮肿，胸闷憋气，动则喘甚，头晕头痛，偶有咳喘，痞满腹胀，时有反酸、烧心，纳呆眠差，小便短少，大便溏。查体：血压180/95mmHg（1mmHg=0.133kPa），胸廓对称，双肺呼吸音清晰，未闻及干湿啰音。心率60次/min，心律齐，听诊第二心音亢进，各瓣膜听诊区未闻及病理性杂音。腹平软，无肌紧张，略有压痛，无反跳痛，肝脾肋下未触及，双肾区无叩击痛，腹部移动性浊音（－），双下肢轻度指凹性水肿。血常规：红细胞3.08×10^{12}/L，血红蛋白99g/L。尿常规（－），24h尿蛋白定量4.8mg。血生化：肌酐138μmol/L，尿素氮5.7mmol/L，尿酸438μmol/L，总胆固醇7.1mmol/L，甘油三酯1.9mmol/L。头颅CT：左侧基底节区陈旧腔隙性梗死。颈动脉超声：双侧颈动脉硬化伴多发斑块形成。双肾超声：右肾8.4cm×4.7cm，实质1.2cm；左肾9.8cm×4.1cm，实质1.4cm。核素肾小球滤过率：左肾28.6mL/min，右肾21.5mL/min。核磁双肾动脉显像：①右肾动脉起始部局限性狭窄；②腹主动脉、腹腔干、肠系膜上动脉、左肾动脉、左侧髂总动脉管壁所见，考虑为动脉硬化所致；③左肾小囊肿。中医诊断：水肿，肾劳。西医诊断：高血压病，高脂血症，动脉粥样硬化性肾动脉狭窄，慢性肾功能不全。辨证为气虚血瘀，湿浊内蕴，治以益气活血，利湿泻浊。处方：生黄芪25g，党参20g，当归15g，白芍20g，黄芩15g，鸡血藤15g，车前草30g，益母草12g，赤芍、桃仁、红花各10g，牛膝12g，熟大黄9g，赭石15g，茯苓20g，生龙骨20g，生牡蛎20g。守方30剂后，患者水肿、胸闷喘憋症状消失，头晕、头痛症状减轻。复查肾功能：肌酐129μmol/L，尿素氮6.6mmol/L。守方随证略加减。再诊时患者生活自理，无喘憋、水肿，偶有头晕。复查肾功能：肌酐91μmol/L，尿素氮7.69mmol/L，低密度脂蛋白胆固醇3.17mmol/L。

按：缺血性肾脏病起病隐匿，缠绵难愈，常发生于老年人。本病由多种病因引发，病机错综复杂，病位在肾肝，常及心、脑、肺等脏腑。本案老年患者，肾气渐衰，不能鼓动五脏之阳，血液失于温煦，鼓动无力而痹阻不通；肾阴亏虚，虚火偏旺，灼津成痰，痰浊瘀阻血脉，导致动脉粥样硬化、狭窄甚至闭塞，出现胸闷憋气，头晕头痛等症。随着疾病的进展，肝失疏泄、肾失气化、脾失健运，不能行气化水，气血不畅，直至聚湿成痰，痰血互结，凝阻肾络，导致缺血性肾损害，出现水肿、肾功能不全。其病机特点为本虚标实，以脾肾气虚为主，湿浊瘀血互结肾络，符合缺血性肾病"因虚致瘀"和"久病入络"的基本病机。治疗遵从《灵枢·终始》"阴阳俱不足，补阳则阴竭，泻阴则阳脱……可将以甘药，不可饮以至剂"的理论，以甘养通补为主，侧重于益气养血活血，利湿泻浊，方用补阳还五汤加减。方中生黄芪、党参益气，充达气血生化之源，为君药；鸡血藤、当归、白芍养血活血通络，赤芍、桃仁、红花活血化瘀通络，共为臣药；黄芩、熟大黄清热泻浊，茯苓、益母草、车前草利水渗湿，赭石、龙骨、牡蛎平肝潜阳，共为佐药；牛膝逐瘀通淋，引血下行，为使药。诸药合用，共奏益气养血、活血通络、利湿泻浊之功。

第五节　预后与调护

大部分缺血性肾脏病可进展为慢性肾功能衰竭，在慢性肾功能衰竭的所有病因中，缺血性肾脏病的病死率最高，平均生存期仅27个月，5年生存率约18%，10年生存率约5%，远低于其他原因所致慢性肾功能衰竭。目前，随着缺血性肾病确诊率大大提高，及外科血管的重建术和介入治疗，结合药物治疗等技术的不断普及与改进，其预后情况也大有改善。肾脏替代疗法也已显著提高了终末期缺血性肾脏病患者的生存年限。运用中西医结合治疗，取长补短，发挥各自优势，可显著提高疗效，保护肾功能，改善患者的预后。

随着社会发展，生活条件改善，缺血性肾病的发病机制已在悄然改变。"伤食"已成为本病的一个重要而独特的病因。《素问·五脏生成》曰："多食咸则脉凝泣而变色……多食甘则骨痛而发落。"对于肥胖，有高脂血症、糖尿病等动脉粥样硬化基础疾病，以及有此类疾病家族史的高危患者，宜尽早实行低脂、低盐、清淡饮食，防止动脉粥样硬化进一步发展，预防缺血性肾脏病的发生、发展。生活起居中对于有动脉粥样硬化等基础疾病或家族史的患者，早期应加强锻炼，控制体重；而一旦确诊或疑似本病时，则应审慎运动，特别是不宜剧烈运动，不宜在寒冷季节或温差较大的早晨进行户外运动，以免血压急剧升高发生危险。同时定时进行血压监测非常必要，特别是对于血压控制不良者，应密切观察血压变化，防止发生意外，必要时进行 24 小时动态血压监测，评估降压治疗的效果或作为进一步治疗的依据。

参考文献

[1] 魏丹霞. 慢性缺血性肾病——中老年人不易解释氮质血症的中医证候分布研究 [J]. 云南中医学院学报，2004，（2）：31-33.

[2] 陈文佳，王茂泓，张小萍. 缺血性肾病的中西医研究进展 [J]. 中医临床研究，2016，8（14）：139-141.

[3] 万建新. 老年缺血性肾病的诊断与治疗新进展 [J]. 中国中西医结合肾病杂志，2017，18（12）：1035-1037.

[4] 方吕贵，饶向荣. 饶向荣辨治动脉粥样硬化性肾动脉狭窄经验总结 [J]. 中国中医药信息杂志，2013，20（11）：88-89.

[5] 饶向荣，王丽，戴希文. 动脉粥样硬化性肾动脉狭窄的治疗 [J]. 中国中西医结合杂志，2009，29（1）：89-93.

[6] 李雪霞，饶向荣. 动脉粥样硬化肾动脉狭窄证治初探 [J]. 中国中医药信息杂志，2009，16（2）：90-91.

[7] 王刚，陈以平，邹燕勤. 现代中医肾脏病学 [M]. 北京：人民卫生出版社，2003：715-722.

[8] 李平，王国柱，余仁欢. 时振声中医肾脏病学 [M]. 北京：中国医药科技出版社，2023：185-190.

第十章
慢性肾衰竭

慢性肾衰竭（chronic renal failure，CRF）是指各种原发性或继发性慢性肾脏病患者进行性肾功能损害所出现的一系列症状或代谢紊乱的临床综合征。机体在排泄代谢产物，调节水、电解质、酸碱平衡以及某些内分泌活性物质的生成和灭活等方面出现紊乱，临床上常见倦怠、乏力、恶心、呕吐、少尿、无尿、水肿、呼吸有尿臭味、气促、皮肤瘙痒等症状。慢性肾脏病是指肾脏损害和（或）肾小球滤过率（glomerular filtration rate，GFR）下降<60mL/（min·1.73m^2），持续3个月或以上。肾脏损害是指肾脏结构或功能异常，出现肾脏损害标志：包括血和（或）尿成分异常和影像学异常，肾组织出现病理形态学改变等。慢性肾功能衰竭常常进展为终末期肾病（end stage renal disease，ESRD），CRF晚期称为尿毒症。

慢性肾衰竭在古代中医文献中，根据其临床表现、病情演变经过和预后，常将其归属于"水肿""癃闭""关格""溺毒""肾劳"等范畴。《伤寒论·平脉法》有"关则不得小便，格则吐逆"之说，指出关格是一种小便不通与呕吐并见的病证。《证治汇补·癃闭》云："若脉象既关且格，必小便不通，旦夕之间，陡增呕恶。此因浊邪壅塞三焦，正气不得升降，所以关应下而小便闭，格应上而生呕吐。"《景岳全书·癃闭》又云："小水不通是为癃闭，此最危最急证也。水道不通，则上侵脾胃而为胀，外侵肌肉而为肿，泛及中焦则为呕，再及上焦则为喘，数日不通，则奔迫难堪，必致危殆。"这些描述与慢性肾出现小便不通，甚至尿闭、呕吐的症状相似。《重订广温热论》云："溺毒入血，血毒上脑之候，头痛而晕，视物蒙眬，耳鸣耳聋，恶心呕吐，呼气带有溺臭，间或猝发癫痫状，甚或神昏痉厥，不省人事，循衣摸床撮空，舌苔起腐，间有黑点。"原书记述溺毒多发生于温热病或伤寒坏证（痉、厥、闭、脱），是毒素不能从溲溺排出的一种病证，但其证候学特征可与慢性肾衰互参。因慢性肾衰在临床多表现为病程缠绵不已，气血阴阳不足，虚弱劳损，且以肾元虚损为主，故可认为其以虚劳之中肾劳为主，而称之"肾劳"。《金匮要略》论虚劳中的八味肾气丸证，症见虚劳腰痛、少腹拘急、小便不利，与慢性肾衰临床表现有相似之处。

虽然"水肿""癃闭""关格""肾劳"等名可以概括慢性肾衰进展过程中不同阶段的特点，但从整个病程来看，慢性肾衰病因错综复杂，病程延续较长，患者在整个病程中多呈瘀血阻络的状态，而瘀血来源于"久病入络""久病必瘀"。因此，目前认为"肾络瘀阻"能更好地概括慢性肾功能衰竭的发病机制，基于"肾络瘀阻"理论进一步探讨慢性肾衰的辨治规律具有重要的临床意义。

第一节　西医病因病理

慢性肾衰竭的病因以各种原发性及继发性肾小球肾炎占首位，其次为泌尿系统先天畸形（如肾发育不良、先天性多囊肾、膀胱输尿管反流等），遗传性疾病（如遗传性肾炎、肾髓质囊性病、Fanconi综合征等），全身性系统疾病中以肾小动脉硬化、高血压、结缔组织病等多见。近年来，CRF的原发病有所变化，肾间质小管损害引起的CRF也逐渐受到人们的重视，糖尿病肾病，自身免疫性与结缔组织疾病肾损害，引起的CRF也有上升趋势。

一般认为肾功能受损后可见肾单位减少或肾单位数目未减少但单个肾单位功能减退。其发生机制十分复杂，其机制尚未清楚，其中临床上常用肾小球高滤过学说、矫枉失衡学说等来解释慢性肾衰竭进展的机制。

1.肾小球高滤过学说

其产生的机制主要是残余肾单位入球小动脉较出球小动脉扩张更加显著所致。当处于高压力、高灌注、高滤过的血流动力学状态下，肾小球可显著扩展，进而牵拉系膜细胞。周期性机械性牵拉系膜细胞，可以使胶原Ⅳ、Ⅴ、Ⅰ、Ⅱ纤维连接蛋白和层黏连蛋白合成增多，细胞外基质增加，肾小球肥大在某种程度内得到缓冲并减轻肾小球压力，增加肾小球顺应性。然而，大量细胞外基质积聚，加以高血流动力学引起肾小球细胞形态和功能的异常，又会使肾小球进行性损伤，最终发展为不可逆的病理改变即肾小球硬化。

2.肾小管高代谢及小管间质损害学说

各种免疫或非免疫因素加重肾小管间质损害，肾小管的高代谢引起残余肾单位内氧自由基生成增多,自由基清除剂生成减少,进一步引起脂质过氧化作用增强,进而导致细胞和组织的损伤,造成肾单位损害进一步加重。肾小球滤过膜损伤,蛋白滤过增多,近端肾小管回吸收增加超过了回吸收能力时,在远端肾小管形成管型,导致小管阻塞和扩展,小管压力继续上升,小管基膜破裂,Tamm-Horsfall 蛋白经小管裂隙进入间质,启动间质炎症反应。炎症细胞包括淋巴、单核-巨噬细胞能释放生物活性因子,成纤维细胞产生胶原Ⅰ及Ⅲ,最后导致间质纤维化和肾小管萎缩。

3. 脂质代谢紊乱

研究发现有些肾小球进行性恶化与高灌注及高滤过无关,而某些非血流动力学因素具有重要意义,其中脂质代谢异常可能是重要机制之一。许多学者认为肾小球硬化与动脉硬化发病机制及其和高脂血症间的关系有许多相似之处。给大鼠喂养高胆固醇食物,数周内即可发现肾小球细胞增多、系膜基质区增宽,其后出现尿蛋白并逐步发展为局灶性肾小球硬化。

4. 细胞因子造成肾损害

肾小球硬化的重要病理学指征之一是系膜细胞的增殖和系膜基质的显著增宽。研究表明,肾小球系膜细胞对多种多肽生长因子,如胰岛素样生长因子(IGF-1)、血小板源生长因子(PDGF)、表皮细胞生长因子(EGF)及白细胞介素1(IL-1)和内皮素等有强烈的增殖反应,并合成、分泌更多的细胞外基质,从而促进肾小球的硬化。另外细胞因子还能直接促进肾小球的硬化,直接介导肾血流动力学的改变,调节肾脏细胞的生长、肥大、增殖、合成和分泌细胞外基质等。

5. 蛋白尿学说

蛋白尿已成为慢性肾脏病进展的独立维系因素。蛋白尿对肾小球、肾小管均有直接的毒性作用,还与内皮素 ET-1 有关,可通过多种途径对肾脏造成损害,甚至可影响肾小管细胞的生物活性,合并高脂血症时尤其明显。

第二节 中医病因病机

慢性肾衰可由水肿、淋证等多种病证发展而来,是多种致病因素综合作用的结果。脏腑虚损,风邪可直中脏腑,内容于肾。风性开泄,则使肾不藏精,精气下泄而见蛋白尿;风邪内扰,肾络灼损,络破血溢而见血尿。久食醇酒、肥甘、辛辣之品,导致脾胃运化功能失常,内湿自生,酿湿生热,下注膀胱,则气化不利而少尿；或饥饱失调，脾胃气虚，中气下陷，无以气化则生癃闭。先天禀赋薄弱，肾气亏虚，命门火衰，膀胱开阖不利，气化无权，则溺不得生；或久病耗损阴精，肾阴不足乃至水府枯竭而无尿。

《金匮要略·虚劳病篇》指出，五脏虚损，尤重脾肾。肾为先天之根，主水，司开阖，"久病及肾""久病多虚"，则肾阳虚衰，气不化水，阳不化浊，而湿浊潴留。脾为后天之本，主运化，若肾阳亏虚，亦不能温煦脾阳，故脾阳虚则健运失司，升清降浊的功能紊乱，导致湿浊内生。湿浊阻滞气机，气血周行不利，日久则血停为瘀，瘀血败精阻塞于内，使肾之脉络瘀滞，即"久病入络""久病多瘀"。可见，脾肾阳虚为病之本，是慢性肾衰病机的关键。脾肾阳虚，水无所主，水湿潴留，蕴而成毒，湿毒日久，郁而化热，内攻于肾，加重肾之损伤。

在疾病演变过程中，由于脾肾损伤及浊毒在体内蓄积程度的不同，病机错综复杂，既有正气的耗损，又有实邪蕴阻，属本虚标实，虚实夹杂之证。正虚包括气、血、阴、阳的亏虚，并以脾肾亏虚为主；邪实以湿浊、水气、血瘀为主，可伴有湿浊化热，也可兼有外邪等。肾之开阖功能失调，脾之升清降浊功能失常，不能及时疏导、转输、运化水液及毒物，而形成湿浊、湿热、瘀血、尿毒等邪毒，进而波及五脏六腑、四肢百骸而产生临床诸症。脾肾阴阳衰惫，尤其是肾阳亏损，肾关因阳微而不能开，故见尿少、小便不通；湿浊毒邪熏蒸，故口中臭秽或有尿味；浊毒之邪外溢肌肤则症见皮肤瘙痒；内阻中焦，脾胃升降失司，湿浊阻格中焦脾胃则见呕吐、腹胀、倦怠；水湿外溢肌肤，故见面浮肢肿。由于脏腑相关，病情进展，可以累及他脏而见变证。如水湿、浊毒之邪凌心射肺，则见胸闷、心悸、气促，甚则不能平卧；如肾病及肝，肝肾阴虚，虚风内动，则见手足搐搦，甚则抽搐；如肾病及心，邪陷心包，则昏睡或神志昏迷；若正不胜邪，则可发生阴盛阳衰、阳气暴脱等危候。

慢性肾衰竭的发生发展与络病理论之间的关系十分密切。络脉细小而密的特点，决定了其病理上易于瘀滞成病。肾络亦不例外，各种慢性肾脏疾病迁延日久，或其他疾病失治误治，易致肾虚气化功能异常，日久导致气郁成滞、血聚成瘀、津凝为痰，痰瘀互结，痹阻肾络，久致肾功渐衰。肾脏病理可见肾脏增生硬化、纤维化。痰湿、瘀血等致病因素瘀滞肾络，蕴久化热易成毒邪。而肾本身为排毒之脏，肾络长期瘀滞，体内代谢废物排泄不畅，蓄积在肾络之中，亦为毒邪的主要来源。痰毒、湿毒、浊毒、瘀毒、代谢之毒等错综间杂，既为病理产物，又是致病因素，彼此相互影响，层层相因，裹结日久，且一旦痰瘀毒交夹形成，更增加了疾病的顽缠性、疑难危重性，导致慢性肾衰患者晚期出现口有尿味、恶心呕吐、纳差、腹胀、腹泻、尿少、便秘、皮肤瘙痒甚至神昏痉厥、四肢抽搐等严重证候。实验室检查可见血 BUN、Cr 等指标明显升高。

第三节 西医临床诊断与治疗

一、西医诊断

慢性肾脏疾病史及肾脏系统疾病病史，内生肌酐清除率（Ccr）<80mL/min，血肌酐（Scr）>133μmol/L，可诊断为慢性肾衰竭。慢性肾脏疾病（CKD）为各种原因引起的肾脏损伤，病史>3个月，表现为下列之一：肾脏病理损伤；尿成分异常；影像学检查异常；GFR<60mL/（min·1.73m^2）>3个月，有或无肾损害。

1. 临床表现

（1）消化系统　胃肠道表现是本病最早和最常见的症状之一。可有食欲不振、上腹饱胀、恶心、呕吐、舌和口腔黏膜溃疡、口腔有氨臭味，甚至有上消化道出血症状。

（2）血液系统　贫血为本病的主要症状。贫血程度与肾功能减退程度相平行，促红细胞生成素（EPO）减少为主要原因。出血倾向可表现为皮肤、黏膜出血等，与血小板破坏增多，出血时间延长等有关。白细胞计数多正常，部分患者可有粒细胞或淋巴细胞减少趋化，易发生感染。

（3）心血管系统　大部分患者（80%以上）有不同程度高血压，可引起动脉硬化、左室肥大、心功能衰竭。心功能衰竭是常见的死亡原因之一，由水钠潴留、高血压、尿毒症性心肌病等所致。心包炎为尿毒症性或透析不充分所致，心包积液多为血性，一般为晚期的表现。动脉粥样硬化和血管钙化，进展可迅速，血透者更甚，冠状动脉、脑动脉、全身周围动脉均可发生，主要是由高脂血症和高血压所致。

（4）神经、肌肉系统　早期疲乏、失眠、注意力不集中等。后期会出现性格改变、抑郁、记忆力减退等。尿毒症时可有精神异常、谵妄、幻觉、昏迷等且常有周围神经病变，感觉神经较运动神经显著。

（5）肾性骨病　是指尿毒症时骨骼改变的总称。低钙血症、高磷血症、活性维生素D缺乏等，可诱发继发性甲状旁腺功能亢进；上述多种因素又导致肾性骨营养不良（即肾性骨病），包括纤维囊性骨炎（高周转性骨病）、骨软化症（低周转性骨病）、骨生成不良及混合性骨病。肾性骨病可引起自发性骨折，有症状者少见，如骨酸痛、行走不便等。

（6）呼吸系统　代谢性酸中毒时呼吸深而长。代谢产物潴留可引起尿毒症性支气管炎、肺炎（蝴蝶翼）、胸膜炎等。

（7）皮肤症状　可有皮肤瘙痒、尿素霜沉积、尿毒症面容等。

（8）内分泌功能失调　肾脏本身内分泌功能紊乱，如 1, 25（OH）$_2$D$_3$、红细胞生成素不足和肾内肾素-血管紧张素Ⅱ过多；外周内分泌腺功能紊乱，大多数患者均有继发性甲旁亢（血 PTH 升高）、胰岛素受体障碍、胰高血糖素升高等。约 1/4 患者有轻度甲状腺素水平降低。部分患者可有性腺功能减退，表现为性腺成熟障碍或萎缩、性欲低下、闭经、不育等，可能与血清性激素水平异常等因素有关。

（9）并发感染　以肺部感染多见。感染时发热可无正常人明显。

（10）水、电解质和酸碱平衡失调　代谢性酸中毒，失水或水中毒，低钠或高钠血症，高钾血症，低钙高磷等表现。

2. **实验室及其他检查**

（1）尿液检查　晚期肾功能损害明显时尿蛋白反见减少，尿沉渣镜检有不同程度的血尿，管型尿，粗大宽阔的蜡状管型对慢性肾衰有诊断价值。

（2）血液检查　因 CRF 时均有贫血，故血常规检查对 CRF 有重要提示作用。

（3）肾功能检查　血肌酐（Scr）、尿素氮（BUN）上升，尿液浓缩-稀释功能测定提示内生肌酐清除率（Ccr）下降。

（4）电解质　常表现为高钾、高磷、低钙等。

（5）营养不良指标检测　测定血清总蛋白、血清白蛋白、血清转铁蛋白和低分子量蛋白，测定值下降为蛋白质-热量营养不良的指征，血浆白蛋白水平降低是营养不良的晚期指标。

（6）肾脏 B 超　肾皮质厚度＜1.5cm，判断 CRF 优于以肾脏大小为标准，如双肾萎缩，支持终末期诊断。

（7）其他检查　心电图，X 线胸片，骨片，以及某些特殊检查如 X 线造影，放射性核素肾扫描，CT 和磁共振等对确定肾脏的外形、大小及有无尿路梗阻、积水、结石、囊肿和肿瘤等有帮助。慢性肾衰晚期肾体积缩小（多囊肾、肾肿瘤除外）为其特征性改变。

3. **鉴别诊断**

慢性肾衰与急性肾衰的鉴别诊断主要从以下几方面考虑。慢性肾衰多有慢性肾脏疾病或可能影响到肾脏的全身疾病的病史，而急性肾衰有肾前性、肾性、肾后性的原发病因。贫血、尿量增多、夜尿增多，常是慢性肾衰的一个较明显的临床症状，而急性肾衰时常无此证候。慢性肾衰患者的 B 超检查可发现双肾缩小，或形态中皮髓分界不清，而急性肾衰时，肾脏大小常正常或稍增大。指甲肌酐的水平代表患者 2～3 个月前血中肌酐水平，若血肌酐与指甲肌酐同时升高，表明 2～3 个月前已有肾功能损害，偏向于慢性肾衰，如见有血肌酐升高而指甲肌酐正常则可能为急性肾衰。

4.临床分期

2002年,由美国肾脏病基金会"肾脏病预后质量倡议"(Kidney Disease Outcomes Quality Initiative,KDOQI)工作组制订的慢性肾脏疾病评估、分期和分层临床实践指南,将CKD分为5期。2012年国际肾脏病组织"改善全球肾脏病预后组织"(Kidney Disease:Improving Global Outcomes,KDIGO)在KDOQI指南基础上,将CKD分期细化为6期(G1~G5,其中G3又分为G3a和G3b)。该分期方法,已为临床广泛认可和使用。

KDIGO指南CKD分期标准和治疗建议

分期	特征	eGFR/ [mL/(min·1.73m^2)]	治疗目标
1	肾损伤,GFR正常或升高	≥90	CKD病因的诊断和治疗;治疗合并疾病;延缓疾病进展
2	肾损伤,GFR轻度降低	60~89	评估CKD是否会进展和进展速度
3 3a 3b	GFR中重度降低	30~59 45~59 30~44	 减慢CKD进展 评估、治疗并发症
4	GFR严重降低	15~29	准备肾脏替代治疗
5	终末期肾病	<15或透析	肾脏替代治疗

二、西医治疗

慢性肾衰竭的治疗主要按照患者的病情分为非替代疗法(保守治疗)和替代疗法,前者主要针对慢性肾衰竭早中期患者;后者主要针对慢性肾衰晚期患者出现较为严重的并发症者。

1.非替代疗法

(1)治疗原发病 慢性肾衰竭的原发病有些是可以经积极治疗后得到逆转的,如狼疮性肾炎、结节性多动脉炎、过敏性血管炎、肾结核以及新近几个月发生的尿路梗阻等,当其病变活动时,可引起或加重肾衰竭的发展,故应积极治疗原发病。

(2)消除可逆因素 慢性肾衰竭的病理改变是难以逆转的,但是临床上存在加剧肾衰竭进展的各种因素,如高血压、各种感染、酸碱平衡失调及电解质紊乱、血容量不足、心力衰竭、消化道出血、尿路梗阻以及劳累、高蛋白饮食、药物毒副作用等。这些加重肾功能损害的因素，成为肾衰竭可逆因素。如果及时消除这些可逆因素，肾功能有可能在一定程度上逆转。

（3）蛋白能量营养治疗　慢性肾衰竭患者的营养治疗方案，需根据其肾功能水平、不同的病因、营养状态、摄食能力、饮食习惯等方面的情况和条件制订，并尽量做到个体化。从 G3 期起开始低蛋白饮食治疗，推荐蛋白质摄入量为 0.6g/（kg·d）。实施低蛋白饮食治疗时，热量摄入应维持在 30～35kcal/（kg·d），60 岁以上患者活动量较小、营养状态良好者可减少至 30kcal/（kg·d）。对于糖尿病 G3 至 G5 期推荐蛋白质摄入量为 0.6～0.8g/（kg·d），必要时可补充复方 α 酮酸。实施低蛋白饮食治疗时，患者的热量摄入应基本与非糖尿病 CKD 患者相似，但对于肥胖的 2 型糖尿病 CKD 患者需适当限制热量（总热量摄入可比上述推荐量减少 250～500kcal/d），直至达到标准体重。

（4）调节水、电解质平衡　① 水、钠调节：在进行性肾衰竭中肾对体液及电解质的调节能力降低，水及溶质的排泄限制在狭小的范围之内，摄入小于排出将引起脱水，摄入多于排出将引起潴留。因此需要严格控制水、钠的摄入量，并注意每天的尿量，一般来说成人 CKD 患者钠摄入量＜90mmol/d（氯化钠 5g/d），维持尿量在 1500～2000mL。② 高钾血症的处理：高钾血症是慢性肾衰的紧急并发症，必须及时予以积极处理。③ 矿物质 - 骨代谢异常调节：矿物质和骨代谢紊乱在慢性肾脏病早期即可出现，常表现为低血钙、高血磷、高 PTH，并随肾功能下降而进展。因此在发现慢性肾衰竭后必须定期检测血磷、血钙、血清碱性磷酸酶（ALP）、全段甲状旁腺素（IPTH）和骨化三醇。对于 G3 期患者，磷摄入量应限制在 800～1000mg/d，若血磷水平仍高于目标值，应服用肠道磷结合剂。血钙浓度应维持在正常范围内。IPTH 控制目标水平尚不清楚，建议控制在正常值上限 2～5 倍内，可用骨化三醇治疗。④ 纠正代谢性酸中毒：多数慢性肾衰患者，应经常口服碳酸氢钠，一般 3～10g/d，分 3 次服。较为严重的酸中毒，必须静脉滴注，并按血气分析或二氧化碳结合力予以调整剂量。更为严重的应考虑透析治疗。

（5）贫血的治疗　G3a、G3b 期，至少 3 个月评估 1 次；G4、G5 期，至少 2 个月评估 1 次。多数 CKD 贫血患者需要使用红细胞生成刺激剂（erythropoiesis-stimulating agents，ESAs）治疗，开始治疗 4 周后调整剂量，调整幅度在 25%。同时应对铁状态进行评估（主要指标包括铁蛋白和转铁蛋白饱和度）。对于成人非透析 CKD 贫血患者未给予铁剂治疗者，如转铁蛋白饱和度≤20%、铁蛋白≤100μg/L，建议给予 1～3 个月口服铁剂治疗。近年来，低氧诱导因子脯氨酰羟化酶抑制剂（hypoxia inducible factor prolyl hydroxylase inhibitor，HIF-PHI）作为新型治疗肾性贫血的口服药物，逐渐应用于临床。其通过抑制脯氨酰羟化酶（prolyl hydroxylase，PHD）活性，促进促红细胞生成素（erythropoietin，EPO）

生成，改善患者血红蛋白水平，且不受微炎症状态影响；增加机体对铁的吸收、转运和利用，减少铁剂用量。推荐根据体重设定 HIF-PHI 起始剂量，同时应结合患者既往使用 ESAs 剂量以及基础血红蛋白水平、铁代谢等多种因素进行调整。非透析 CKD 贫血患者 HIF-PHI 起始剂量为 50~70mg（体重≤60kg）或 70~100mg（体重＞60kg），每周 3 次；透析 CKD 贫血患者 HIF-PHI 起始剂量为 70~100mg（体重≤60kg）或 100~120mg（体重＞60kg），每周 3 次。用药期间每 4 周测定血红蛋白一次，维持每月血红蛋白增加 10~20g/L，上调或下调 25% 药物剂量直至血红蛋白达到并维持在目标值。目前主张慢性肾衰贫血的大多数 CKD 患者应用 ESAs 时，血红蛋白维持在 110~120g/L，不宜超过 130g/L。

（6）控制血压　目前比较一致的观点是强调血压必须达到治疗目标（＜130/80mmHg）。对于慢性肾衰患者的高血压治疗，低盐饮食和利尿剂的应用仍是首先考虑的；肾衰处于不同的时期其选用降压药有所区别，如 Scr≤3mg/dL 的慢性肾衰患者，可选用血管紧张素转换酶抑制剂（ACEI）或血管紧张素受体阻滞剂（ARB）等，Scr＞3mg/dL 慎用此类药物，需严密监测血肌酐与血钾的变化。

（7）控制高尿酸血症　低嘌呤饮食，尿量正常者多饮水，适当碱化尿液，避免长期使用可能引起尿酸升高的药物（噻嗪类及袢利尿剂、烟酸、小剂量阿司匹林等）。降低尿酸的药物包括抑制尿酸合成的药物（别嘌醇、非布司他等）和增加尿酸排泄的药物（苯溴马隆、丙磺舒等），根据患者高尿酸血症的分型及 eGFR 水平选择药物、调整用量，别嘌醇在 G3 期应减量，在 G5 期禁用；非布司他在轻中度肾功能不全时无须调整剂量；当 eGFR＜20mL/（min·1.73m^2）时应避免使用苯溴马隆。CKD 继发高尿酸血症患者应积极治疗 CKD，降尿酸治疗是否可延缓 CKD 病情进展尚存争议。

（8）控制血糖　钠-葡萄糖共转运蛋白 2（sodium-glucose cotransporter 2，SGLT2）抑制剂具有降糖以外的肾脏保护作用。另一类降糖药胰高血糖素样肽-1（glucagon-like peptide 1，GLP-1）受体激动剂除了可显著降低糖尿病患者心血管事件外，初步证据显示可改善肾脏预后。对于 2 型糖尿病合并 CKD，当 eGFR≥45mL/（min·1.73m^2）时，推荐二甲双胍联合 SGLT2 抑制剂作为一线降糖方案。当血糖未能达标或不宜使用 SGLT2 抑制剂时，建议加用 GLP-1 受体激动剂。当 eGFR 处于 30~44mL/（min·1.73m^2）时，二甲双胍应减量，并注意监测 eGFR 变化；当 eGFR＜30mL/（min·1.73m^2）时，二甲双胍和 SGLT2 抑制剂均不建议使用。其他种类降糖药物的选择应基于血糖控制情况、并发症及药物费用等，注意根据 eGFR 水平调整降糖药物的剂量和种类，以防止低血糖及其他不良反应的发生。

（9）控制血脂　他汀类或他汀类联合依折麦布适用于 50 岁以上的 CKD 未透析患者、成人肾移植和开始透析时已经使用这类药物的患者。部分他汀类药物需要注意根据 eGFR 调整剂量。建议高三酰甘油血症患者改变生活方式，包括饮食和运动等。

（10）心血管疾病　慢性肾衰竭并发心力衰竭患者，在治疗措施调整和（或）临床症状恶化时，应加强 eGFR、血清钾浓度及血压的监测；此外应注意，脑钠肽在慢性肾衰竭患者中诊断心力衰竭和评估容量负荷的可靠性相应较低。血管紧张素受体脑啡肽酶抑制剂（ARNI）因同时作用于肾素-血管紧张素-醛固酮系统和脑啡肽酶，对于能够耐受 ARB/ACEI 治疗的 CKD 伴射血分数降低的心衰患者，建议使用 ARNI 替代 ARB/ACEI 进一步控制心力衰竭症状、延缓心力衰竭进展及降低死亡率。注意应避免 ARNI 与 ACEI 联用，因为脑啡肽酶抑制剂和 ACEI 联用会增加血管神经性水肿的风险。

2.替代疗法

替代疗法主要包括维持性血液透析、腹膜透析及肾移植等。血液透析和腹膜透析治疗慢性肾衰竭的目的：① 延长患者生命；② 有可逆急性加重因素的慢性肾衰，透析治疗可帮助患者度过危险期；③ 肾移植前准备及肾移植后急、慢性排斥或移植失败后的保证措施。透析的时机尚无统一标准，目前我国由于医疗及经济条件的限制，多数患者透析较晚，影响了透析疗效，但过早透析使患者过早地依赖机器生存且费用昂贵。目前多主张内生肌酐清除率（Ccr）为 10mL/min 左右即可开始透析治疗，但不同的原发病有所区别，如糖尿病肾病的患者要求更早些透析。一般来说，用饮食疗法、药物治疗等无效，肾衰竭继续发展，每日尿量<1000mL 者，参考以下指标可考虑透析治疗：① 尿素氮（BUN>28.6mmol/L）；② 血肌酐（scr≥707.2μmol/L）；③ 高钾血症（血钾≥6.5mmol/L）；④ 代谢性酸中毒（二氧化碳结合力≤10mmol/L）；⑤ 有明显的尿毒症症状；⑥ 有水钠潴留（浮肿、血压升高、高血压性心力衰竭的征兆）；⑦ 并发贫血（血细胞容积<15%）、心包炎、高血压、消化道出血、骨病、尿毒症脑病。

第四节　中医辨证治疗

一、辨证要点

慢性肾功能衰竭病机复杂，虚实夹杂，变化多端，临床表现多样。五脏气血阴阳亏虚为本，湿浊痰瘀内阻为标。故本病的中医辨证以本虚为纲，标实为目。本虚辨证的重点在肾元不足，标实辨证的重点，从舌苔辨湿热、瘀血的程度，从大小便量辨湿浊、水气内蕴的程度。

本虚需辨明脾肾气虚、脾肾阳虚、气阴两虚、肝肾阴虚、阴阳两虚。气虚证是各种肾脏病久延不愈致肾元亏虚，脏腑功能减退的证候，临床上以少气、乏力、动则气促、脉弱为辨证要点；血虚证是血液亏虚，脏腑及四肢百骸失养的证候，临床以面、唇、舌、甲等皮肤黏膜组织暗淡无华为辨证要点；阴虚证是指体内阴液亏少而无以制阳，滋润濡养等作用减退的证候，临床以形瘦、舌红、虚、热、口干、脉数为辨证要点；阳虚证是指体内阳气不足，其温煦、推动、蒸腾、气化功能减退的证候，临床以畏寒肢冷、尿少浮肿、小便清长或夜尿频多、苔白滑、脉沉迟无力为辨证要点。

　　标实需辨明水湿、湿热、血瘀、浊毒。水湿证以水湿泛滥、气机阻滞、脾失健运为病机特点，临床以水肿困重、胸闷、腹胀、便溏等为辨证要点；湿热证是以湿热蕴蒸和气机郁滞为主要病机，临床以心胸烦闷、口苦口黏、大便黏滞、小便短赤、灼热涩痛为辨证要点；血瘀证是由离经之血不能及时排出或消散而停留在局部，或血行不畅、流动迟缓或血滞脉中或某个器官之内聚而不散而产生的证候，临床以刺痛、肿块、出血、失荣和皮肤黏膜等组织紫暗及脉涩为辨证要点；浊毒证是以肾元衰败、浊毒蕴聚、壅滞三焦、动血扰神为主要病机，浊毒是一类具有黏滞、重浊、稠厚、污秽特性的内生病理产物和致病因素，临床以呕恶纳呆、口腻味臊、神识呆钝为辨证要点。

二、治则治法

　　慢性肾功能衰竭与脏腑功能升降出入失常密切相关。湿、浊、瘀、毒等既是脏腑功能升降失调的病理产物，又是导致脏腑功能升降失常的致病因素。因此，扶正、祛邪均是调理升降失衡的重要手段，也是调整脏腑阴阳气血，以平为期的途径，故调理升降出入是治疗的纲要。扶正时采用健脾益气法、温补脾肾法、滋养肝肾法、益气养阴法、益气固脱法、阴阳双补法；祛邪时采用祛湿除水法、泻肺利水法、通腑泄浊法、化浊降逆法、清热利湿法、活血化瘀法、宣散表热法、清营解毒法、镇痉息风法、开窍醒神法。益气养阴、调理脾胃贯穿扶正祛邪始终。

　　慢性肾功能衰竭病程漫长，病理演变过程复杂，不同阶段病机特点各异，故治疗当分期进行，各期治法亦应有所偏重。早期为肾功能不全代偿期，痰瘀浊毒不甚，脾肾气虚而邪毒未盛，当以益肾健脾为主；中期为肾功能不全失代偿期、肾衰竭期，正气损伤渐重，痰瘀浊毒滞留，治疗应标本兼顾，扶正降浊的同时兼以祛痰化瘀通络；晚期为尿毒症期，病情严重，并发症多，常累及其他脏腑，湿热瘀浊益甚，治疗当祛邪治标为先，活血解毒，化浊泻热，同时酌加调理脾胃之品，减少药物的毒副作用，增强机体抵抗力，并适时配合西医肾脏替代治疗，降低患者病死率，提高其生存质量。

三、辨证治疗

1. 脾肾气虚，脉络瘀阻

证候：倦怠乏力，气短懒言，食少纳呆，面色晦暗，腰痛，脘腹胀满，大便溏，口淡不渴，肌肤甲错，舌质暗淡有齿痕，脉沉细涩。

治法：健脾补肾，化瘀通络。

方药：香砂六君子汤加减。

木香6g（后下），砂仁6g（后下），党参15g，甘草5g，茯苓15g，白术12g，黄芪20g，续断15g，菟丝子15g，丹参15g，参三七粉3g（冲服），六月雪15g，陈皮10g。

加减：如脾阳不足，便稀加炮姜、补骨脂以温阳止泻；如肾阳虚弱，畏寒肢冷加杜仲、肉桂以温补肾阳。

2. 脾肾阳虚，湿浊内蕴

证候：畏寒肢冷，倦怠乏力，气短懒言，食少纳呆，腰酸膝软，腰部冷痛，恶心呕吐，纳呆，身重困倦，脘腹胀满，大便溏，夜尿清长。舌淡有齿痕，舌苔厚腻，脉沉弱。

治法：温补脾肾，化湿泄浊通络。

方药：实脾饮加减。

干姜10g，制附子10g（先煎），白术12g，茯苓15g，木瓜9g，草果6g，巴戟天10g，党参15g，木香6g（后下），大腹皮10g，藿香10g，泽兰10g。

加减：腹胀大，小便短少，加桂枝、猪苓以通阳化气行水；纳食减少，加砂仁、陈皮、紫苏梗以运脾理气。

3. 肝肾阴虚，脉络风动

证候：眩晕，头痛，腰膝酸软，口干咽燥，五心烦热，手足搐搦，或抽搐痉厥，大便干结，尿少色黄，舌淡红少苔，脉弦细或细数。

治法：滋补肝肾，息风通络。

方药：杞菊地黄汤合天麻钩藤饮加减。

熟地黄15g，山茱萸12g，泽泻10g，牡丹皮12g，茯苓15g，山药12g，牛膝10g，菊花10g，白芍10g，枸杞子10g，天麻12g，钩藤12g（后下），石决明

30g（先煎），益母草 15g。

加减：头晕头痛明显，加夏枯草、牡蛎、白蒺藜以清肝泻火，平肝潜阳；大便干，加锁阳、肉苁蓉、火麻仁、玉竹以润肠通便。

4. 气阴两虚，肾络湿热

证候：倦怠乏力，腰膝酸软，五心烦热，恶心呕吐，身重困倦，食少纳呆，口干口苦，脘腹胀满，舌淡有齿痕，苔黄腻，脉沉滑数。

治法：益气养阴，清热利湿通络。

方药：参芪地黄汤加减。

黄芪 25g，太子参 20g，山茱萸 12g，熟地黄 15g，怀山药 20g，茯苓 15g，牡丹皮 12g，枸杞子 12g，菟丝子 12g，土茯苓 20g，车前子 12g，牛膝 12g，甘草 5g。

加减：恶心呕吐，合黄连温胆汤以清中焦湿热；大便干、无力排便，加肉苁蓉、火麻仁、制大黄、木香以行气润肠通便。

5. 阴阳两虚，浊毒内蕴

证候：畏寒肢冷，五心烦热，口干咽燥，面色黧黑，腰膝酸软，恶心呕吐，口有氨味，皮肤瘙痒，尿量少，大便干结，舌暗淡有齿痕，苔浊腻，脉沉滑细。

治法：阴阳双补，解毒泄浊通络。

方药：金匮肾气丸合升降散加减。

生地黄 15g，山茱萸 12g，怀山药 12g，泽泻 10g，茯苓 15g，牡丹皮 10g，肉桂 3g，熟附子 6g（先煎），淫羊藿 10g，枸杞子 10g，女贞子 10g，菟丝子 10g，片姜黄 12g，蝉蜕 6g，僵蚕 10g，大黄 6g（后下），积雪草 10g。

加减：腰膝酸痛明显，加巴戟天、肉苁蓉以补肾填髓；气虚血瘀，加黄芪、当归、桃仁、红花以益气活血；全身浮肿，心悸气促，加猪苓、茯苓皮、大腹皮等行气利水之品。

四、典型医案

患者，男，78 岁。双下肢浮肿一年余。刻下：双下肢浮肿，纳呆，肌肤甲错，口苦，尿见泡沫，乏力，身痒，舌暗红苔薄白，脉沉细。辅助检查如下。血生化：尿素氮（BUN）12.2mmol/L，肌酐（Scr）326μmol/L，尿胆红素（UN）37.2mmol/L，尿酸（UA）423.2mmol/L；尿常规：尿蛋白（PRO）（++），尿潜血（BLD）（+++）。西医诊断：慢性肾衰竭。中医诊断：肾劳。中医辨证：脾肾亏虚，浊毒内蕴。中医治法：降浊解毒，健脾补肾。方剂：降浊通络方加减。具体用药：水牛角 15g，茯苓 20g，土茯苓 20g，焦白术 10g，六月雪 15g，乌梢蛇 10g，黄芪 20g，当归 15g，龟甲 15g，蝉蜕 10g，片姜黄 15g，熟大黄 10g，生大黄 10g，冬瓜皮 15g，萆薢 15g，积雪草 20g，砂仁 10g，地肤子 10g，徐长卿 15g，太子参 15g，山萸肉 12g。7 剂。

二诊：乏力减轻，仍水肿，下半身湿疹，舌暗苔黄白腻，脉沉细。辅助检查：Scr 287μmol/L、BUN 17.8mmol/L、UN 25.4mmol/L、UA 418mmol/L，尿常规：BLD（+）、PRO（++）。前方土茯苓改 40g，去太子参、山萸肉，加党参 15g、椒目 15g、车前子 15g、黄柏 15g、薏苡仁 30g、苍术 15g、乌贼骨 20g、大腹皮 15g。14 剂。

三诊：脘腹胀满，尿中泡沫减少，舌暗苔黄白厚腻，脉沉弦细。辅助检查：Scr 285μmol/L、BUN 17.7mmol/L、UN 23.3mmol/L、UA 403mmol/L，尿常规：BLD（+）、PRO（++）。前方加威灵仙 15g、丹参 15g、土鳖虫 15g、佩兰 15g、黄芩 15g、升麻 10g。14 剂。

按：慢性肾功能不全的临床表现十分复杂，往往虚实并见，标本错杂。病机关键在于肾元之气亏虚，气化不足，升清泌浊功能障碍，因而形成湿浊、湿热、溺毒、瘀血等病理产物，波及五脏六腑、筋骨、肌肤，而产生诸多症状。本案患者脾肾亏虚，不能及时疏导、转输、运化水液，导致湿浊内蕴化热，症见口苦、浮肿；脾失健运，气血生化之源匮乏，故乏力、纳呆。随着病情进展，湿浊化为溺毒则肾功能异常，溺毒入血形成瘀血则身痒、肌肤甲错，湿浊瘀毒阻塞肾络，精微不循经而外泄，则见蛋白尿、血尿。患者虽为脾肾亏虚，但浊毒内蕴为现阶段主要矛盾，且正气尚耐攻伐，故治以通腑泻浊为主，兼用健脾补肾、益气养血之品。降浊通络方加虫类药，入络搜剔，涤痰逐瘀，从而达到化瘀通络的目的。诚如叶天士所言："久则邪正混处其间，草木不能见效，当以虫蚁疏通逐邪。"方中蝉蜕、姜黄、熟大黄、生大黄升清降浊，解毒泻毒，使浊毒瘀从二便而解；水牛角、土茯苓清热解毒；冬瓜皮、萆薢利尿泻浊；乌梢蛇、龟甲通经活络；六月雪、积雪草利湿通络；山萸肉补肾以固精，黄芪、太子参、白术、茯苓、当归益气养血以润肤荣泽。全方共奏泻浊解毒、健脾补肾之功。二诊患者乏力减轻，仍见水肿，故去太子参、山萸肉，加车前子、椒目以增治肿之力，下肢湿疹瘙痒，故加黄柏、薏苡仁以清热燥湿止痒。三诊患者蛋白尿、下肢水肿等症状明显好转，证明遣方用药恰合病机。患者时因脘腹胀满而不欲饮食，故加佩兰、黄芩，助白术消散中焦湿热，复脾健运。

第五节 预后与调护

慢性肾衰竭的病程及预后受多种因素影响。主要的影响因素如下。① 遗传背景。近年研究显示 ACE 的基因多态性表型中的 DD 型患者往往肾脏疾病进展迅速，预后较差。② 原发肾脏病的控制情况。③ 是否早期重视防治心血管并发症。④ 饮食控制是否合理，营养状况如何。⑤ 血压是否达标。⑥ 是否早期使用 ACEI 和（或）ARB。⑦ 透析治疗对溶质清除的充分性等。此外，患者的教育背景、经济条件也影响其预后。研究证实，慢性肾衰竭的主要死亡原因为心血管并发症，约占 50%。

尽管目前没有彻底治愈慢性肾衰竭的方法，但是通过药物控制、替代疗法、饮食管理和适当运动，可以有效延长患者的生命期限，并提高生活品质。患者的日常养生与调理，合理的饮食是基础。首先应摄取足够的热量，进食碳水化合物和脂肪，保证热量供给。低蛋白饮食有助于减轻肾脏负担，但应注意蛋白质的种类和质量，以动物蛋白（如鲜奶、蛋清、瘦肉、鲫鱼等）为主，限制植物蛋白（如豆制品、花生等）的摄入。饮食中蛋白质摄入量取决于肾功能损害的程度。对于一个 70kg 的患者，50g 蛋白质就已经达到每天每公斤理想体重 0.7g 的摄入目标。同时，适量摄取富含维生素的食物，如新鲜水果和蔬菜，能够提供机体所需的营养。忌食海味（如带鱼、蟹、虾）、动物内脏以及肉汤等高磷、高嘌呤食物。尤其少尿者应严格限制含磷食物（<600mg/d）；尿量 <1000mL/d 者限制高钾（蘑菇、香蕉、红枣、橘子等）食物的摄入，但腹膜透析患者一般不需要特别限制钾的摄入。水肿、少尿、高血压、心力衰竭患者，应注意严格控制水分和盐分的摄取，保持出入量平衡。尿量每日在 1000mL 以上，又无水肿者，不应限水。适当的体育活动可以增强体质，改善血液循环，但要避免过度劳累。除此之外，养成良好的生活习惯，如规律作息、戒烟限酒、保持情绪稳定、保持大便通畅等也是日常调理的重要一环。

针对慢性肾衰竭皮肤瘙痒的患者，指导其日常生活中要穿棉质、宽松的内衣裤。洗澡水不宜太热，以温水洗澡为宜，避免使用碱性香皂及沐浴液。为了避免皮肤干燥引起瘙痒，局部可涂保湿润滑剂，同时做好个人卫生，勤洗澡、勤更衣，不饮酒，少吃刺激性食物。感染为慢性肾功能不全急性加重因素，因此要增强体质，提高机体免疫力，科学饮食，合理安排日常生活，严防感冒。

参考文献

[1] 沈会，宫晓洋，陶汉华，等．从肾络瘀阻论治慢性肾功能衰竭 [J]．辽宁中医杂志，2015，42（1）：57-58．
[2] 刘瑶，李伟．基于络病理论的肾间质纤维化病机及治疗初探 [J]．中国中医基础医学杂志，2019，25（11）：1521-1524．

[3] 刘丙欣，于俊生.运用络病理论辨治慢性肾功能衰竭解析[J].中医药学刊，2005，（3）：505-506.

[4] 孟庆玉，李亚楠，牛丕丕，等.赵玉庸治疗慢性肾功能衰竭临床经验总结[J].中华中医药杂志，2018，33（7）：2923-2925.

[5] 王月华，董绍英，丁英钧，等.赵玉庸辨治慢性肾功能衰竭经验[J].中医杂志，2011，52（12）：1000-1001.

[6] 黄定九.内科理论与实践[M].上海：上海科学技术出版社，2009：1440-1444.

[7] 王刚，陈以平，邹燕勤.现代中医肾脏病学[M].北京：人民卫生出版社，2003：841-862.

[8] 李平，王国柱，余仁欢.时振声中医肾脏病学[M].北京：中国医药科技出版社，2023：223-231.

[9] 刘宝厚，丁建文，许筠.刘宝厚肾脏病诊断与治疗[M].北京：人民卫生出版社，2021：406-419.